Triggerpunkt-Therapie
bei Myofaszialschmerz

Eine ausführliche Präsentation sämtlicher lieferbaren und geplanten Titel unseres Verlages finden Sie im Internet unter *www.gp-probst.de*

**Titelübersicht**

Band 1 – Vreeswijk, Broersen & Schurink: *Achtsamkeit und Schematherapie*
Band 2 – Emerson & Hopper: *Trauma-Yoga*
Band 3 – Williams & Poijula: *Das PTBS-Arbeitsbuch*
Band 4 – Rosengren: *Arbeitsbuch Motivierende Gesprächsführung*
Band 5 – Skeen: *Lebensfallen in der Partnerschaft – Schematherapie in Beziehungen*
Band 6 – Davies: *Triggerpunkt-Massage der Schultern*
Band 7 – Rollnick, Miller & Butler: *Motivierende Gesprächsführung in den Heilberufen*
Band 8 – Wilber: *Das Atman-Projekt – Streben der Seele nach Einheit*
Band 9 – Finando: *Triggerpunkt-Therapie bei Myofaszialschmerz*
Band 10 – Hyman & Pedrick: *Arbeitsbuch Zwangsstörungen*
Band 11 – McKay, Lev & Skeen: *ACT und Schematherapie*
Band 12 – Putnam: *Handbuch Dissoziative Identitätsstörung*

Donna & Steven Finando

# Triggerpunkt-Therapie bei Myofaszialschmerz

## Handbuch der schmerzfokussierten Triggerpunkt- und Meridianbehandlung

Aus dem Amerikanischen von
Hildegard Höhr und Theo Kierdorf

G. P. PROBST VERLAG
Lichtenau/Westfalen

Dieses Buch dient der akkuraten und zuverlässigen Information über das beschriebene Thema. Es wird mit dem ausdrücklichen Hinweis zum Verkauf angeboten, daß der Verlag keine medizinischen, psychologischen, finanziellen, juristischen und anderweitigen Dienstleistungen anbietet. Falls Sie konkreten Rat oder eine allgemeine Beratung benötigen, wenden Sie sich bitte an entsprechende Experten.

Der Verlag dankt Herrn Manuel Linnenbrink für die fachliche Beratung und Durchsicht.


Titel der amerikanischen Originalausgabe: *Trigger Point Therapy for Myofascial Pain. The Practice of Informed Touch*
Erschienen bei Healing Arts Press, Rochester, VT. Healing Arts Press is a division of Inner Traditions International.
Zuerst erschienen 1999 unter dem Titel *Informed Touch.*
Published by Arrangement with INNER TRADITIONS INTERNATIONAL LTD., Rochester, VT, USA
Dieses Werk wurde vermittelt durch die Literarische Agentur Thomas Schlück GmbH, 30827 Garbsen.

Übersetzung aus dem Amerikanischen: Theo Kierdorf & Hildegard Höhr, Köln
Umschlaggestaltung: Christian Tschepp *(www.christian-tschepp.at)* und Mareile Gropengießer (Paderborn)
Anatomische Abbildungen: Polan and Waski
Strichzeichnungen: Jane Waski
Satz: SpaceType, Köln
Druck & Bindung: MediaPrint, Paderborn
Printed in Germany

ISBN 978-3-944476-00-1



**Bibliographische Information der Deutschen Nationalbibliothek**
Die Deutsche Nationalbibliothek verzeichnet diese Publikation in der Deutschen Nationalbibliografie; detaillierte bibliografische Daten sind im Internet über *http://dnb.d-nb.de* abrufbar.

# Inhalt

◆ ◆ ◆

*Wir widmen dieses Buch unseren Patienten,*
*von denen wir viel über das Wesen des Schmerzes und darüber,*
*wie man ihn behandeln kann, gelernt haben.*
*Wir widmen es auch unseren Studenten, die uns dazu gebracht haben,*
*über unsere Praxis nachzudenken, diese Gedanken zu ordnen*
*und sie mitzuteilen.*

◆ ◆ ◆

# Danksagung

Wir danken zunächst Janet Travell, M. D., die es zu ihrem Lebenswerk gemacht hat, die Myofaszialschmerzsyndrome aufzuklären und zu ordnen, wodurch sie jene faktische Basis geschaffen hat, an der es so vielen anderen mangelte. Durch ihre Arbeit hat sie ohne jeden Zweifel nachgewiesen, daß Schmerz durch muskuläre Dysfunktion entsteht. Viele Ärzte hielten bis vor kurzem die Muskulatur nicht für eine ernstzunehmende Ursache von Schmerz und Leiden. Janet Travell hat durch ihre lebenslangen Bemühungen die Grundlage für die Behandlung der so weit verbreiteten chronischen Schmerzen geschaffen, indem sie systematisch versuchte, mit bestimmten Muskeltriggerpunkten verbundene Schmerzmuster zu identifizieren und zu beschreiben und Möglichkeiten, sie zu eliminieren, zu entwickeln.

Wir danken auch Mark Seem, Ph. D., der sich bemühte, Dr. Travells Erkenntnisse für die Akupunktur nutzbar zu machen. Aufgrund seiner Überzeugung, daß die Akupunktur für die Behandlung und Auflösung von Schmerzen nützlich ist, hat er sich bemüht, der Akupunktur im Gesundheitswesen der USA eine wichtigere Rolle zu sichern. Wir danken Mark auch für die Entwicklung des Ausdruck *informed touch* (»sachkundige Berührung«), der so klar beschreibt, was wir durch unsere Arbeit zu erreichen versuchen.

Weiterhin danken wir Arya Niellsen, L. Ac., Steven Rosenblatt, M. D., und Robert Ruffalo, D. C., deren Feedback uns geholfen hat, dieses Buch für die Praktiker östlicher wie westlicher physiotherapeutischer Methoden gleichermaßen nützlich zu machen.

Unser Dank gilt auch Jane Waski, die durch ihre kunstfertigen Zeichnungen die Dehnübungen veranschaulicht hat. Diese Darstellungen sind so gut, daß man die Dehnungen beim Anschauen der Zeichnungen förmlich im eigenen Körper spürt.

Wir danken auch Susan Bubenas und den übrigen Mitarbeitern von *Polan and Waski*, von denen die Illustrationen stammen, welche die einzelnen Muskeln und Triggerpunkte so deutlich erkennbar machen.

Und schließlich danken wir Susan Davidson von *Healing Arts Press*, die uns geholfen hat, dieses Buch zu konzipieren, das Material dafür zu ordnen und schließlich den Text zu entwickeln. Ihre Hilfe und Ermutigung und ihr sorgfältiges Lektorinnenauge, ihre Geduld und ihr Engagement für dieses Projekt waren für die Entstehung des vorliegenden Handbuches von unschätzbarem Wert.

EINLEITUNG

# Sammeln der Kräfte

## *Auf dem Weg zu einer interdisziplinären Kooperation bei der Schmerzbehandlung*

Schmerzmanagement und insbesondere die Behandlung von Myofaszialschmerzsyndromen ist für alle in Heilberufen Tätigen ein wichtiges Thema. Akupunkteure, Ärzte und Spezialisten für viele verschiedene manuelle und physikalische Therapien, die einander bisher nicht viel zu sagen hatten, fangen nun an zu kooperieren, ein bisher in den Heilberufen völlig unbekanntes Phänomen. Der Grund für die Entstehung dieser interdisziplinären Kommunikation ist die zunehmende Anerkennung dessen, daß Myofaszialsyndrome zahlreiche Gesundheitsprobleme erzeugen, was natürlich eine starke Ressourcenbindung innerhalb des Gesundheitssystems zur Folge hat.

Patienten mit Myofaszialschmerzen wenden sich an Hausärzte, Internisten, Orthopäden, Neurologen, Rheumatologen, Osteopathen, Physiater (Spezialisten für Fasziendistorsion, Anm. d. Übers.), Psychiater und Anästhesiologen. Zahnärzte und unter ihnen insbesondere Spezialisten für das Kiefergelenksyndrom werden regelmäßig von Patienten aufgesucht, die unter Myofaszialschmerzen leiden. Und auch zu Akupunkteuren, Chiropraktikern, Physiotherapeuten, Ergotherapeuten, Massagetherapeuten und Psychotherapeuten kommen ständig Patienten, die unter Schmerzen leiden. Konferenzen über Methoden der Schmerzbehandlung werden zunehmend von Vertretern der unterschiedlichsten medizinischen und physiotherapeutischen Fachrichtungen besucht.

Möglicherweise führt das Interesse verschiedenster Spezialisten an der Behandlung von Myofaszialschmerzsyndromen irgendwann zur Entstehung einer echten *Komplementärmedizin* – worunter wir hier die Nutzung konventioneller medizinischer Praktiken in Verbindung mit den neu bekannt werdenden östlichen Heilmethoden und anderen körpertherapeutischen Ansätzen verstehen. Das gedeihliche Zusammenfließen all dieser Einflüsse ermöglicht es, eine auf den einzelnen Patienten abgestimmte Behandlungsstrategie zu entwickeln. Dies würde einen solchen Ansatz vom bekannten Modell der Alternativheilmethoden unterscheiden, die sich oft als mit den schulmedizinischen Methoden in Konkurrenz verstehen und so letztlich eine Entweder-oder-Entscheidung erzwingen, von der Patienten längerfristig nicht unbedingt am stärksten profitieren. Daß die Verfechter der verschiedensten Heilmethoden heute mit einem neuartigen Respekt miteinander reden, könnte dazu führen, daß ein Geist der Kooperation entsteht, der Millionen von Menschen, die unter Schmerzen leiden, helfen wird.

Das vorliegende Buch ist als Handbuch für alle gedacht, die Menschen mit Myofaszialschmerzen behandeln. Sein Ziel ist es, die gewaltigen Mengen an existierenden Informationen über die Einschätzung und Behandlung von Myofaszialschmerzen zu ordnen und möglichst gut verständlich zusammenzufassen. Wir nutzen darin unsere langjährige Erfahrung in der klinischen Arbeit und Ausbildung, um auf die Probleme und Bedürfnisse von Praktikern einzugehen. Wir stellen ihnen hiermit ein Handbuch zur Verfügung, das ihnen hilft, den Zustand von Patienten genau einzuschätzen, ihre akuten Probleme zu identifizieren und eine angemessene Behandlungsstrategie zu entwickeln. Da wir bei unseren Lesern gewisse Vorkenntnisse in der Myologie (Muskellehre) voraussetzen, ersparen wir es uns, ausführlich auf die Grundlagen und die aktuelle theoretische Diskussion zum Thema Myofaszialschmerz einzugehen; dies haben Janet Travell und David Simons sowie P. E. Baldry in den einschlägigen Grundlagenwerken zur Genüge getan.* Statt dessen gehen wir in den Einleitungskapiteln dieses Buches auf Themen ein, die den vielen Arten von Spezialisten, die sich mit Myofaszialschmerzen befassen, die Kommunikation miteinander erleichtern sollen.

Wir gehen zunächst auf das Wesen von Muskeln und Triggerpunkten ein, was für alle von Nutzen ist, die primär auf dieser Grundlage behandeln, und für diejenigen, denen dieser Ansatz noch völlig neu ist, eine gute Einführung. Anschließend werden wir uns dem Phänomen des Qi zu, jenem schwer faßbaren Energiekonzept, das allen östlichen Heilmethoden zugrunde liegt. Qi wird hier aus der Perspektive der Myofaszialsyndrome dargestellt, was es für alle in Heilberufen Tätigen zu einer verständlicheren und nützlicheren Metapher macht. Es ist zu hoffen, daß die Erweiterung des Qi-Konzepts in diesem Sinne zur Verbesserung der Kommunikation zwischen den Praktikern östlicher und westlicher Heilmethoden beitragen wird.

Da die Arbeit an der Muskulatur im Mittelpunkt jeder wirksamen Evaluation und Behandlung steht, wenden wir uns als nächstes dem Wesen der Muskelbehandlung und deren praktischer Ausführung zu. Da nur relativ wenige Körpertherapeuten in der in diesem Buch beschriebenen Art der Muskelarbeit kundig sind, gehen wir zunächst auf einige allgemeine Grundprinzipien ein, um all jenen entgegenzukommen, die sich diese Fähigkeit aneignen wollen. Ein Kapitel über die Grundlagen der Evaluation und Behandlung von Myofaszialschmerzsyndromen trägt zur Schaffung einer gemeinsamen Ausgangsbasis für alle interessierten Heilkundigen bei. Dem liegt die Auffassung zugrunde, daß alle Behandlungsarten unabhängig von jeder speziellen Ausbildung oder Orientierung gewisse Gemeinsamkeiten haben. Beispielsweise haben ein Akupunkteur, ein Neurologe und ein Physiotherapeut, wenn es um myofasziale Schmerzsyndrome geht, zwar grundsätzlich unterschiedliche Ansichten, aber sie alle benutzen ähnliche Evaluations- und Behandlungsmethoden. Den Abschluß des Einleitungsteils bildet ein kurzer Überblick über die optimale Nutzung dieses Handbuches in Verbindung mit einer Beschreibung der Kategorien, denen die Informationen über jeden einzelnen Muskel zugeordnet werden.

Weil das vorliegende Handbuch für Körpertherapeuten gedacht ist, die sich mit Patienten befassen müssen, die tagtäglich unter Schmerzen leiden, ist die gesamte Darstellung pragmatisch und praxisorientiert. Wenn es uns um die Erweiterung unseres Wissensfundus geht, ist es verführerisch, sich primär mit jenen Schmerzen zugrundeliegenden Mechanismen zu befassen, die unsere eigene theoretische Sicht stützen. Wesentlich wichtiger ist jedoch, daß der Körpertherapeut in seiner Praxis herausfindet, was Patienten hilft, und daß er lernt, diese Hilfe zu geben. In unserem Buch geht es deshalb hauptsächlich um das Wie, nicht um das Warum.

---

* Janet Travell, M. D., und David Simons, M. D., *Handbuch der Muskel-Triggerpunkte*, 2 Bde. München: Urban & Fischer 2002. Peter E. Baldry, *Akupunktur, Triggerpunkte und muskuloskelettale Schmerzen*. Uelzen: Medizinisch-Literarische Verlagsgesellschaft 1996.

**KAPITEL 1**

# Muskeln und Triggerpunkte

Bewegung ist eine der Grundlagen des Lebens, und die Muskulatur spielt dabei die wichtigste Rolle. Grobe und subtile Bewegungen auszuführen ist eine wichtige Funktion des Körpers, und Bewegungen werden grundsätzlich durch die Anspannung und Entspannung von Muskeln ermöglicht. Die Muskeln machen bei Menschen 40 bis 50 Prozent des gesamten Körpergewichts aus. Die Muskulatur als Ganzes kann man als das größe Körperorgan bezeichnen.

Muskeln haben drei primäre Funktionen. *Erstens* halten sie den Körper aufrecht und schützen die inneren Organe, und *zweitens* ermöglichen sie, den Körper insgesamt sowie einzelne Organe und Teilsysteme zu bewegen. Viele Bewegungsarten basieren auf einem Zusammenspiel der Aktivitäten von Knochen, Gelenken, Sehnen, Bändern, Muskeln und Faszien. Sowohl dem Verbleib in der aufrechten Haltung als auch sämtlichen Körperbewegungen – Gehen, Sitzen, Schreiben, Kauen, Atmen usw. – liegen entsprechende Muskelaktivitäten zugrunde: das Schlagen des Herzens und der Fluß des Blutes durch die Adern; Verdauung, Peristaltik und Ausscheidung; das Entleeren der Blase; die Fähigkeit zu atmen. Und schließlich produzieren Bewegungen auch Wärme und tragen damit zur Regulierung der Körpertemperatur bei, der dritten primären Funktion der Muskeln.

Alle diese Aktivitäten werden durch die drei Arten von Muskeln ermöglicht: Skelettmuskeln, viszerale Muskeln und kardiale Muskeln. Und jedes dieser drei Muskelgewebe weist folgende vier grundsätzlichen Eigenschaften auf:

1. Erregbarkeit (Reizbarkeit) – die Fähigkeit, über Nervenimpulse Reize zu empfangen und darauf zu reagieren
2. Kontraktilität – die Fähigkeit, sich auf entsprechende innere oder äußere Stimuli hin zu verkürzen
3. Extensibilität (Dehnbarkeit) – die Fähigkeit, sich zu verlängern
4. Elastizität – die Fähigkeit, nach einer Kontraktion oder Extension in den Normalzustand zurückzukehren.

Im vorliegenden Buch geht es in erster Linie um die kontraktile willkürliche Skelettmuskulatur. Man unterscheidet bei den Skelettmuskeln phasische und tonische Muskeln.

Phasische Muskeln rufen eine *phasische Kontraktion* hervor. Diese reicht aus, um den Muskel dazu zu bringen, die Knochen, an denen er befestigt ist, in Bewegung zu versetzen. Phasische Muskeln enthalten hauptsächlich schnell zuckende Muskelfasern, die schnelle Kontraktionen und folglich schnelle Bewegungen ermöglichen. Weil phasische Muskeln in der Regel eine nur geringe Kapillarversorgung haben, ermüden sie meist schnell, und es sammelt sich Milchsäure darin an. Bei Vorliegen einer muskulären Dysfunktion werden phasische Muskeln leicht geschwächt.

Zu den phasischen Muskeln zählt man im allgemeinen den mittleren Teil des *M. erector spinae,* die *Mm. Rhomboidei*, den unteren und mittleren Trapeziusteil, den ventralen Teil des *M. pectoralis major*, den Trizeps, den *M. vastus medialis* und *lateralis*, den *M. glutaeus maximus*, *medius* und *minimus*, den *M. rectus abdominis* sowie den *M. obliquus externus* und *internus*.

Tonische Muskeln erzeugen eine anhaltende Teilkontraktion, *tonische Kontraktion* genannt. Bei einer tonischen Kontraktion wird ein Teil der Fasern eines Muskels kontrahiert, während andere Teile entspannt bleiben. Weil der Muskel nur teilweise kontrahiert ist, gleichzeitig aber viele seiner Fasern *nicht* kontrahiert sind, hat eine tonische Kontraktion keine Bewegung der mit dem Muskel verbundenen Knochen zur Folge.

Im Falle einer tonischen Kontraktion ist die einzelne motorische Nervenzelle nicht ständig aktiv, sondern die motorischen Einheiten im Muskel feuern asynchron und entlasten einander dadurch ständig. Deshalb kann diese Art von Muskelkontraktion über lange Zeitspannen aufrechterhalten werden. Die tonischen Muskeln, auch Haltungsmuskeln genannt, ermöglichen dem Körper, in aufrechter Haltung zu verharren; sie werden auch Anti-Schwerkraft-Muskeln genannt. Tonische Muskeln bestehen hauptsächlich aus langsam zuckenden Muskelfasern. Weil ihre Kapillarversorgung in der Regel sehr gut ist, ermüden sie nicht schnell und produzieren auch nicht viel Milchsäure. Im Falle einer Störung neigen tonische Muskeln zur Verkürzung.

Zu den tonischen Muskeln zählt man in der Regel die *Mm. scaleni*, die *Mm. Sternocleidomastoidei*, den *M. levator scapulae*, den *M. pectoralis major*, den Bizeps, den Hals- und den Lendenteil des *M. erector spinae*, den *M. quadratus lumborum*, den *M. iliopsoas*, die Hamstring-Muskelgruppe (*M. biceps femoris*, *M. semitendinosus*, *M. semimembranosus*), den *M. rectus femoris*, den *M. tensor fasciae latae*, die Adduktorengruppe (*M. adductor magnus*, *longus* und *brevis*), den *M. pectineus*, den *M. gracilis*, den *M. piriformis*, den *M. gastrocnemius* und den *M. soleus*.

Obwohl die phasischen ebenso wie die tonischen Skelettmuskeln nicht nur bei Überbeanspruchung, sondern auch bei völlig normaler alltäglicher Belastung sehr verletzungsanfällig sind, wird häufig übersehen, daß sie eine wichtige Ursache für physischen Schmerz und für Dysfunktion sein können.

Um zu verstehen, was es mit einem verletzten Muskel auf sich hat, müssen wir uns darüber im klaren sein, wie ein Muskel normalerweise funktioniert. Normales, gesundes Muskelgewebe fühlt sich weich und elastisch an. Durch das Gewebe der Skelettmuskulatur hindurch kann man Knochen, Gelenke und Eingeweide leicht ertasten. Ein normaler Muskel ist von einheitlicher Konsistenz und Plastizität, und er reagiert auf leichten Druck nicht mit Schmerzempfindungen. Ein gesunder Muskel kontrahiert in Reaktion auf einen Nervenimpuls und kehrt nach der Kontraktion selbständig in seine normale Form zurück. Bei der Palpation normaler Muskeln lassen sich keine einzelnen Muskelfaserbündel (Faszikel) ertasten.

Wenn ein dysfunktionaler Muskel kontrahiert, kehrt er anschließend nicht von selbst in den Normalzustand zurück, sondern er bleibt in einer verkürzten Position, was häufig mit einer lokalen Verringerung der Durchblutung, mit dem Abfluß von Lymphflüssigkeit und mit einer Minderung der Beweglichkeit verbunden ist. Das Gewebe eines chronisch kontrahierten Muskels kann sich im Laufe der Zeit verändern, und zwar entweder insgesamt oder in bestimmten Bereichen. Solche Veränderungen verstärken häufig den Muskeltonus und den Widerstand der Muskelfasern beim Abtasten, und auch die Geschmeidigkeit des Muskelgewebes kann verringert werden. Kontrahierte Muskeln können ihre Aufgaben nicht mehr optimal erfüllen. Aufgrund ihres verkürzten Zustandes sind sie nicht im gleichen Maße kontraktions- und entspannungsfähig wie im gesunden Zustand. Außerdem kann die Verringerung der Beweglichkeit ihre Funktionsfähigkeit schwächen.

Verspannte Bänder, einzelne Muskelfaserbündel, kann man durch Abtasten eines kontrahierten Muskels unterscheiden. In Muskeln kann es Bereiche geben, die sich wie ein Seil oder ein Band anfühlen und die in ihrer Stärke von dünnen Schnüren bis zu mehreren Zentimetern dikken Bändern variieren können. (Generell fühlen sich Bänder in kleinen Muskeln »strähnig« an, in größeren und dickeren Muskeln hingegen »seilartig«.) Von kontrahierten Muskeln wird berichtet, daß sie schon auf leichten Druck empfindlich reagieren. Tiefer liegende Strukturen lassen sich in solchen Fällen manchmal schwerer klar ertasten, und im Falle einer sehr starken Kontraktion sind sie manchmal gar nicht identifizierbar.

Bei uns allen sind in bestimmten Körperbereichen Muskeln mehr oder weniger stark kontrahiert, und diese chronische muskuläre Anspannung hat bestimmte feste Haltemuster erzeugt. Beispiele hierfür sind so verbreitete Haltungsgewohnheiten wie das permanente Hochziehen der Schultern, eine »eingefallene« Brust und eine starke Vorwölbung des Unterrückens. Unsere Haltung, unsere Beweglichkeit und unsere Fähigkeit, uns physiologisch optimal zu verhalten, unterliegen dem Einfluß von Mustern muskulärer Verhärtung. Und wenn dieser Zustand chronisch ist, werden dadurch später auch andere physiologische Parameter – beispielsweise der Blutfluß, der Abfluß der Lymphe und die Innervation – beeinflußt. Deshalb besteht ein enger Zusammenhang zwischen unserer Gesundheit im allgemeinen und dem Gesundheitszustand unserer Muskeln.

Einer der vielen Faktoren, die eine muskuläre Dysfunktion verursachen und in Muskeln Schmerzen hervorrufen können, ist die Entstehung von Triggerpunkten. Dr. Janet Travell definiert Triggerpunkte in ihrem enzyklopädischen Werk über die Triggerpunktbehandlung als »einen übermäßig sensiblen Punkt in einem verspannten Faserbündel der Skelettmuskulatur, das im Muskelgewebe und/oder den mit diesem verbundenen Faszien lokalisierbar ist« (Travell & Simons, *Myofascial Pain and Dysfunction*, 1:12). Myofasziale Triggerpunkte – das sind diejenigen, die im Muskel (meist in Skelettmuskeln) oder in den Faszien zu finden sind – sind sehr stark verbreitet und als Symptome zu verstehen; aber Triggerpunkte können auch im Fasziengewebe der Haut, der Bänder, in der Knochenhaut und im nichtmuskulären Fasziengewebe auftreten. Ein myofaszialer Triggerpunkt ist der druckempfindlichste Bereich oder Punkt in einem Muskelfaserbündel. Der Patient reagiert unmittelbar auf dem Triggerpunkt am empfindlichsten; der Behandler spürt, daß in dem betreffenden Bereich Abtasten den stärksten Widerstand hervorruft (weshalb er sich so anfühlt, als sei es der härteste Bereich eines Muskelfaserbündels). Ein Triggerpunkt schmerzt, wenn man auf ihn Druck ausübt. Er kann Übertragungsschmerzen ausstrahlen, auf Druck empfindlich reagieren und autonome Phänomene wie Sehstörungen, Rötung und Tränen der Augen, Gleichgewichtsstörungen, Raumwahrnehmungsstörungen, Schnupfen, eine lokale Verringerung der Aktivität der Blutgefäße und Veränderungen der Hauttemperatur hervorrufen. Die Implikationen so weitreichender Effekte sind wichtig für die Untersuchung und Behandlung vieler Störungen, von denen im allgemeinen nicht angenommen wird, daß sie mit muskulären Problemen zusammenhängen könnten.

Die Größe eines Muskels ist nicht entscheidend für Stärke, Schwere und Ausbreitungsgebiet des Schmerzes, den ein Triggerpunkt im betreffenden Muskel verursacht. Entscheidender hierfür ist vielmehr, wie reizbar der Triggerpunkt ist. Je reizbarer er ist, um so stärker ist der Schmerz, der innerhalb der Grenzen des Übertragungsschmerzmusters entstehen kann.

Ein Triggerpunkt kann durch eine muskuläre Überanstrengung entstehen, die an einer bestimmten Stelle in der Muskulatur die Nerven stark sensibilisiert, den Zellstoffwechsel verstärkt und die Blutzirkulation verringert. Anatomisch betrachtet entstehen im allgemeinen dort Triggerpunkte, wo es häufig aufgrund bestimmter körperlicher Aktivitäten oder haltungsbedingter Überlastungen zu mechanischen Überlastungen kommt oder die Blutzirkulation beeinträchtigt wird. Besonders oft treten Triggerpunkte im *M. sternocleidomastoideus*, im oberen Trapeziusteil, im *M. levator scapulae*, im *M. infraspinatus*, in der thorakolumbalen Faszie, im *M. quadratus lumborum* sowie im *M. glutaeus medius* und *minimus* auf; sie können aber grundsätzlich in allen Faszien und in jedem Muskel entstehen.

Triggerpunkte können latent oder aktiv sein. Beides führt zu Steifheit und Schwäche des betroffenen Muskels, und der Muskel wird in jedem Fall in seiner Beweglichkeit eingeschränkt. (Die Steifheit ist nach Perioden der Inaktivität besonders deutlich; bezüglich der Schwäche ist dies nicht so eindeutig.) Aktive wie latente Triggerpunkte reagieren schon auf leichten Druck wie bei der Palpation empfindlich.

Aktive Triggerpunkte unterscheidet von latenten, daß sie Schmerzen hervorrufen. Deshalb hält man aktive Triggerpunkte klinisch gewöhnlich für wichtiger. Der Schmerz, den sie verursachen, tritt in einem charakteristischen Muster auf, und zwar meist nicht an dem Muskel, in dem sich der Triggerpunkt befindet. Die Beziehung zwischen einem aktiven Triggerpunkt und dem für ihn typischen Übertragungsschmerzmuster haben Travell und Simons gründlich erforscht. Tritt Schmerz oder eine Dysfunktion plötzlich auf, läßt sich meist ein bestimmtes Ereignis als Ursache der Myofaszialprobleme identifizieren; das Symptom kann sich aber auch über einen längeren Zeitraum herausbilden, wenn der betroffene Muskel länger überlastet wurde. Typisch für Myofaszialschmerz sind ein anhaltender, tieferer und dumpfer Schmerz und Empfindungen, die Muskelkater ähneln. Nur selten beschreiben Patienten das Problem als ein brennendes, pochendes, kribbelndes oder taubes Gefühl. Die Intensität des Schmerzes kann von sehr schwach bis sehr stark variieren, und der Schmerz kann sowohl im Ruhezustand als auch in Bewegung auftreten.

Schmerzempfindlichkeit in Reaktion auf Palpation kann selbst dann innerhalb des Schmerzmusters eines Triggerpunktes auftreten, wenn der Schmerz nicht in dessen Übertragungszone empfunden wird. Eine solche Empfindlichkeit verliert sich, nachdem es gelungen ist, die Wirkung des Triggerpunktes zu verringern. Schmerz und Schmerzempfindlichkeit werden meist stärker, wenn die betroffenen Muskeln benutzt oder gedehnt werden; direkter Druck auf den Triggerpunkt, eine längerfristige Verkürzung des Muskels, anhaltende und wiederholte Kontraktion, kaltes oder feuchtkaltes Wetter, Virusinfektionen und Streß bewirken das gleiche. Nach kurzen Zeitspannen leichter Aktivität, auf die eine Ruhepause folgt, sowie nach langsamem, beständigem, passivem Dehnen des Muskels, insbesondere wenn der Muskel gleichzeitig mit feuchter Hitze behandelt wird, nehmen die Symptome ab.

Latente Triggerpunkte kommen wesentlich häufiger vor als aktive, und gewöhnlich manifestieren sie sich in Mustern muskulärer Verhärtung, die für die »normale« Haltung von Menschen oft typisch sind. Verschiedene Einflüsse können latente Triggerpunkte zu aktiven machen. Ein Triggerpunkt kann durch akute Überlastung eines bestimmten Muskels, durch chronische Überlastung oder Erschöpfung infolge exzessiver oder repetitiver Aktivitäten sowie durch lange anhaltende Kontraktion des Muskels, durch ein muskuläres Trauma oder durch Stauchung oder Unterkühlung des Muskels aktiviert werden. Eine indirekte Aktivierung kann erfolgen, wenn ein Muskel länger in verkürzter Position verharrt, so wie es bei längerem Schlafen oder Sitzen in einer bestimmten Haltung und durch Halten eines Telefonhörers zwischen Ohr und Schulter passieren kann. Indirekt können Triggerpunkte auch durch eine Erkrankung innerer Organe, durch eine Virusinfektion, durch emotionale Belastungen oder durch chronische muskuläre Anspannung infolge des Versuchs, arthritische Gelenke zu stabilisieren, aktiviert werden; und schließlich können latente Triggerpunkte auch einfach deshalb aktiv werden, weil sie im Bereich des Übertragungsschmerzmusters eines anderen, bereits aktiven Triggerpunktes liegen. Generell hat die Stärke der Konditionierung eines Muskels den größten Einfluß darauf, ob ein latenter Triggerpunkt zu einem aktiven wird. Je besser der Zustand eines Muskels ist, um so weniger anfällig ist er für die Aktivierung von Triggerpunkten. Doch obwohl ein aktiver Triggerpunkt häufig in den Zustand der Latenz zurückkehrt, wenn der Betroffene sich genügend Ruhe gönnt, ist es in der Regel nicht möglich, Triggerpunkte ohne klinische Intervention völlig aufzulösen.

Nur mit Hilfe adäquater, fokussierter und sehr spezifischer manueller Techniken ist es möglich, Triggerpunkte in einem Muskel zu finden. Durch Palpation können wir die allgemeine Angespanntheit der Muskulatur in der Umgebung des verdächtigten Triggerpunktes feststellen. Im Rahmen einer solchen manuellen Untersuchung lokalisieren wir zunächst den betroffenen verkürzten Muskel und anschließend das verspannte Muskelfaserbündel in ihm. Durch beharrliches fokussiertes Erkunden läßt sich am betroffenen Faserbündel ein besonders angespannter Bereich und innerhalb dieses Bereichs ein besonders druckempfindlicher Punkt feststellen. Damit ist der Triggerpunkt lokalisiert. Direkter manueller Druck auf ihn ruft das hervor, was Travell eine »lokale Zuckungsreaktion« *(localized twitch response)* nennt – ein buchstäbliches Muskelzukken, das (je nach Lage des betroffenen Muskels) manchmal deutlich sichtbar ist und das bei diesen Patienten häufig auftritt.* Außerdem kann es sein, daß der Patient vor Schmerz in die Luft springt oder heult.** Der Schmerz, den der Patient ausdrückt, ist oft stärker, als man aufgrund der Stärke des auf den Triggerpunkt ausgeübten Drucks erwarten würde. Wird der Druck noch weiter erhöht, empfindet der Patient möglicherweise sogar Schmerzen im gesamten Übertragungsmuster.

Nachdem die Triggerpunkte lokalisiert sind, muß versucht werden, sie zu schwächen. Dies geschieht in erster Linie durch eine Nadelbehandlung oder durch ischämische Kompression. Je nachdem, welche spezielle Methode der Behandler beherrscht, kann er Akupunkturnadeln setzen, das sogenannte Trockennadeln durchführen oder die Triggerpunkte mit Hilfe von injizierten Analgesika, Anästhetika oder Salzlösungen verringern. Die ischämische Kompression besteht darin, 15 bis 20 Sekunden Druck auf den Triggerpunkt auszuüben, woraufhin die Muskelfaserbündel in der Umgebung behandelt werden, um lokale Verspannungen und die Zahl der angespannten Faserbündel zu verringern. Sprüh-und-Dehn-Techniken – womit die Anwendung von Kälte bei gleichzeitigem Dehnen eines Muskels gemeint ist – sind im Anschluß an eine Nadelbehandlung oder an die ischämische Kompression oft sehr nützlich. Zum Abschluß wird der betroffene Bereich mit feuchter Wärme behandelt, um die Durchblutung des Muskels zu verbessern.

Sind die Triggerpunkte und die mit ihnen verbundenen Verspannungen ausreichend reduziert worden, kann man dem Patienten beibringen, die betroffenen Muskeln sinnvoll zu dehnen. Dies soll verhindern, daß die Muskeln wieder in den verkürzten Zustand zurückkehren. Wiederholtes Dehnen im Laufe des Tages ist einer der wichtigsten Aspekte der Behandlung überhaupt. Und sobald geklärt ist, wie schwach ein Muskel ist, und dafür gesorgt ist, daß er nicht sofort wieder in den kontrahierten Zustand zurückkehrt, sollte man dem Patienten gezielt Stärkungsübungen beibringen, die ihm ermöglichen, den Muskel wieder adäquat einzusetzen, um zu verhindern, daß er erneut in einen Schwächezustand verfällt.

Natürlich hängt der Zustand eines Muskels letztlich vom Zustand des gesamten Körpers ab. Deshalb ist es wichtig, jedem Patienten zu einem optimalen Gesundheitszustand zu verhelfen, indem man ihm ein Übungsprogramm zusammenstellt, das Übungen zur allgemeinen Stärkung der Muskulatur und des Herz-Kreislauf-Systems umfaßt. Jeder Teil ist nur so funktionsfähig wie das Ganze. Sieht man einen einzelnen Muskel oder eine einzelne Muskelgruppe nicht in Zusammenhang mit dem ganzen Körper, kann die Behandlung nur unzulänglich sein. Eine ganzheitliche Sicht des Körpers muß bei der Arbeit mit einem Patienten grundsätzlich fest einbezogen werden.

---

* Travell & Simons 1999/2002, S. 5

** Ibid.

**KAPITEL 2**

# Qi, Bewegung und Gesundheit

Da wir seit über 25 Jahren Akupunktur und verschiedene östliche manuelle Behandlungsverfahren praktizieren, nähern wir uns der Evaluation und Behandlung von Patienten aus der Perspektive der östlichen Medizin. Anders als die westliche entstand die östliche Heilkunde in einer Zeit, in der einerseits noch kein umfassendes Wissen über Anatomie und Physiologie genutzt werden konnte und andererseits die Kenntnisse über die physiologischen Mechanismen, die Krankheiten und Behandlungsverfahren zugrunde liegen, noch nicht sehr ausgeprägt waren. Aufgrund dieser Situation entstand eine sehr praxisorientierte Medizin, in welche die praktischen Erfahrungen von Jahrtausenden einfloß.

Aufgrund unserer langen Auseinandersetzung mit östlichen Philosophien wissen wir, wie man im alten Orient Metaphern benutzte, um das Wesen der Welt zu beschreiben. Einer der großen Fehler heutiger Studierender der Medizin und der Körpertherapien des Ostens besteht – unabhängig davon, ob sie aus dem Osten oder aus dem Westen stammen – darin anzunehmen, die Prinzipien der östlichen Gesundheitslehren seien Beschreibungen einer physischen Realität, also nicht von Ideen oder Metaphern, die der Orientierung bei einer Behandlung dienen. Im Einklang mit den ältesten Wurzeln der östlichen Medizin beschäftigt sich das vorliegende Buch mit dem, was wir als Behandler *tun* (also damit, wie wir uns *verhalten*), um die Beschaffenheit von Muskeln und Faszien zu verändern und dadurch unsere Patienten von ihren Schmerzen zu befreien oder diese zumindest zu verringern. Deshalb setzt sich unser Buch unter anderem mit folgenden Fragen auseinander: Wie nähern wir uns einem Patienten, der Schmerzen hat? Wonach halten wir bei ihm Ausschau? Wo berühren wir ihn? Und wie lösen wir den myofaszialen »Gordischen Knoten«, der so oft die physische Situation von Menschen prägt, die schon seit langem unter Schmerzen leiden? An diesen Fragen orientiert sich unsere Arbeit mit unseren Patienten.

Wohl kein anderer Bereich der westlichen Heilkunst kommt dem pragmatischen Ansatz der östlichen Heilverfahren so nahe wie die von Janet Travell entwickelte Methode zur Behandlung von Myofaszialschmerzen. Dr. Janet Travell, eine brillante Ärztin, die sich die wissenschaftliche Auseinandersetzung mit Triggerpunkten und mit den Myofaszien zur Lebensaufgabe machte, war extrem pragmatisch orientiert und auf die Entwicklung konkreter Maßnahmen (medizinischer Verfahren bzw. Verhaltensweisen) bedacht. Indem sie sorgfältig die typischen Myofaszialschmerzmuster sowie die mit ihnen assoziierten Ursachen und die Faktoren, die solche Schmerzen perpetuieren, dokumentierte, machte sie ihre viele Jahrzehnte umfassende klinische Erfahrung zugänglich. Ohne irgend etwas über die östliche Heilkunde zu wissen, entdeckte sie eine Art »westlicher Meridiantherapie«. Dies war das monumentale Resultat ihrer sorgfältigen klinischen Beobachtungen, in welche die unterschiedlichen Erfahrungen von Patienten mit Schmerzen einflossen. Ihre Arbeit mit Dr. David Simons, ein gewaltiger Meilenstein der Bemühungen in diesem Bereich, spiegelt deutlich einen praxisorientierten und pragmatischen Ansatz.*

Wir hatten zwischen 1991 und 1994 mehrmals das Glück, Dr. Travell bei ihrer Arbeit zuschauen zu können, und bei diesen Anlässen lernten wir ihre meisterhafte Arbeit zu bewundern. Ihr zuzuschauen war eine große Freude. Sie wußte ganz genau, was zu tun war, wo sie berühren mußte, wie sie sich optimal bewegte, was sie spüren mußte; und vor allem gelang es ihr auf diese Weise schließlich, ihren Patienten tatsächlich zu helfen. Ihr war klar, was positiv wirkte, und sie entwikkelte Hypothesen darüber, worauf diese Wirkung beruhte. Ihre Konzepte und Behandlungsansätze erfüllen ganz einfach ihre Aufgabe; sie helfen Menschen, ihr Leben zu verändern, und sie vermögen Leiden zu lindern. Im Rahmen unserer Zusammenarbeit mit Dr. Travell wurde uns klar, daß bei der Schmerzbehandlung Methoden der östlichen und westlichen Medizin einander zum Nutzen der Patienten ideal ergänzen können. Allerdings scheinen sich die Behandler beider Bereiche nicht so recht über ihre gemeinsamen Grundlagen im klaren zu sein.

In den ersten 15 Jahren unserer Praxis studierten und nutzten wir sowohl die *Traditionelle Chinesische Medizin* (TCM) als auch einen alten Akupunkturstil, ein Konglomerat von Methoden, die zusammenfassend *Meridianakupunktur* genannt werden. Die TCM basiert auf einem Modell, das inneren Zusammenhängen und Entsprechungen große Bedeutung zuschreibt, und es sieht Akupunktur und Kräutermedizin als untrennbar miteinander verbunden. Sie stellt bei der Diagnose die Beurteilung anhand der Einschätzung von Zeichen und Symptomen in den Vordergrund, wozu unter anderem die Beurteilung verschiedener Pulseigenschaften (bzw. verschiedener Pulse) und der Zunge zählt.**

Alle Akupunkteure befassen sich mit den Meridianen, über den ganzen Körper verlaufenden vorgestellten Linien, mit deren Hilfe die Akupunkturpunkte organisiert werden. Doch anders als die TCM-Praktiker benutzen die Anhänger der Meridianakupunktur ihre Nadeln in erster Linie, um Blockaden auf den Meridianpfaden aufzulösen. Sie ertasten die Blockaden meist und setzen ihre Nadeln in den betroffenen Bereichen, und häufig finden sie so auch entferntere, mit den lokalen Problemen verbundene Blockaden. Allerdings haben wir in unserer Praxis festgestellt, daß Akupunkturtechniken – sowohl die TCM-typischen als auch die in der Meridianakupunktur verwendeten – Patienten nicht völlig von ihren chronischen oder akuten Myofaszialschmerzen befreien können, unabhängig davon, wo der Schmerz auftritt. Weder eine TCM-Behandlung noch eine Behandlung nach den Prinzipien der Meridianakupunktur reicht aus, um solche Schmerzen völlig aufzulösen. Beiden Ansätzen fehlte irgend etwas. Als wir dann die Arbeit von Dr. Janet Travell kennenlernten, wurde uns klar, was wir bisher vermißt hatten. Unmittelbar nach jenem ersten Kontakt mit ihrer Methode begannen wir, einen Ansatz zu entwickeln, der sowohl die östlichen Akupunkturverfahren als auch den von Travell und Simons entwickelten und ausführlich beschriebenen Ansatz einbezieht. Während wir an der Entwicklung dieses neuen Verfahrens arbeiteten, sahen und behandelten wir unsere Patienten sozusagen durch zwei »Linsen«, und

---

* Travell & Simons 1999/2002

** Während der chinesischen Kulturrevolution Mitte des 20. Jahrhunderts wurden Kräutermedizin und Akupunktur standardisiert, wodurch alle Schulen der östlichen Medizin eine einheitliche theoretische Grundlage erhielten. Dieser gab man damals den Namen »Traditionelle Chinesische Medizin« (TCM). Die ersten wichtigen Übersetzungen von Lehrbüchern über östliche Medizin entstanden im Rahmen der Bestrebungen Chinas, die traditionellen Lehren zu vereinheitlichen, und sie wurden in den meisten Akupunkturausbildungen in den USA als maßgebend anerkannt. Dieser Sichtweise gemäß wirken die Behandlung von Akupunkturpunkten und die Einnahme von Kräutermitteln grundsätzlich gleich auf den Körper: So wie bestimmte Kräuter »Darmhitze« oder »Feuchtigkeit der Milz« reduzieren, kann durch die Nadelung bestimmter Akupunkturpunkte das gleiche erreicht und der Gesundungsprozeß unterstützt werden. Bei dieser Art von Akupunktur dient das Nadeln dazu, die durch Kräutermittel erzielte Wirkung zu unterstützen, und im allgemeinen identifiziert man Akupunkturpunkte zu diesem Zweck durch Messen von Abständen zu Orientierungspunkten am Körper oder durch leichtes Abtasten der Haut.

indem wir dies taten, entdeckten wir allmählich Ähnlichkeiten zwischen den Schmerzmustern, die durch myofasziale Triggerpunkte, wie Janet Travell sie beschrieben hat, entstehen, *und* den Meridianpfaden, die über die Gliedmaßen und den Rumpf des menschlichen Körpers verlaufen.* Indem wir direkt den *Ursprung* des Schmerzes – den spezifischen Muskel, in dem wir durch Palpation Triggerpunkte identifiziert hatten – und ergänzend die betroffenen Meridiane behandelten, gelang es uns, den Zustand unserer Patienten deutlich zu verbessern und ihre Schmerzen stark zu reduzieren. Diese von uns entwickelte Verbindung östlicher und westlicher Behandlungsverfahren haben wir *Myofasziale Meridiantherapie* genannt. Die Kombination östlicher und westlicher Sichtweisen hat sich bewährt, und zwar einfach deshalb, weil sie »funktioniert«.

Wir haben im Laufe der letzten zehn Jahre beobachtet, daß die Zahl derjenigen, die Prinzipien und Praktiken der Akupunktur und der östlichen Medizin im allgemeinen kennenlernen und erlernen wollen, stark zugenommen hat. Zu den Interessenten zählen Ärzte, Zahnärzte, Chiropraktiker, Osteopathen, Physiotherapeuten und Massagetherapeuten. Sie alle suchen nach zusätzlichen und, wie sie hoffen, wirksameren Behandlungsmethoden. Unter den Interessierten befinden sich aber auch Menschen, die von einer Akupunkturbehandlung profitiert haben und die nun selbst in diesem Bereich beruflich tätig werden wollen – vielleicht weil sie anderen ebenso helfen wollen, wie ihnen geholfen wurde. In vielen (wenn nicht gar in allen) Fällen geht es denjenigen, die sich für östliche Heilverfahren interessieren, darum, etwas für den ganzen Menschen zu tun, weil sie sich mit dem in der westlichen Schulmedizin üblichen einseitigen Fokussieren auf den Vorstellungsgrund nicht mehr begnügen wollen. Heiler aller Art bekennen sich heute zu einem wiederentdeckten, aber im Grunde altmodischen Respekt vor dem ganzen Menschen, wobei sie davon ausgehen, daß ein körperliches Problem eine Dysfunktion des Ganzen zum Ausdruck bringt und deshalb auch im Kontext seiner Auswirkungen auf das Ganze gesehen werden sollte.

Die myofasziale Meridiantherapie arbeitet am Schmerz eines Patienten stets mit Blick auf die ganze Person. Weil die myofasziale Meridiantherapie Aspekte sowohl östlicher als auch westlicher Behandlungsansätze nutzt, kann sie all jenen von Nutzen sein, die entweder von der östlichen oder von der westlichen (allopathischen) Medizin herkommen und eine Verbindung zur anderen, ihnen fremderen Seite suchen. Die von der östlichen Medizin Ausgehenden können so ihr Verständnis erweitern, indem sie sich mit der Muskulatur und den Faszien sowie mit deren komplexer Bedeutung für Gesundheit und Wohlbefinden beschäftigen. Und diejenigen, die von der westlichen Medizin herkommen, können ihre Sicht des Menschen erweitern, indem sie einige Grundkonzepte der östlichen Medizin kennenlernen.

Eine der Grundlagen der östlichen Medizin ist das Konzept des *Qi*, oft auch »Lebenskraft« genannt. Indem wir uns in einer der westlichen Perspektive angepaßten Weise mit Qi auseinandersetzen, finden wir einen weiteren Berührungspunkt zwischen östlicher und westlicher Sicht. Doch Qi kann nur dann zu einem Grundprinzip für die Orientierung während einer Behandlung werden, wenn wir seine Definition erweitern und verfeinern.

Zu Beginn dieser Diskussion ist der Hinweis angebracht, daß die Konzepte der chinesischen Philosophie sehr fließend sind. Ihre Ideen durchlaufen je nach Kontext und Anwendungsbereich eine Metamorphose. Uns geht es hier um eine Möglichkeit, das Konzept des Qi für die Myofasziale Meridiantherapie unabhängig von ihrer speziellen (eher westlichen oder eher östlichen) Orientierung optimal zu nutzen. Wir hoffen, Qi auf diese Weise einerseits zu einem komplexeren Konzept machen und es andererseits im Rah-

* Daß eine solche Beziehung besteht, wird gestützt durch eine von A. J. R. Macdonald durchgeführte Studie, in der die Beziehung zwischen Akupunkturpfaden und den Schmerzmustern von Patienten mit Myofaszial-Verhärtungen untersucht wird. Siehe hierzu A. J. R. Macdonald in Peter E. Baldry, *Acupuncture*, S. 44 f.

men der Meridiantherapie und insbesondere der Schmerzbehandlung wesentlich pragmatischer nutzen zu können.

Der vielleicht verblüffendste und wirkmächtigste Aspekt der östlichen Medizin ist ihre direkte Verbindung zu universellen Prinzipien. Die aus dem Taoismus hervorgegangene Anwendung der Kosmologie auf die menschliche Gesundheit – die Sicht des Menschen als eines Teils eines wesentlich umfassenderen, nämlich universellen Systems – ist für das Verständnis der alten östlichen Heilkunde unverzichtbar. Den Menschen als ein Mikrosystem zu verstehen, das Teil eines Makrosystems ist, ist ein wichtiger Aspekt des Verständnisses von Heilungsmöglichkeiten. Tatsächlich sind die Prinzipien, an denen sich Akupunkteure orientieren, nicht in erster Linie Prinzipien der Akupunktur, sondern universelle Grundsätze, die auf die Akupunktur angewendet werden.

Deshalb werden wir uns nun die universellen Prinzipien, die in den taoistischen Kosmologien beschrieben werden, einmal genauer anschauen. Die taoistische Kosmologie basiert auf der Idee des *Wu Qi*, ein Wort, das als »Leerheit«, »Leere« oder »Nichtheit« übersetzt wird. Dies ist das Universum vor aller Existenz. Man vergegenwärtige sich einmal, was für eine außergewöhnliche Vorstellung dies ist: Es geht um ein »Etwas«, das ist, bevor irgend etwas existiert. Dies entspricht der Vorstellung von einem nicht manifestierten Gott, vom Absoluten, von der Einheit oder (im Hinduismus) von *Nirguna Brahman* – Gott ohne irgendwelche Eigenschaften. Vielleicht wäre es treffender, von *einer Dynamik, die sich in einem Zustand vollkommenen Gleichgewichts befindet*, zu sprechen. Verändert sich an diesem empfindlichen Gleichgewichtszustand etwas, entsteht eine Bewegung. Bewegung ist ein relatives Konzept, weil Bewegung nur in Beziehung zu etwas anderem existieren kann; somit impliziert Bewegung Dualität. Und damit sind wir beim Beginn der Existenz angelangt: *Tai Qi*, *Yin/Yang*, einem Konzept, das demjenigen der *Big-Bang*-Theorie der Schöpfung ähnelt. Nun haben wir also *Wu Qi*, Bewegung als bloßes Potential, durch die *Tai Qi* entsteht, und Bewegung, die sich in Form von Dualität manifestiert.

Versuchen Sie sich nun vorzustellen, daß nach dieser ersten Bewegung alles anschließend in Erscheinung Tretende unter der Herrschaft des universellen Prinzips der Dualität, von *Yin/Yang*, stehen muß. Man kann die Existenz als ein energetisches Spektrum verstehen, beginnend mit der höchsten energetischen Ebene, *Tai Qi*, und dann nach außen verlaufend, langsamer und materieller werdend. *Tai Qi* ist in allem gegenwärtig, einschließlich seiner ultimativen Manifestation als »die zehntausend Dinge« – der chinesische Euphemismus für die Welt des Materiellen.

Wenn wir diese Idee auf den Gegenstand unseres Interesses anwenden, erkennen wir, daß das Konzept des Qi, das für Anwender der Myofaszialen Meridiantherapie besonders nützlich ist, die Vorstellung ist, daß Qi einen Impuls in Richtung Bewegung beinhaltet. Im Spektrum der Energie existiert organisches Leben als spezifische Art von Vibration oder als eine bestimmte Ebene von Bewegung, die eng mit Gesundheit verbunden ist. Es geht hier nicht um Bewegung des Qi, sondern um Bewegung an sich, deren Ursprung Qi ist. Demnach könnte man Qi als Impuls in Richtung Bewegung mit Tao gleichsetzen, dem »Wesen aller Dinge«. Das *Tao te Ching* beginnt: »Das Tao, das benannt werden kann, ist nicht das ewige Tao.«* Wenn wir versuchen, Qi zu benennen, haben wir damit begonnen, das Konzept zu entwerten und es in einem gewissen Sinne »materieller« zu machen.

Aus dieser Perspektive betrachtet ist Qi ein metaphysisches – und damit kein physisches – Konzept; deshalb ist es nicht möglich, es im physischen Sinne oder mit Hilfe der gewöhnlichen Sprache zu verstehen. Weil Sprache generell im Kontext der physischen Realität entsteht, befinden wir uns in einem sprachlichen Dilemma, sobald wir in die Welt der Metakonzepte eintreten.

---

* Lao Tsu, *Tao te Ching*, übers. Gia-Fu Feng und Jane English (New York: Vintage 1972), S. 1.

Insofern läßt sich Qi zwar nicht beschreiben oder in einer spezifischen Definition erfassen, man kann aber mit Hilfe einer Metapher, einer Parabel oder von etwas ähnlichem darauf verweisen. Leider ist es das Schicksal solcher Ideen, daß sie durch Bemühungen, sie leichter verständlich zu machen, zu etwas Physischem werden und ihren metaphysischen Charakter verlieren. Zwar kann die Vorstellung, Qi sei eine Art unsichtbarer »Essenz«, die durch die Meridiane fließt, durchaus von Nutzen sein, doch sollte man nie aus dem Blick verlieren, daß dies eine »materialisierte« Vorstellung von Qi ist.

Die grundlegende Eigenschaft von Energie ist Bewegung, und Qualität und Art dieser Bewegung definieren das Kontinuum von Energie und Materie. Man kann es beobachten, indem man auf Wasser schaut, jenen erstaunlichen Stoff, der einerseits die Grundlage von Leben ist und dieses andererseits spiegelt. In seinem energetischsten Zustand nimmt Wasser die Form von Dampf an, und in seinem materiellsten Zustand wird es zu Eis. Die Metaphern für Qi, die in verschiedenen Zusammenhängen der östlichen Medizin benutzt werden – beispielsweise für die Funktion des Immunsystems, der Muskeln und der weichen Gewebe *(wei qi)*, für die nährende Funktion *(ku qi)* und für die genetischen Prädispositionen *(yuan qi)* – beziehen sich alle auf harmonische Bewegung: Leben, verbunden mit ausgewogener Aktivität; offene, fließende Bewegung. Es ist nicht verwunderlich, daß Qi oft mit Wasser-Metaphern (Meer, Fluß, Quelle usw.) in Verbindung gebracht wird.

Stellt man sich Qi im Sinne von Bewegung statt im Sinne einer Substanz vor, läßt es sich in eine Philosophie des Lebens und der Gesundheit einbeziehen, die allen Heilsystemen gemeinsam ist. Folgendes hat der bekannte Osteopath und Lehrer John McMillan Mennel in einer Beschreibung des muskuloskelettalen Systems gesagt:

> Das muskuloskelettale System hat zwei gleich wichtige Funktionen. Die erste ist, Bewegung zu ermöglichen, die zweite Unterstützung (oder Halt) zu geben. Der wichtigste Aspekt der Bewegungsfunktion der Skelettmuskeln ist vielleicht, daß *ihr völliges Versagen dem Tod gleichkommt.* (Die Hervorhebung stammt von uns.) Wird die Bewegungsfähigkeit immer stärker beeinträchtigt, können die Funktionen des Systems, dem das muskuloskelettale System Halt geben soll, nicht mehr aufrechterhalten werden, und dadurch werden diese anderen Strukturen selbst dysfunktional. Auch dies trägt zur Einschränkung der Funktionsfähigkeit der von den Skelettmuskeln gestützten Systeme und zu deren schließlichem völligen Versagen bei.*

*Gesundheit erfordert Bewegung; enden die Bewegungen, endet das Leben.* Wenn das Organsystem des Menschen adäquat funktioniert, finden Bewegungen koordiniert und auf homöodynamisch günstige Weise statt. Das Blut bewegt sich in einem ruhigen Gezeitenfluß, in Abhängigkeit von so unterschiedlichen und veränderlichen Konditionen wie der Kontraktion und Entspannung der Muskeln, der Verdauung und der mentalen Aktivität. Die Nerven senden im Rahmen eines Systems zur Koordination und Regulation von Aktivitäten elektrochemische Impulse aus; die endokrinen Drüsen werden zum richtigen Zeitpunkt aktiv und scheiden Sekrete aus, so wie es den aktuellen Erfordernissen des Ganzen entspricht. Muskeln, Faszien, Sehnen und Bänder geleiten die gut gleitfähigen Gelenke durch komplexe Bewegungen. Das Atemsystem bewegt Gase in ausgewogenen Mengen, während Flimmerhärchen und Schleim die erste Verteidigungslinie gegen Pathogene bilden. Verdauungsenzyme werden ausgeschüttet, und harmonische peristaltische Aktivität ermöglicht die Umwandlung von Materie in Energie. Bewegungen befördern die Lymphe durch den Körper. All dies geschieht im Rahmen jener Symphonie der Interaktion, die wir

* John McMillan Menner, *The Musculoskeletal System: Differential Diagnosis from Symptoms and Physical Signs* (Gaithersburg, Md.: Aspen 1992), S. 5.

Leben nennen, von der zellularen bis zur kosmologischen Ebene.

Ein zentrales Prinzip des *Taiqi-quan* besagt, daß das Universum diese alles umfassende Bewegung oder Aktivität *ist* und daß wir diese Bewegung als unseren menschlichen Körper erleben. Menschenwesen sind Orte, an denen diese Aktivität stattfindet; je besser ein Mensch sich sowohl physisch als auch psychisch entspannen kann, um so stärker wird er zu einem Ort, der ermöglicht, daß mehr von dieser Art von Bewegung stattfinden kann. Je eingeschränkter ein Mensch (sowohl körperlich als auch psychisch) ist – wobei diese beiden Aspekte in Wahrheit voneinander abhängig sind –, um so stärker wird die Bewegung behindert. Solche Behinderungen haben Konsequenzen, die Gesundheit und Wohlbefinden beeinträchtigen können. Dr. Jwing-Ming Yang, ein großartiger Taiqi-Quan-Meister, hat folgendes dazu gesagt, daß viele, die Qi-Gong üben, das Gefühl der Hitze, das sie empfinden, fälschlich für das Erleben von Qi halten:

> Tatsächlich ist Wärme ein Hinweis auf die Existenz von Qi, aber sie ist nicht Qi selbst. Es verhält sich damit wie mit der Elektrizität, die durch ein Stromkabel fließt. Ohne ein entsprechendes Meßgerät kann man nicht feststellen, ob in einem Kabel ein elektrischer Strom fließt, sofern man kein Phänomen wie Wärme oder Magnetkraft feststellen kann. Weder Hitze noch Magnetkraft ist elektrischer Strom; aber beide sind Hinweise auf die Existenz von Strom. *Ebensowenig kann man Qi direkt spüren; die Präsenz von Qi läßt sich nur aus den Symptomen der Reaktion des eigenen Körpers auf Qi – beispielsweise Wärme oder ein Kribbeln – erschließen* (unsere Hervorhebung).*

Auch hier geht es um den adäquaten Umgang mit einem Erlebnis, das sowohl physisch als auch metaphysisch ist. Die Wärme, von der Dr. Yang spricht, entsteht infolge der verstärkten Zirkulation von Blut und Lymphe im Körper und der verbesserten Leitfähigkeit der Nervenzellen, bedingt durch die Lösung, zu der es durch die Taiqi-quan-Übung kommt – letztlich geht es hier also um *Auswirkungen* der verbesserten Bewegung.

Giovanni Maciocia, Autor des Buches *Grundlagen der chinesischen Medizin*, erwähnt völlig zu Recht, daß es äußerst schwierig sei, Qi korrekt zu definieren, und er beschreibt Qi als etwas, das gleichzeitig materiell und immateriell ist. Als eine Möglichkeit, Qi zu erfassen, nennt er den Begriff »sich bewegende Kraft«.** Wie viele andere, die sich intensiv mit dieser Idee befaßt haben, zieht er es letztlich vor, den Begriff Qi nicht zu übersetzen.

Mit einem ähnlichen Definitionsproblem werden wir konfrontiert, wenn wir uns mit anderen Metakonzepten befassen, beispielsweise mit der Idee höherer Raumdimensionen. Konzepte wie die eines vier- oder fünfdimensionalen Raumes lassen sich zwar mathematisch repräsentieren, man kann sie aber auch als Metapher verstehen (siehe beispielsweise Abbotts *Flächenland* oder Bragdons *A Primer of Higher Space*.*** Doch sich diese höheren Dimensionen vorzustellen oder sie zu beschreiben, ist nicht möglich. Wenn Sie versuchen, sich eine Richtung vorzustellen, die senkrecht zu allen drei Dimensionen des Raumes verläuft (d. h., wenn Sie versuchen, sich die vierte Dimension vorzustellen), werden Sie mit diesem Problem direkt konfrontiert. Wie alle Metakonzepte gehört auch Qi der gleichen Kategorie definitorischer Komplexität an. Bringen wir das Konzept des Qi jedoch mit Bewegung in Verbindung, verfügen wir über eine brillante Idee, die zwischen der östlichen und der westlichen Sicht des Lebens und der Gesundheit eine Brücke zu schlagen vermag.

---

* Jwing-Ming Yang, *Tai Chi Theory and Martial Power* (Jamaica Plain: YMAA, 1987), S. 27.

** Giovanni Maciocia (2008): *Die Grundlagen der chinesischen Medizin*. München: Urban & Fischer.

*** Edwin A. Abbott (2009): *Flächenland*. Neuenkirchen: RaBa-Ka-Publishing; Claude Bragdon (1999): *A Primer of Higher Space*. London: Kessinger; Erstveröffentlichung 1939.

Die Myofasziale Meridiantherapie geht von diesem simplen verbindenden Konstrukt aus. Bewegung, harmonische Aktivität, ungehinderter Fluß der Körpersäfte, störungsfreie Informationsübermittlung durch die Nerven und freie Beweglichkeit der Muskeln und Gelenke sind alle mit Gesundheit und Leben verbunden: Diese Bewegung kann man insgesamt als Manifestation des Qi beschreiben. Verhärtung, Impingement, Bewegungsunfähigkeit, Ischämie und übermäßige Angespanntheit sind alle mit Dysfunktion und Schmerz verbunden und können somit als Bewegungseinschränkung verstanden werden. Ob es sich um ein Organ, einen Muskel, eine Körperflüssigkeit oder einen elektrochemischen Impuls handelt, im Falle einer Pathologie geht es immer um eine Störung des Flusses, der Bewegung und somit des Qi. Der vollständige Rückzug des Qi ist gleichbedeutend mit dem Tod.

Wenn wir Qi funktionell als Bewegung definieren, so geht es in der Myofaszialen Meridiantherapie nicht darum, eine Substanz namens Qi zu »bewegen«, sondern darum, *Störungen der Bewegung selbst zu entfernen oder zu minimieren.* Wir sind geneigt, der immanenten Weisheit des Körpers zu vertrauen; wir bemühen uns, eine optimale Umgebung zu schaffen, in der sich der Körper selbst heilen kann. Deshalb sieht die Myofasziale Meridiantherapie ihre Aufgabe darin, ganz generell Verhärtungen aufzulösen und den Fluß zu fördern. Zwar geht es grundsätzlich in erster Linie um die Myofaszien, doch auch die allgemeinen Konzepte und Muster des Meridiansystems werden genutzt. Myofasziale Verhärtungen lassen sich auflösen, wenn man das Wissen über diese Meridianmuster (und deren Verständnis) nutzt und über die Fähigkeit verfügt, Verhärtungen im System der Muskeln und Faszien zu ertasten und aufzulösen.

Deshalb ist die Diagnose eng mit der Behandlung verbunden, denn sie bezieht sich weder auf innere Krankheiten oder Muster der Disharmonie, wie sie aus Sicht der östlichen Heilkunde verstanden werden, noch auf Ausdrucksformen pathologischer Zustände im Sinne der westlichen Medizin. Vielmehr beruht eine Diagnose im Sinne der Myofaszialen Meridiantherapie auf dem Ertasten von Verhärtungsmustern, die man anschließend mit Hilfe von Akupunktur oder manuellen Behandlungstechniken aufzulösen versucht. Die Vorgehensweise orientiert sich an Prinzipien der östlichen Medizin.

Die Myofasziale Meridiantherapie behandelt nicht nur Verhärtungen in den Muskeln, sondern auch solche in den Faszien. Die Faszie ist ein Gewebe, das ohne jede Unterbrechung vom Kopf bis zu den Zehen des menschlichen Körpers verläuft und das alle Organe, Muskeln und Muskelfasern umgibt. Folgende Definition der Faszien stammt von Dr. William Henry Hollinshead:

> Sind die normalen Bindegewebe des Körpers in Form von Umhüllungen arrangiert, werden sie in der Regel *Faszien* genannt. (Faszie bedeutet »Verband« oder »Band« und bezeichnet somit eine Schicht, die andere Strukturen miteinander verbindet.) Beispielsweise wird das subkutane Gewebe *(Tela subcutanea)* häufig *oberflächliche Faszie* genannt. Zahlreiche Beispiele für gut entwickelte, robuste und tief liegende Faszien gibt es in den Gliedmaßen, wo die Faszien starke Membranen bilden, die das gesamte Körperglied umhüllen. Einzelne Muskeln sind von dünneren Faszien umgeben, die *Perimysium* genannt werden und durch weniger straffe Bindegewebe voneinander getrennt werden. ... Von den Faszien, die einen Muskel umgeben, verlaufen Zwischenwände *(Septa)* in den Muskel hinein und unterteilen ihn in Muskelfaserbündel; diese Zwischenwände wiederum werden weiter unterteilt, bis schließlich sehr feine Bindegewebsfasern jede einzelne Muskelfaser in einem Muskel umgeben.*

Die *oberflächliche Faszie* verläuft direkt unter der Haut um den ganzen Körper. Sie besteht aus zwei Schichten, von denen die äußere Fett enthält und die innere dünn und elastisch ist. Zwischen

---

* David B. Jenkins (1991): *Hollinshead's Functional Anatomy of the Limbs and Back*, 6th ed. Philadelphia: Saunders, S. 12.

diesen beiden Schichten befinden sich die Arterien, Venen, Lymphgefäße, Milchdrüsen und Gesichtsmuskeln. Die tiefen Faszien kleiden die Rumpfwand und die Gliedmaßen aus; sie halten die Muskeln zusammen, unterteilen sie in Funktionsgruppen und ermöglichen Muskelbewegungen. Sie wirken unterstützend und stabilisierend und helfen, das Gleichgewicht aufrechtzuerhalten. Durch sie verlaufen Nerven und Blutgefäße, sie füllen die Räume zwischen den Muskeln, und manchmal ermöglichen sie die Befestigung von Muskeln. Faszien fördern die Zirkulation der Lymphe und des Blutes im Körper. Die Differenzierung der tiefen Faszien beginnt mit der Umhüllen der einzelnen Muskeln durch das Epimysium, die äußere Bindegewebsschicht. Das Epimysium differenziert sich später zum Perimysium, jener Faszie, die Bündel von Muskelfasern (Faszikel) umhüllt, und die nächste Differenzierungsstufe ist die des Endomysiums, das in das Innere jedes Faszikels eintritt und jede Muskelzelle umhüllt. Dieses System steht in Zusammenhang mit der Struktur der Sehnen, welche die Muskeln mit anderen Strukturen verbinden.

Der Osteopath John Upledger schreibt: »Man könnte die Faszien als einen Irrgarten betrachten, der erlaubt, von jeder beliebigen Körperstelle zu jeder anderen zu reisen, ohne dieses Organ je zu verlassen.«* Die Allgegenwart der Faszien im menschlichen Körper könnte viele distale (einstichsstellenferne) Wirkungen der Akupunktur und anderer meridianbasierter Formen der Körperarbeit erklären. Paula Scariati, D. O., beobachtete, daß alters- oder traumabedingte Veränderungen der Faszien »Kettenreaktionen hervorrufen, die das Gefäßsystem, das Nervensystem und die Muskeln und außerdem die Bewegung der Körperflüssigkeiten durch die Faszien beeinträchtigen.«** Daraus folgt logisch, daß eine Verhärtung der Faszien zu einer Dysfunktion führen und durch die Auflösung der Verhärtung die beeinträchtigte Funktion wiederhergestellt werden kann.

Über den Funktionsmechanismus der Akupunktur ist viel spekuliert worden; häufig war von der Aktivierung der Beta-Endorphine die Rede, einem körpereigenen Stoff mit starker schmerzunterdrückender Wirkung, der durch die Akupunkturbehandlung im Körper ausgeschüttet werde. Tatsächlich löst das Erleben eines geringen Schmerzes die inhibitorische Reaktion der Endorphine aus – d. h., wenn wir uns irgendwo in die Haut kneifen, produziert unser Körper Endorphine. Doch möglicherweise ist die Endorphinproduktion in Wirklichkeit ein angenehmer Sekundäreffekt einer Akupunkturbehandlung und hat mit dem Mechanismus, der den stärksten Wirkungen der Akupunktur zugrunde liegt, nicht das Geringste zu tun.

Wahrscheinlicher jedoch ist die Antwort auf die Frage, wie Akupunktur wirkt, in der Auseinandersetzung mit den noch kaum verstandenen komplexen Mechanismen zu suchen, an denen Faszien, Muskeln, Haut und Fettgewebe des Körpers beteiligt sind. Daß oberflächliches Nadeln in erstaunlichem Maße Auflösungen muskulärer Verhärtungen herbeiführen kann, wurde von Travell und Simons für jeden einzelnen Muskel gut dokumentiert. Und eine Lösung von Anspannung in diesem Ausmaß kann zweifellos auch starke Auswirkungen auf innere Organe haben. Ob es jemals gelingen wird, den Wirkmechanismus der Akupunktur völlig zu verstehen, hängt in erster Linie davon ab, in welchem Maße Bemühungen, dies zu ergründen, der Realität dessen, was tatsächlich mit dem Patienten geschieht, Beachtung schenken: Eine Nadel wird in Gewebe gestochen, und solche Einstiche und Manipulationen haben weitreichende lokale und distale (einstichferne) Auswirkungen.

Letztlich sollten wir uns die simple Tatsache vergegenwärtigen, daß bei einer Akupunkturbehandlung ebenso wie bei der Anwendung einer

---

* John Upledger & Jon Vredevoogd (2009): *Lehrbuch der kraniosakralen Therapie*. Stuttgart: Haug, S. 284.

** Siehe Paula D. Scariati (1991): »Myofascial Release Concepts« in *An Osteopathic Approach to Diagnosis and Treatment*, Hrsg. Eileen L. DiGiovanna, D. O., & Stanley Schiowitz, D. O. (Philadelphia: Lippincott), S. 365.

physiotherapeutischen Methode die Behandler Nadeln oder manuelle Techniken auf die Haut, das Fettgewebe, die Faszien und die Muskeln anwenden. Die Wirkungen, die durch solche Behandlungen erzielt werden, sind signifikant. Die Behandler mögen sagen, daß sie das Qi manipulieren, indem Sie Punkte auf den Meridianen behandeln; sie können aber auch kaum leugnen, daß sie außerdem die Haut, das Fettgewebe, die Faszien und die Muskeln manipulieren.

Worin besteht der Unterschied zwischen dem einen und dem anderen? Warum wird hier wegen des Qi soviel »Wind« gemacht? Was halten Sie von folgender Beschreibung: *Statt daß eine unsichtbare und unberührbare »Substanz« (gemeint ist Qi) bewegt wird, löst die Behandlung von Haut, Muskeln, Faszien und Fettgewebe Verhärtungen auf und fördert die Aktivierung (Bewegung) aller Körperfunktionen und körperlichen Vorgänge.* Entscheidend ist, daß wir unsere Aufmerksamkeit und natürlich auch unsere Fertigkeiten auf das fokussieren, was wir definitiv bewirken können und tatsächlich bewirken: auf körperliche Strukturen wie Muskeln und Faszien. So wie es nicht möglich ist, Qi direkt zu erleben, kommt es in einem Modell, innerhalb dessen Qi nicht direkt beeinflußt werden kann, zur Verbesserung der Bewegung oder des Fließens infolge der Auflösung myofaszialer Verhärtungen. In diesem Sinne führt die Verringerung myofaszialer Einschränkungen zu einer Verbesserung der Blutzirkulation, des Lymphflusses und der Leitfähigkeit der Nervenzellen. Weiterhin können je nach dem Ort, an dem Spannungen aufgelöst werden, die Funktionsfähigkeit von Organen (beispielsweise das Lungenvolumen, die Verdauungsaktivität oder die Uterusfunktion) verbessert werden. Wenn man sich dergestalt auf myofasziale Verhärtungen, statt auf das Qi konzentriert, kann man die Wahrnehmung auf eine leicht identifizierbare Ursache von Schmerz oder einer Pathologie richten, deren Auflösung zu einer Verbesserung des Allgemeinzustandes führt.

Die Grundsätze einer körperbewußten Heilkunde liegen auch anderen Auswirkungen einer Behandlung zugrunde als jenen, die sich auf die Bekämpfung von Schmerzen beziehen. Dies läßt sich am besten veranschaulichen, wenn man sich mit der somatoviszeralen und der viszerosomatischen Reflexverbindung auseinandersetzt – also mit Beziehungen zwischen *Soma* (der Muskulatur) und den *Viszera* (den inneren Organen), ein Phänomen, mit dem sich sowohl die Osteopathie als auch die Chiropraktik beschäftigt und das beide im Rahmen ihrer Diagnosen und Behandlungen nutzen. Die *somatoviszerale Reflexverbindung* wird als eine muskuläre Störung definiert, die sich nachteilig auf die Fähigkeit verwandter innerer Organe, ihre Aufgaben zu erfüllen, auswirkt. Dies sind Situationen, in denen myofasziale Verhärtungen direkt zu viszeralen Symptomen wie Tachikardie, Angina pectoris, Durchfall und Erbrechen, Nahrungsmittelintoleranz und Dismenorrhoe führen. (Das Phänomen der somatoviszeralen Effekte wird auch von Travell und Simons ausführlich erläutert.) Hingegen wird die *viszerosomatische Reflexverbindung* als Dysfunktion der Myofaszien definiert, die durch Krankheiten oder eine Dysfunktion eines beteiligten inneren Organs entstehen kann. Wenn man sich an den Prinzipien der Myofaszialen Meridiantherapie orientiert, umfaßt die Identifikation und Auflösung von Mustern myofaszialer Verhärtung die Auflösung von Triggerpunkten in einzelnen Muskeln, beschränkt sich aber nicht darauf. Die Myofasziale Meridiantherapie arbeitet auf die Lösung der Blockaden in einer ganzen Körperregion, eines Quadranten und letztlich im ganzen Körper hin. Dies führt zur Wiederherstellung der Bewegungsfähigkeit im gesamten Organismus und auf vielen verschiedenen Ebenen, was sich auf die inneren Organe und die Gesundheit im allgemeinen sowohl oberflächlich als auch tief, direkt wie indirekt auswirkt.

Dieser direkt am Körper orientierte Ansatz der Diagnose und Behandlung unterscheidet sich vom TCM-Modell insofern, als die für die TCM so wichtige Verwendung von Heilkräutern in der westlichen Schulmedizin in der Nutzung von Medikamenten seine Entsprechung findet und als beide sich bei der Behandlung chronischer und akuter Myofaszialschmerzen als nicht besonders wirksam erwiesen haben. Dieses Versagen ist der Tatsache zuzuschreiben, daß pharmakologische Mittel, ob östlichen oder westlichen Ursprungs, nicht auf das Zentrum der Schmerzmuster wirken. Hingegen ist dies bei der Akupunktur und bei mit ihr verbundener Körperarbeit der Fall, wenn man sie im Sinne der Myofaszialen Meridiantherapie einsetzt, und es ist erwiesen, daß ihre Wirkkraft in erster Linie in der spezifischen Art der dabei zur Anwendung kommenden Vorgehensweise begründet liegt.

Viele Schulmediziner sind mittlerweile auf die oft erstaunliche Wirkung von Akupunktur und Körpertherapiemethoden bei Patienten, die unter chronischen Schmerzen leiden, aufmerksam geworden. Dies erklärt die zunehmende Bereitschaft beider Lager zum Dialog. Ärzte erkennen allmählich, wie unbefriedigend es ist, chronische Schmerzen mit schulmedizinischen und chirurgischen Methoden zu behandeln, und sie fangen an, die Möglichkeiten der Meridianakupunktur und der Körpertherapien respektvoller zu betrachten und sie aufgrund ihrer offensichtlichen Wirkung anzuerkennen.

Die Meridiantherapien basieren auf der Nutzung der Palpation, des Ertastens von Problembereichen. Die Myofasziale Meridiantherapie erfordert aufgrund ihres Anspruchs, Probleme exakt zu identifizieren, eine enorm starke Konzentration auf die Palpation. Der Therapeut entwickelt ein ungeheures Fingerspitzengefühl im Identifizieren myofaszialer Verhärtungen. Er benutzt die Kartierung der Meridianverläufe und Akupunkturpunkte, um bestimmte häufig problematische Bereiche zu begutachten. Deshalb steht in der Meridiantherapie beim Lokalisieren der Akupunkturpunkte nicht das Abmessen bestimmter Abstände, sondern das Ertasten betroffener Stellen im Vordergrund, was großes Geschick erfordert. Die gesuchten Punkte sind in der Landschaft des Körpers stetig in Bewegung. Alles an unserem Körper ist dynamisch, in Bewegung, veränderlich; ebenso sind Akupunkturpunkte eher dynamische als statische Phänomene. Deshalb geht es in erster Linie um Verhärtung, um die reale und gegenwärtige Realität – Behandlungsentscheidungen basieren nicht auf zerebralen oder intellektuellen Erwägungen und Konstrukten, sondern auf der Erfahrung des Behandlers im Ertasten der physischen Grundlagen von Problemen. Ein wichtiger Aspekt der Entwicklung der Palpationskunst ist die Fähigkeit, sich vorzustellen und zu verstehen, was man mit den eigenen Händen spürt. Dazu ist eine gründliche Kenntnis des Meridiansystems ebenso unverzichtbar wie eine intensive Auseinandersetzung mit der Anatomie des menschlichen Körpers, wobei der Schwerpunkt im letzteren Fall auf der Myologie (der Muskelkunde) liegen sollte.

In der Myofaszialen Meridiantherapie verlaufen Einschätzung und Behandlung anders als im Rahmen des Modells der westlichen Medizin. Im schulmedizinischen Rahmen ist das Ziel, dem Patienten ein geeignetes Mittel zu verabreichen, um auf seine Symptome einzuwirken, ohne daß man myofaszialen Verhärtungen Beachtung schenkt. Beispielsweise kommt es oft vor, daß ein Patient, der unter einer Störung des Verdauungssystems wie Reflux, Reizdarm oder chronischer Verstopfung leidet, ein Medikament verschrieben bekommt, ohne daß der behandelnde Arzt gleichzeitig auf die bei ihm bestehenden myofaszialen Verhärtungen geachtet hat. Wir wollen keineswegs den Eindruck erwecken, wir hielten Medikamente für generell unnötig; allerdings wird mittlerweile immer klarer, daß Medikamente oft in zu starkem Maße eingesetzt werden und daß darüber versäumt wird, die Möglichkeit des Einsatzes anderer Behandlungsmöglichkeiten zu prüfen, von denen der betreffende Patient auch profitieren könnte. Aus Sicht der Myofaszialen Meridiantherapie sollte eine Diagnose nicht nur auf der Beschreibung der vom Patienten berichteten Pathologie, sondern auch auf den vom Behandler ertasteten myofaszialen Verhärtungen basieren. Die anschließende Behandlung sollte dann versuchen, die gefundenen Blockaden durch Nadelung oder durch manuelle Techniken aufzulösen.

Die erfolgreiche Behandlung eines Patienten, der unter Reizdarm leidet, beinhaltet aus dieser Perspektive, daß der Behandler an der Lösung von Verhärtungen in Muskeln und Faszien arbeitet, die bei diesem Problem gewöhnlich eine Rolle spielen – wozu der *M. rectus abdominis* und der *M. obliquus externus abdominis* zählen. Wenn man sich auf die in den alten östlichen Schriften beschriebenen Prinzipien beruft, kann die Behandlung auch das Nadeln oder Massieren der Bereiche des Hand-Tai-Yang Dünndarmmeridians und des Hand-Yang-Ming Dickdarmmeridians beinhalten, die auf der Rückseite der Schulter verlaufen und somit auf den *M. infraspinatus* und den posterioren Teil des Deltamuskels treffen. Durch die Palpation dieses Bereichs treten manchmal Verhärtungen in der dortigen Muskulatur zutage, die man dann durch Nadelung oder mit Hilfe manueller Techniken behandeln kann. So bei Reizdarm vorzugehen kann auch die Bewegungsfähigkeit von Schulter und Arm deutlich verbessern.

Weiterhin könnte der Therapeut bei der Untersuchung des Patienten eine allgemeine Angespanntheit und »Völle« erkennen, die mit den Geweben über dem vorderen Schienbeinmuskel unterhalb des Knies verbunden ist, was mit dem Fuß-Yang-Ming Magenmeridian assoziiert ist, der wiederum mit dem Dickdarmmeridian (Hand-Yang-Ming) verbunden ist. Die Behandlung dieser Bereiche durch Nadelung oder mittels manueller Methoden verringert Völle und Angespanntheit. Letztlich führt diese Behandlung wahrscheinlich zu einer tieferen, vollständigeren Lösung der Gewebe, was den Allgemeinzustand des Patienten verbessert. Der Therapeut läßt sich bei seiner Arbeit von solchen Zusammenhängen leiten.

Die Myofasziale Meridiantherapie bezieht das Konzept des Qi so in ihre Arbeit ein, daß eine klar und gegenwärtig ertastbare Realität im Mittelpunkt steht: *Wenn Qi Lebenskraft und Lebenskraft Bewegung ist, dann ist Qi Bewegung.* Dieses Modell des Qi und sein Zusammenhang mit der Gesundheit hat gegenüber einer mit Kräutermedizin verbundenen Akupunktur und einer Körperarbeit, welche die Pathologie in erster Linie aus der Perspektive eines Modells innerer Medizin herleitet, eindeutig Vorteile. Erstens ist dieses Modell des Qi sowohl für Patienten als auch für Heiler, die sich in der östlichen Medizin nicht auskennen, leicht zu verstehen. Der Schwerpunkt der Behandlung nach diesem Ansatz liegt auf einer sehr effektiven Lösung myofaszialer Blokkaden; und obwohl der Wirkmechanismus noch nicht völlig geklärt ist, sind die Konzepte somatoviszerale Effekte und Übertragungsschmerzmuster leicht zu verstehen, insbesondere wenn Darstellungen zur Verfügung stehen, auf denen der Verlauf der Schmerzmuster gut erkennbar abgebildet ist. Auch wie dieses Verfahren wirkt, läßt sich leicht erklären, denn die schnelle Auflösung myofaszialer Blockaden mit Hilfe einer Nadel, die zu Fazien oder Triggerpunkten in Kontakt tritt, wurde von Travell und anderen gut dokumentiert, ebenso wie die Auswirkungen der ischämischen Kompression. Und bei der persönlichen Teilnahme an einer Behandlung sind deren Auswirkungen sowohl für den Patienten als auch für den Behandelnden deutlich zu spüren.

Wichtig ist, daß es sich bei diesem Behandlungsmodell um ein komplementärmedizinisches, nicht um ein alternativmedizinisches handelt. Grundsätzlich ist die Myofasziale Meridiantherapie als Ergänzung zur westlichen Medizin gedacht, die sich mit Myofaszialproblemen und der Auflösung von Verhärtungen meist gar nicht befaßt. Oft führen schulmedizinische Methoden des Umgangs mit myofaszialen Verhärtungen – wozu das Verschreiben von Medikamenten und chirurgische Eingriffe zählen – zu unbefriedigenden Ergebnissen. Die chinesische Kräutermedizin ist, ähnlich der westlichen Pharmakotherapie, eine Form von innerer Medizin. Sie ist eine Alternative zum Modell der westlichen Schulmedizin und kann diese nicht sinnvoll ergänzen.

Qi als Bewegung zu verstehen ist zweifellos nicht die einzig mögliche Sicht dieses Konstrukts im Rahmen der östlichen Medizin. Der fließende und relative Charakter philosophischer Konstrukte, auf denen die östliche Medizin aufbaut, macht es erforderlich, Ideen wie die des Qi in Zusammenhang mit ihrem Anwendungsbereich zu betrachten. Akupunktur und die mit ihr verwandten Methoden der Körperarbeit haben eine enorme Heilkraft, die sich deutlich von den Methoden und Verfahren innerer Medizin unterscheidet – eine Beobachtung, die in klinischen Zusammenhängen immer wieder gemacht wird. Diese Heilkraft läßt sich im Rahmen eines Ansatzes realisieren, der Qi auf nützliche und praxistaugliche Weise sieht.

Modelle sind Ideen, die uns helfen, in einer komplexen Welt die Wirklichkeit zu rahmen, und die uns dadurch ermöglichen, effektiv zu handeln. Sie sind nicht *die* Wahrheit, aber *eine* Wahrheit, die unserem Handeln den Weg weist.

**KAPITEL 3**

# Informed Touch

Zur Zeit wird geschätzt, daß ungefähr 90 Prozent aller Amerikaner irgendwann in ihrem Leben unter Myofaszialschmerzen leiden – das kann den Rücken, die Schultern, den Hals oder die Ellbogen betreffen –, die auf einer Dysfunktion des muskuloskelettalen Systems beruhen.

Unabhängig von der benutzten Methode basiert der Behandlungserfolg in jedem Fall auf einer einzigen Fertigkeit: darauf, daß der Behandler durch Palpation feststellen kann, was der Patient braucht.

Seit sich die Medizin immer stärker auf technische Verfahren stützt, spielt das Erlernen der Fähigkeit, ein Problem durch Abtasten der Körperoberfläche zu diagnostizieren, in Ausbildungen von Ärzten und Physiotherapeuten eine immer geringere Rolle. Die Palpation der Muskulatur – die Einschätzung des aktuellen Zustandes eines Patienten durch manuelle Untersuchung seiner Muskeln, Sehnen und Faszien – ist eine diffizile und anspruchsvolle Kunst, die aufgrund des Überhandnehmens immer neuer technischer Untersuchungsverfahren in der heutigen Medizin zunehmend in Vergessenheit gerät. Vielen Behandlern ist offenbar nicht mehr klar, wie effektiv das Abtasten ist, wenn man die Schmerzen und anderweitigen Probleme eines Patienten eingrenzen und anschließend behandeln und auflösen will. Durch Palpation können wir normal weiche Muskulatur von angespannter oder Triggerpunkte enthaltender Muskulatur unterscheiden und sie kann uns herauszufinden helfen, wodurch Myofaszialschmerzen verursacht werden. Unsere Hände geben uns Aufschluß über den Zustand der Gelenke, die Haut- und Körpertemperatur und den Fluß der Lebensenergie auf der Körperoberfläche. Sind unsere Hände gut trainiert, können sie die Strukturen unter der Haut »sehen«: die Muskeln, das Skelett und die inneren Organe. Bei der Arbeit an den Myofaszien sind die Hände unser wichtigstes Werkzeug, sofern wir sie dazu trainiert haben, die Nuancen der Berührungswahrnehmung zu registrieren und adäquat zu nutzen.

Die Ausbildung der Hände beginnt damit, daß wir unser Gewahrsein auf sie konzentrieren. Üben Sie, auf die Tastempfindungen Ihrer Hände zu fokussieren. Stetiges Bemühen, den Geist bewußt mit den Händen zu verbinden, ist der Schlüssel zum Erfolg. Dies gilt nicht nur für Berührungen des menschlichen Körpers, sondern für Berührungen jeder Art, überall und den ganzen Tag über. Berühren Sie stets aufmerksam – jede Erforschung durch Berühren beginnt mit diesem neuen Fokus. Spezielle Palpationsübungen finden Sie in Leon Chaitows Buch *Palpationstechniken und Diagnostik* (siehe Literaturverzeichnis).

Das zweite unverzichtbare Erfordernis für die Entwicklung ausgezeichneter Palpationsfertigkeiten ist eine klare Vorstellung (ein inneres Bild) von den Strukturen, die man ertasten will. Auf diese Notwendigkeit kann gar nicht nachdrücklich genug hingewiesen werden, und eben deshalb ist es unverzichtbar, sich eingehend mit der Anatomie des muskuloskelettalen Systems auseinanderzusetzen. Eine sehr genaue Kenntnis der Skelettstruktur, der Verbindungen aller Muskeln mit den

Knochen, des Verlaufs ihrer Fasern und dessen, welche Funktion sie erfüllen, ist unbedingt erforderlich. Eignen Sie sich zunächst das theoretische Wissen an, machen Sie sich mit den Ideen vertraut, und entwickeln Sie eine innere Vorstellung, und trainieren Sie erst dann, mit Ihren Händen zu »sehen«, was, wie Sie bereits wissen, zu finden ist.

Man sollte sich auch darüber im klaren sein, daß sich die Eigenschaften der einzelnen Muskeln in einem Spektrum manifestieren, dessen eines Ende schlaffe oder hypotonische Muskeln – also Muskeln mit geringem Tonus – und dessen anderes Ende hypertonische oder übermäßig angespannte Muskeln bilden. Was Sie in einem bestimmten Muskel spüren, liegt irgendwo zwischen diesen beiden Extrempunkten. Gesundes Muskelgewebe ist weich, geschmeidig und reagiert elastisch auf Druck. Die Strukturen unter einem Muskel sind leicht durch den Muskel hindurch zu spüren. Gesundes Muskelgewebe reagiert auf Palpation nicht schmerzempfindlich.

Im weiteren Verlauf des Spektrums liegen Muskeln, die etwas angespannt sind und nicht so elastisch auf Berührung reagieren wie ein geschmeidiger Muskel. Dieses Muskelgewebe fühlt sich härter und zäher an als die umliegende Muskulatur, und man kann die darunter liegenden Körperstrukturen nur durch stärkere und festere Berührungen ertasten. Eine besonders kräftige Palpation kann für den Patienten unangenehm sein. Bei Muskeln in diesem Zustand sprechen wir von *Verhärtung* (Einschnürung).

Wie stark eine Verhärtung ausfällt, hängt vom Kontraktionsgrad des Muskels ab. Bei einem Muskel in teilkontrahiertem Zustand lassen sich Faserbündel identifizieren und unterscheiden, die möglicherweise verhärtet sind. Im letzteren Fall können sich diese wie ein dünnes »Seil« anfühlen, sie können druckresistent sein, und manchmal ist Druck auf sie für den Patienten unangenehm. Außerdem kann man durch Palpation Bereiche in einem angespannten Faserbündel finden, in denen der Patient als besonders berührungsempfindlich reagiert. Der Behandler spürt, daß sich der Bereich härter anfühlt als unmittelbar benachbarte Bereiche im gleichen Faserbündel. Es handelt sich hier um das, was Travell und Simons *Triggerpunkt* genannt haben. Das Ertasten eines Triggerpunktes kann für einen Patienten lokal sehr unangenehm sein. Und Druck auf einen solchen Bereich kann auch jenes typische ausstrahlende Schmerzmuster aktivieren, das Travell und Simons und andere beschrieben haben. Der ausstrahlende Schmerz ist das besondere Merkmal der Aktivität von Triggerpunkten in den Myofaszien.

Neben dem soeben beschriebenen teilkontrahierten Muskel gibt es auch insgesamt und dauerhaft extrem kontrahierte Muskeln. Dazu kann es aufgrund einer neurologischen Dysfunktion, durch chronische strukturelle Imbalancen, physische Traumata oder extreme, oft wiederholte Belastungen kommen. Im Falle einer Kontraktur wird die Blutversorgung des Muskels eingeschränkt, und das führt dazu, daß der Muskel fibrös (faserig) wird, seine Elastizität einbüßt und in einem verkürzten Zustand verharrt. Triggerpunkte können in solch einem Fall vorhanden sein, müssen es aber nicht; eventuell auftretende Schmerzen und Dysfunktionen basieren eher auf Teilverlusten der Bewegungsfähigkeit. Der Zustand wird chronisch, und wahrscheinlich läßt er sich nicht vollständig beheben. Ein Behandler kann lernen, die verschiedenen Charakteristika der Muskulatur tastend zu unterscheiden.

Man muß lernen, bei der Palpation mit den Fingern die Skelettstrukturen zu identifizieren. Dies ist eine unverzichtbare Voraussetzung für die Palpation von Muskeln. Indem man lernt, die Knochenstruktur zu lokalisieren und die verschiedenen Knochen voneinander zu unterscheiden, schafft man die Voraussetzungen dafür, daß man lernt, die Befestigungen der einzelnen Muskeln an den Knochen zu ertasten – zunächst im Geiste und später mit den Händen.

Die Fähigkeit, einen Muskel mit den eigenen Fingern eindeutig zu identifizieren (beispielsweise zwischen den tiefliegenden paraspinalen Muskeln des Brustkorbs und dem Trapezius sowie den Rhomboideen, die der Körperoberfläche näher liegen), hängt häufig davon ab, ob der Behandler in der Lage ist, dem Verlauf der Muskelfasern zu folgen. Auch deshalb ist es wichtig, die Eigenarten der einzelnen Knochen zu kennen und sie durch Tasten voneinander unterscheiden zu können: Es ist schwer, Fasern und deren Verlaufsrichtung zu spüren, wenn man nicht genau weiß, wo an einem Knochen sie befestigt sind. Die Kenntnis des Faserverlaufs sowohl der oberflächlichen als auch der tiefer liegenden Muskulatur ist notwendig, wenn man verschiedene Muskelschichten voneinander zu unterscheiden lernen will. Auch andere Strukturen, die in der durch Tasten erkundeten Region liegen, sollte man gut kennen, beispielsweise Lymphknoten und das vordere und hintere Halsdreieck sowie das Femoralisdreieck.

Durch sorgfältiges Üben können Sie die gewünschte – und wirklich erforderliche – Fertigkeit entwickeln, Dysfunktionen, die Ihren Patienten Schmerzen und Unbehagen bereiten, zu verstehen. Geübte Hände sind nicht nur in der Lage, den betroffenen Muskel (oder die Muskeln) zu ertasten, sondern sie können auch den Verlauf der angespannten Faserbündel verfolgen und sich so ein Bild von Haltungsgewohnheiten eines Patienten machen, die das myofasziale Problem möglicherweise verursacht haben. Beispielsweise könnten Sie durch Abtasten seines Halses und seiner Schultern mit Ihren Händen »sehen«, daß seine linke Körperseite deutlich entspannter ist als die rechte: *M. sternocleidomastoideus*, Trapezius und *M. levator scapulae* der rechten Körperseite sind kontrahiert. Durch welche Haltung könnte der betreffende Patient diese muskuläre Verspannung hervorrufen? Beispielsweise könnte er vor einem Computer sitzen und den Monitor auf der linken Seite stehen haben, statt ihn mittig vor sich zu stellen. Vielleicht hebt er auch die rechte Schulter an, wenn er mit dem Cursor auf dem Computerbildschirm manövriert. Oder sein Fernseher zu Hause steht links von seinem Lieblingsplatz. Zumindest können Sie durch solche Überlegungen eine Vorstellung vom vorliegenden Problem entwickeln, einen ersten Anhaltspunkt für seine Ursachen finden, einen Ausgangspunkt für Fragen an Ihren Patienten nach möglicherweise schädlichen gewohnheitsmäßigen Aktivitäten. Die Kenntnis seiner muskulären Aktivitäten und Haltungsgewohnheiten in Verbindung mit der Fähigkeit, Muskelkonfigurationen nachzuspüren, ermöglicht Ihnen eine effektive Detektivarbeit. Diese versetzt Sie in die Lage, dem Patienten bei der Veränderung seiner Gewohnheiten zu helfen, um die Faktoren, die seine Probleme perpetuieren, auszuschalten. Diese Unterscheidungsfähigkeit ist ungeheuer wichtig, wenn man einem Patienten helfen will, seine muskulären Probleme zu beheben.

Um die Palpation möglichst effektiv durchzuführen, sollte man sich an folgenden Grundprinzipien orientieren:

1. Stellen Sie sich den Bereich, den Sie durch Tasten untersuchen wollen, möglichst genau bildlich vor.
2. Entspannen Sie Finger, Hände und Arme, um einen guten und festen Kontakt zu dem Bereich, den Sie untersuchen wollen, herzustellen.
3. Benutzen Sie eine möglichst große Oberfläche Ihrer Hand. Sie können wesentlich effektiver durch Palpation Informationen sammeln, wenn Sie mit den Handinnenflächen tasten, als wenn Sie nur die Finger benutzen. Eine breite Hand bedeckt mehr »Grund« und ermöglicht deshalb ein klareres mentales Bild des untersuchten Bereichs.
4. Stellen Sie fest, welche Knochenstrukturen im betreffenden Bereich Ihnen nützlich sein könnten.
5. Tasten Sie jeden Muskel in mindestens zwei Richtungen ab:
   - entlang der Muskelfaser von der proximalen zur distalen Befestigung, um die Lage des Muskels und seine Größe und Form zu erkennen;
   - über die Muskelfasern hinweg, um Bereiche zu finden, in denen Verhärtungen, verhärtete Faserbündel und Triggerpunkte existieren.
6. Bauen Sie nur so lange Druck auf, bis der Muskel Widerstand entwickelt. Falls Sie einen ge-

wissen Widerstand gegen Druck bemerken, sollten Sie den Druck nicht weiter erhöhen, aber auch nicht verringern, sondern auf dem erreichten Niveau den Kontakt halten. Tiefreichender, übermäßig starker Druck, der Schmerzen erzeugt, führt zur automatischen Anspannung des Körpers und hindert Sie, die tiefer im Körper liegenden Strukturen zu erkennen; ist der Druck hingegen zu leicht, können Sie nicht adäquat zum Muskel in Kontakt zu treten, und viele wichtige Informationen bleiben Ihnen verborgen.

7. Führen Sie die Palpation immer parallel an den entsprechenden Muskeln beider Körperseiten durch, um eine direkte Vergleichsmöglichkeit zu haben. Denken Sie daran, daß die Muskeln auf beiden Körperseiten im Optimalfall gleichmäßig weich und biegsam sein und die gleiche Form haben müßten. Durch den Vergleich beider Körperseiten können Sie einseitige Verhärtungsbereiche schnell erkennen.

Die Palpation ist ein wichtiges Instrument der Diagnose und Behandlung. Sie erfordert aufmerksames Üben, die Fähigkeit, sich die muskuloskelettale Anatomie klar vorzustellen, und einen Zustand der Entspannung, der hilft, die Fähigkeit, sich Informationen zu beschaffen, zu verbessern. Durch intensive klinische Praxis kann man einen klaren Eindruck vom Spektrum myofaszialer Probleme entwickeln und außerdem lernen, die Handlungsgewohnheiten zu verstehen, die für die Entstehung vieler Schmerzsyndrome verantwortlich sind.

Einen Patienten, der unter Schmerzen leidet, sollte man gleich an den »richtigen« Stellen berühren können, weil er dann von Anfang an ein gewisses Vertrauen entwickelt, was Ängste und Angespanntheit deutlich verringert. Schon dies allein ist im therapeutischen Sinne von großem Wert. Alles beginnt damit, daß die Hände zu verstehen lernen müssen. Dies nennen wir *informed touch* (»sachkundige Berührung«).

**KAPITEL 4**

# Diagnose und Behandlung

Wir setzen in diesem Buch voraus, daß unsere Leser in der Behandlung von Myofaszialschmerz ein gewisses Maß an Erfahrung haben. Trotzdem werden wir nun auf einige Grundgedanken eingehen, die in einigen speziellen Praxisbereichen bekannt sein mögen, in anderen jedoch nicht. Wir wollen diese methodenübergreifenden Aspekte zum Ausgangspunkt für die Entwicklung eines umfassenden Protokolls für die Diagnose und Behandlung von Myofaszialschmerzen machen.

**Schauen Sie sich Ihre Patienten eine Weile genau an.** Beobachten Sie, wie sie gehen, stehen, sitzen, atmen, die Hände halten, die Beine überkreuzen, Behandlungsverträge lesen, sich den Nacken reiben, eine Handtasche, einen Rucksack oder eine Aktentasche tragen. Diese und viele andere Verhaltensweisen geben Aufschluß über den aktuellen Gesundheitszustand eines Menschen. Zwar haben manche Patienten Schwierigkeiten damit, ihren Schmerz genau zu lokalisieren und das Muster, in dem er auftritt, zu beschreiben, doch kann ein Beobachter durch genaues Anschauen der Person, die bei ihm Hilfe sucht, viel lernen. Nur selten treten muskuläre Verhärtungen und Triggerpunkte ausschließlich in einem einzigen Muskel auf. Durch gründliche visuelle Untersuchung kann man viel über das einzigartige und oft komplexe Muster herausfinden, das ein Patient verkörpert und erkennen läßt. Indem man beobachtet, wie ein Patient vom Sitz aufsteht, wie er sich auf den Behandlungstisch legt oder wie er diesen wieder verläßt, wie er seinen Mantel auszieht oder wie seine Schuhe abgenutzt sind, kann man wertvolle Informationen für eine wirksame Behandlung seiner Probleme sammeln. Ebenso wie bei vielen anderen Behandlungsmethoden muß der Behandler auch bei Anwendung des hier beschriebenen Ansatzes teilweise wie ein Detektiv arbeiten und die Fähigkeit entwickeln, solche Hinweise zu erkennen, denn diese können ebenso wichtig sein wie jedes diagnostische Testverfahren.

Wir hatten das Glück, Dr. Janet Travell bei der Behandlung einiger Patienten beobachten zu dürfen. Sobald sie den Patienten in den Behandlungsraum eintreten sah, fing sie an, ihren Behandlungsplan zu entwickeln. Sie registrierte, welchen allgemeinen Eindruck die Person auf sie machte, ihre Größe, eventuelle Asymmetrien des Körpers, den Gang, die Haltung und die vielen muskulären Reaktionen, insbesondere wenn der Patient unter Schmerzen litt. Beschrieb er dann sein Problem, war Dr. Travell sich schon über die relevanten muskulären Muster im klaren – und durch die Aufnahme der Krankengeschichte konnte sie ihre durch Beobachtung gewonnenen Erkenntnisse noch ergänzen. Aufgrund ihrer fünfzigjährigen klinischen Erfahrung war ihre Beobachtungsgabe so gut entwickelt, daß sie oft innerhalb von Sekunden genau erkannte, welches Problem vorlag.

Janet Travell lernte mit jedem Patienten, den sie behandelte, Neues dazu, und aus dieser Tatsache können wir einen weiteren Leitsatz für die Entwicklung von Behandlungskompetenz ableiten:

Nehmen Sie niemals von vornherein an, daß Sie irgend etwas (oder gar alles) wissen. Suchen Sie bei jeder Behandlung jedes Patienten *grundsätzlich immer* nach neuen Informationen über das vorliegende Problem (und die Person).

**Entwickeln Sie Ihre Palpationsfertigkeiten weiter.** Durch die Berührungen des Behandlers gewinnt der Patient einen umfassenden Eindruck von dessen Wesensart. Aufgrund dieser ersten Berührungen merkt er, ob Sie sanft oder eher grob sind, respektvoll oder zudringlich, sorgsam oder achtlos, und, was am wichtigsten ist: ob Sie wissen, was Sie tun. Es empfiehlt sich, zuerst den Bereich abzutasten, in dem der Patient Schmerzen empfindet, weil er dann innerhalb von Sekunden merkt, daß Ihnen klar ist, daß er Schmerzen hat und wo genau diese auftreten. Oft rufen Patienten dann spontan aus: »Genau, da ist es!« Und mit dieser kurzen Bestätigung haben sie angefangen, Sie als Behandler zu akzeptieren und Ihnen zu vertrauen. Untersucht der Behandler andere, mit dem Ursprungsort der Schmerzen zusammenhängende Bereiche, erinnern sich Patienten häufig an Schmerzen und Verletzungen, die sie im Rahmen der Anamnese nicht erwähnt hatten. Die Untersuchung durch Palpation eröffnet dem Patienten neue Möglichkeiten, seine Probleme zu verstehen, und ermutigt ihn dazu, zu Einsichten über die Zielrichtung der Behandlung zu gelangen.

Palpation ist eine Kunst und eine Fertigkeit. Sie erfordert Arbeit, Übung und das ständige Bewußtsein dessen, daß Sie eine *Person* berühren, nicht nur einen Muskel. Weil bei den meisten Myofaszialschmerzen zahlreiche Muskeln zusammenwirken, besteht eine sinnvolle Untersuchung in der Regel darin, das Umfeld des Bereichs, in dem die stärksten akuten Beschwerden auftreten, ausgiebig abzutasten. Akupunkteure untersuchen gewöhnlich zunächst links und rechts vom akuten Bereich, dann darüber und darunter und schließlich davor und dahinter. Dies bedeutet, daß bei einem Patienten, der über linksseitige Schmerzen im Lendenbereich klagt, auch die rechte Seite der Lenden untersucht werden sollte und außerdem Oberrücken und Schultern sowie Gesäß und Beine und schließlich der Bauchraum. Eine so weiträumige Untersuchung liefert nicht nur wichtige Informationen, sondern bringt auch Respekt gegenüber dem Patienten als Person zum Ausdruck.

Will man lernen, einen anderen Menschen einfühlsam zu berühren, muß man berücksichtigen, daß sich der Körper oft verspannt, um sich vor zudringlicher Berührung zu »schützen«, insbesondere wenn es um schmerzende Bereiche geht. Da solche Reaktionen eine effektive Palpation erschweren, muß der Behandler lernen, *welche Art von Berührung* bei einem bestimmten Patienten adäquat ist, indem er ganz allmählich Druck aufbaut, so das Vertrauen des Patienten gewinnt und aufgrund dessen die notwendige Palpation schließlich so durchführen kann, daß der Patient dies akzeptiert.

Unabhängig von der angewandten Behandlungsmethode ist eine einfühlsame und sachkundige Palpation entscheidend; sie unterscheidet besonders erfolgreiche Behandler von denjenigen, deren Behandlungsresultate eher unberechenbar sind. Unabhängig von einer spezifischen Theorie, Methode oder der Zeitspanne der Behandlung ist gekonnte Palpation zweifellos der wichtigste Aspekt jeder Behandlung.

**Hören Sie genau zu.** Erstens ist der Patient derjenige, der das Problem direkt erlebt hat. Durch die Art, wie er seine Empfindungen und Gefühle beschreibt, übermittelt er sehr wichtige und aufschlußreiche Informationen. Zweitens haben viele Patienten mit chronischen Schmerzen gelitten, weil jemand ihnen sagte, ihre Schmerzen existierten »nur in ihrem Kopf« oder seien »nicht real«. Oft glauben sie deshalb, ihre Behandler davon überzeugen zu müssen, daß das, was sie erlebt haben, tatsächlich existiert. Ihnen zuzuhören und ihre Realität zu bestätigen, ist wichtig, um das für eine Behandlung erforderliche Vertrauen bei ihnen entstehen zu lassen. Patienten über das Wesen von Myofaszialschmerzen zu informieren, ihnen Darstellungen mit Schmerzmustern zu zeigen und zu erläutern, ihnen zu erklären, welche Haltungen und Bewegungen bestimmte Schmerzmuster erzeugen können, und sie darüber aufzuklären, welche Arten von organischen Dysfunktionen mit solchen Syndromen verbunden sein können, ist wichtig. Wir haben erlebt, daß sich Anspannung und Angst von Patienten augenblicklich auflösten, nachdem sie die bei ihnen bestehenden Muster auf einer Schautafel gesehen hatten. Viele rufen in dieser Situation aus: »Dann bin ich also *doch* nicht verrückt!« Diese Bestätigung und Aufklärung trägt wesentlich zum Aufbau einer Beziehung bei, die eine effektive Behandlung erst ermöglicht.

Außerdem sollte man sich darüber im klaren sein, daß das Schmerzerleben eine sehr subjektive Angelegenheit ist. Wenn Sie durch Palpation einen leicht angespannten Bereich erkannt haben, so kann es sein, daß der Patient genau dort starke Schmerzen empfindet. Wenn Sie Ihrem Patienten wirklich zuhören, sind Sie auch in der Lage, seine Realität anzuerkennen.

**Behandeln Sie präzise und aufmerksam.** Die folgende Beschreibung des Vorgehens bei einer Behandlung soll Ihnen helfen, sich auf das vorliegende Problem und die wirksame Arbeit an seiner Überwindung zu konzentrieren.

1. Stellen Sie fest, wo der Patient Schmerzen hat und welche Bewegungseinschränkungen bei ihm vorliegen. Lassen Sie ihn genau beschreiben und vielleicht sogar zeichnen, wo in seinem Körper er Schmerzen empfindet. Lassen sie ihn auch demonstrieren, welche Bewegungen ihm Schmerzen verursachen. Bemühen Sie sich, seine Empfindungen so gut Sie können zu verstehen.
2. Stellen Sie fest, welche Muskeln die Schmerzen und Bewegungseinschränkungen bei Ihrem Patienten verursachen könnten. Benutzen Sie dazu die Listen der Schmerzmuster und Symptome (siehe die Seiten 255 ff.).
3. Tasten Sie nach Verhärtungen und angespannten Faserbündeln in den Muskeln, die der Ursprung der Probleme sein könnten.
4. Tasten Sie die benachbarten Bereiche nach weiteren Verhärtungen und angespannten Faserbündeln ab. Man sollte die gesamte Vorder- und Rückseite des Körpers untersuchen, um assoziierte Verhärtungen zu erkennen. Wenn Sie außerdem die Meridiane und Hautzonen im Blick haben, können Sie auch Anspannungen erkennen, die außerhalb des primär betroffenen Quadranten liegen.
5. Lokalisieren Sie die einzelnen verhärteten Faserbündel in den betroffenen Muskeln. »Erfassen« Sie solche Bündel durch präzise Palpation und Kompression. Orten Sie den konkreten Triggerpunkt in einem verhärteten Faserbündel, indem Sie die Palpation darauf konzentrieren.
6. Behandeln Sie die Triggerpunkte. Sobald Sie ein verhärtetes Faserbündel und die Triggerpunkte darin »im Griff« haben, erhalten Sie mittels ischämischer Kompression so lange den Druck aufrecht, bis die verhärtete Stelle bzw. der Triggerpunkt weicher wird. Diese Verfahrensweise ist eine in sich vollständige Behandlung. Falls Sie jedoch nadeln wollen, sollten Sie den zu behandelnden Bereich leicht »anpicken«, bis Sie spüren, daß das betroffene Faserbündel unter dem Druck Ihrer Hand allmählich weich wird. Durch Palpation des Bereichs nach der Behandlung können Sie sich vergewissern, ob der Muskel völlig entspannt worden ist oder nicht.
   Wiederholen Sie diese Behandlung für jeden angespannten Bereich, den Sie gefunden haben. Dies ist ein wichtiger Schritt auf dem Weg zur völligen Auflösung von Verhärtungen.
7. Wenden Sie feuchte Hitze auf den behandelten Bereich an. Der Patient sollte dies auch zu Hause wiederholen, um die Durchblutung zu verstärken. Dies sollte nach jeder Behandlung

drei Tage lang mindestens über einen Zeitraum von zwanzig Minuten geschehen.

8. Stellen Sie dem Patienten ein Dehnprogramm zusammen. Sobald seine Muskelverhärtungen einigermaßen gelöst sind, können Sie ihm geeignete Dehnübungen erklären, mit deren Hilfe er die erzielte Lockerung erhalten kann. Die Dehnübungen sollte der Patient mehrmals täglich ausführen, dabei aber keinesfalls riskieren, daß Schmerzen entstehen.
9. Außerdem sollten Sie dem Patienten ein Programm mit stärkenden Übungen zusammenstellen. Sobald er seit sieben bis zehn Tagen schmerzfrei ist, können Sie ihm empfehlen, mit stärkenden Aktivitäten zu beginnen, um seine Muskeln zu kräftigen.
10. Bringen Sie Ihren Patienten auch bei, richtig zu atmen.

Dysfunktionale Atemmuster in Verbindung mit Streß, muskulären Beschwerden oder einer Verletzung der Atemorgane können unmittelbar Myofaszialschmerzen erzeugen. Der größte Übeltäter in dieser Hinsicht ist die sogenannte *paradoxe Atmung*, bei der die Bewegungen den für entspanntes Durchatmen erforderlichen genau entgegengesetzt sind. Statt die Bauchmuskeln zu entspannen, um dem kontrahierten Zwerchfell die Möglichkeit zu geben, sich in der Brusthöhle vollständig auszudehnen, ziehen sich die Bauchmuskeln zusammen, und der Brustkorb hebt sich, was das Lungenvolumen verringert. Wenn Sie einen Patienten beim Atmen beobachten, werden Sie möglicherweise feststellen, daß sich sein Brustkorb hebt und er den Bauch einzieht. Viele Menschen tun dies reflexartig, wenn sie den Atem anzuhalten versuchen. Diese Art zu atmen ist ganz einfach falsch, und oft handelt es sich dabei nur um eine schlechte Angewohnheit.

Weil dies bei einigen Schmerzsyndromen die Probleme perpetuieren kann und auch bei vielen streßbedingten Krankheiten eine Rolle spielt, sollte man diese Art zu atmen grundsätzlich korrigierken.*

Folgende Übungen helfen, das Atmungsmuster zu verändern:

1. Bringen Sie den Patienten dazu, mit natürlich aufgerichtetem und entspanntem Körper zu sitzen oder zu stehen. Achten Sie darauf, daß seine Wirbelsäule aufgerichtet bleibt und er es seiner Muskulatur und seinem Knochengerüst – der Schulterpartie und dem Brustkorb – ermöglicht, sich zu entspannen und ihren Schwerpunkt in Richtung Becken zu verlagern. Lassen Sie zu, daß sich die Brust entspannt; das gleiche gilt für die Bauchmuskulatur und den Bauchraum. Auch Gesäßmuskeln und Unterleib sollten sich entspannen.
2. »Atmen Sie langsam ein, und lassen Sie zu, daß sich die Bauchmuskeln beim Atmen ein wenig entspannen. Atmen Sie so eine Weile weiter, und lassen Sie den Atem die unteren Bereiche des Brustkorbs erreichen. Wenn Sie Verhärtungen der Muskulatur des Bauches und/oder des Brustkorbs spüren, dann entspannen Sie den betroffenen Bereich bewußt. Falls Sie merken, daß sich Ihr Brustkorb oder Ihre Schultern heben, fokussieren Sie erneut darauf, den Atem so weit wie möglich nach unten dringen zu lassen.«
3. »Atmen Sie nun tief ein, und lassen Sie die Muskulatur des Brustkorbs sich entspannen. Wenn sie sich entspannt, wölbt sich die Brust leicht nach vorn, zur Seite und nach hinten. Ist der Körper entspannt, geschieht dies von selbst. Sie haben das Gefühl, daß ein Behälter gefüllt wird: Zuerst füllt sich der untere Teil, dann der obere.«
4. »Atmen Sie nun aus, und leeren Sie zunächst den oberen und dann den unteren Teil des Atemraums. Lassen Sie die Luft so aus dem Körper entweichen, wie ein Ballon seine Luft

* Travell und Simons beschreiben konkret, welche Auswirkungen dies bei Problemen mit der Bauchmuskulatur, dem *M. pectoralis minor*, den *Mm. scaleni*, dem *M. serratus anterior* und *posterior* sowie den *Mm. sternocleidomastoidei* hat.

verliert; das geschieht ganz gleichmäßig – vorne, hinten und seitlich.«

5. »Entspannen Sie sich beim Atmen, und fahren Sie fort, tief und vollständig ein- und auszuatmen. Achten Sie dabei darauf, daß die Schultern eventuell wieder in die Höhe streben und die Bauchmuskeln sich leicht wieder verspannen möchten. Versuchen Sie, entspannt zu bleiben.«
6. Empfehlen Sie dem Patienten, das Atmen zunächst vor einem Spiegel zu üben. Das Spiegelbild zeigt ihm, was er noch nicht spürt – wie die Brust sich hebt, statt herabzusinken; und wie der Bauch eingezogen wird, statt sich entspannt nach außen zu wölben.
7. Übung macht den Meister. Wenn man etwas Neues lernen will, muß man es häufig wiederholen.

**Dehnen Sie die Behandlung über den Termin in Ihrer Praxis hinaus aus.** Es geht um mehr, als myofasziale Verhärtungen und Triggerpunkte aufzulösen. Die Behandlung von Myofaszialschmerz hat viele Facetten und erfordert auch, dem Patienten zu erklären, was er zu Hause für sich tun kann: die betroffenen Körperbereiche mit feuchter Hitze behandeln; Haltungsgewohnheiten sowie Seh- und Arbeits- und Schlafgewohnheiten korrigieren; Streß verringern und sich mit seiner Ernährung auseinandersetzen; Bewegungen im Sport verändern; und eventuell Möbel anders aufstellen und den Computerarbeitsplatz umorganisieren. Wir bitten unsere Patienten häufig, ihr Fahrrad oder ihren Tennisschläger mit in unsere Praxis zu bringen, wenn wir vermuten, daß die mit diesen Gegenständen verbundenen Aktivitäten an der Entstehung der Schmerzen beteiligt sein könnten. Der Behandler als Detektiv, als jemand, der die perpetuierenden Faktoren erkennt, die sich auf den Zustand des Patienten auswirken, ist nur eine der Rollen, in die wir uns hineinfinden müssen. Wir müssen auch als Lehrer fungieren, als lästig drängelnde Eltern und manchmal einfach als Freunde, denen es nicht gleichgültig ist, daß jemand unter Schmerzen leidet. Die Kenntnis einfacher Übungen, Ernährungsregeln, Streßmanagementtechniken, Atemübungen, Methoden zur Veränderung der Dominanz eines Auges sowie Kenntnisse über die ergonomischen Aspekte von Möbeln und Trainingsgeräten sind wichtige Elemente des Wissens, das man hinsichtlich einer umfassenden Behandlung von Myofaszialschmerzen haben und auch vermitteln muß.

**Einen fließenden Übergang zwischen Untersuchung und Behandlung schaffen.** Der Behandler sollte die Untersuchung von Anfang an als einen Bestandteil der Behandlung und diese als einen Bestandteil der Untersuchung verstehen. Wenn man sich nicht darüber im klaren ist, daß bei diesem Prozeß ständig Feedback übermittelt wird, können wichtige Informationen auf der Strecke bleiben. Beim Sammeln von Informationen über myofasziale Verhärtung mittels Palpation befindet man sich bereits in der Behandlung. Und wenn man an der Auflösung myofaszialer Verhärtungen arbeitet, befindet man sich gleichzeitig in einem Evaluationsprozeß. Die Behandlung zeigt Ihnen, ob und daß Ihre Palpation das richtige Ergebnis zutage gefördert hat, und außerdem erkennen Sie dadurch, wie die betroffenen Muskeln reagieren, welches Ausmaß das bestehende Problem hat und eventuell auch, wie lange dieser Muskel bereits unter Anspannung stand. Weiterhin kann jede Auflösung von Anspannung Ihnen Aufschluß darüber geben, ob noch weitere, mit ersterem verbundene Bereiche angespannt sind. Wenn Sie auf die Hautoberfläche achten und herauszufinden versuchen, wie die Auflösung im konkreten Fall erfolgen sollte, liefert Ihnen dies wichtige Informationen über den weiteren Behandlungsverlauf. Patienten beschreiben häufig Schmerzen, die sie zum Zeitpunkt der Palpation oder Behandlung in bestimmten Bereichen spüren und die in einer Beziehung zum Schmerzmuster stehen; sie können aber auch Schmerzen in einem weiter entfernt liegenden Bereich beschreiben, die auf das Bestehen weiterer muskulärer

Verhärtungen hinweisen. Evaluation, Behandlung und Behandlungsplanung finden bei der Arbeit an Myofaszialschmerzen gleichzeitig statt. Deshalb ist für den hier beschriebenen Ansatz eine bestimmte Geisteshaltung wichtig – ein Zustand nicht fixierter Aufmerksamkeit in Verbindung mit einer ständigen Wachheit, die alle Hinweise registriert und aus ihnen Änderungen des Behandlungsplans ableitet.

Obwohl nach Abschluß der Anamnese, nach Durchführung und Auswertung der Tests und nach Durchführung der Palpation eine Diagnose formuliert wird, sollte das Resultat all dieser Bemühungen stets nur als vorläufig angesehen werden. Auch das Behandeln von Myofaszialschmerzen ist eine Diagnose. Ganz gleich, ob Sie in Triggerpunkte Injektionen setzen, ob Sie druckempfindliche Punkte mit Hilfe von Akupunktur lösen oder auf sie die Sprüh-und-Dehn-Technik anwenden, Sie erhalten durch diese Behandlungen weitere Informationen über den Zustand des Patienten. Ob Sie die Aufmerksamkeit auf die Reaktionen der Muskeln, auf das Schmerzempfinden oder darauf, wie der Patient den Schmerz erlebt oder wie sich die Muskelzellen zu Bündeln organisieren und verhärten, richten, in jedem Fall erhalten Sie durch das, was geschieht, Informationen, die für den weiteren Verlauf der Behandlung wichtig sind. Vor der Behandlung eine endgültige Diagnose zu stellen und dann starr dem einmal entwickelten Behandlungsplan zu folgen, steht nicht im Einklang mit der Notwendigkeit, mit Myofaszialproblemen interaktiv umzugehen. In dieser Welt werden bestimmte Muskelfasern gelöst und andere angespannt; und einfache Bewegungen können einen kürzlich gelösten, aber stark reaktiven Muskel sehr beeinträchtigen. In dieser Welt ist alles so stark mit allem anderen verbunden, daß man einen Muskel unmöglich isoliert vom gesamten übrigen Körper verstehen kann. Einem erfolgreichen Behandler ist dies völlig klar, und er widmet sich seiner Arbeit im Geiste einer passiven Wachsamkeit und Fließendheit des Denkens, wodurch er die ständig stattfindenden Veränderungen einbeziehen kann. Die Vorstellung, einzig und allein X sei das Problem, und Y werde es lösen, ist ein Irrtum, der im Bereich der Heilberufe leider sehr verbreitet ist und der im Falle der Behandlung von Myofaszialschmerzen katastrophale Auswirkungen haben kann.

John Upledger bezeichnet die Faszien als »eine einzige, durchgehende, lamellenartig angeordnete Bindegewebeschicht … die sich ununterbrochen vom obersten Punkt des Kopfes bis ans Zehenende erstreckt und Taschen enthält, welche die Eingeweide, die Bauch- und Brusthöhle, Muskeln und Skelettgebilde ummanteln.«* Die vollständig interaktive Natur und die homöodynamische Aktivität dieses Systems müssen gewürdigt und respektiert werden.

Als Behandler befinden wir uns bei unserer täglichen Arbeit mit Patienten ständig in einem Zustand der Ehrfurcht. Die Komplexität und Schönheit des myofaszialen Systems hat uns dazu gebracht, mit einem gewissen Amüsement zu reagieren, wenn ein Patient, der dabei ist, sich über das Wesen seines Zustandes klar zu werden, etwas sagt wie: »Sie meinen also, das Ganze sei *nur* muskulär?« Genau. Es ist *nur* der Grand Canyon.

---

* Upledger & Vredevoogd (2009): *Lehrbuch der CranioSacralen Therapie*. S. 281 f.

## KAPITEL 5

# Wie man dieses Buch benutzen sollte

Das vorliegende Handbuch stellt wichtige Informationen in einer Form dar, die sowohl Lernende als auch praktizierende Körpertherapeuten leicht und schnell im Rahmen ihrer klinischen Arbeit oder für ihre theoretische Auseinandersetzung mit der Thematik nutzen können.

Der Nachschlageteil des Buches enthält jeweils eine visuelle Darstellung des besprochenen Muskels und eine der Bereiche, in denen in diesem Muskel am häufigsten Triggerpunkte vorkommen. Hinzu kommen jeweils folgende Informationen:

**Proximale Befestigung:** Die obere, dem Kopf nächste Befestigung eines Muskels am Knochen.
**Distale Befestigung:** Die untere, vom Kopf am weitesten entfernte Befestigung.*
**Aktivität:** Was der Muskel bewegt und weshalb er dies tut.
**Palpation:** Genaue Anweisungen für das Ertasten und die Lokalisierung eines Muskels einschließlich der Nennung anatomischer Orientierungspunkte.
**Schmerzmuster:** Eine Illustration des charakteristischen Schmerzmusters eines Muskels in Verbindung mit einer Beschreibung, die auch eventuell relevante weitreichendere Ausstrahlungen von Schmerz berücksichtigt. Auch durch die Existenz von Triggerpunkten hervorgerufene Symptome werden beschrieben.
**Verursachende oder perpetuierende Faktoren:** Eine Beschreibung häufig beobachteter Verhaltensweisen, die den Schmerz entweder hervorrufen oder aufrechterhalten.
**Satellitentriggerpunkte:** Weitere Muskeln und Muskelgruppen, in denen oft ebenfalls Triggerpunkte entstehen, wenn in einem Muskel primäre Triggerpunkte gefunden werden.
**Betroffene Organsysteme:** Aufgrund der Beziehung zwischen Skelettmuskeln und Meridianen wirkt sich die Verhärtung jedes Muskels und jeder Muskelgruppe auf den im Bereich des Muskels verlaufenden Meridian aus. Und da jeder Meridian ein bestimmtes Organ oder System beeinflußt, liefert diese Rubrik eventuell zusätzliche Informationen über die Interaktion zwischen Skelettmuskeln und Eingeweiden.
**Assoziierte Zonen, Meridiane und Punkte:** Hier wird auf andere Bereiche hingewiesen, die zu muskulären Verhärtungen prädisponiert sind, wenn in einem bestimmten Muskel Triggerpunkte bestehen. Dies soll den Anwendern östlicher Behandlungsmethoden helfen. Einen Überblick über die Meridiane, ihre Bezeichnungen und Abkürzungen sowie Beschreibungen der verschiedenen Zonen finden Sie in den Anhängen 1 und 2.

---

* Der Darstellung von Dr. Janet Travell folgend, werden Verbindungen der Muskulatur mit den Knochen hier im Sinne der proximalen und distalen Befestigung beschrieben, statt vom Ursprung und von der Insertion (vom Wiedereintritt der Sehne in den Knochen) zu sprechen. Wir haben uns für diese Verfahrensweise entschieden, weil viele Muskeln auf ihre beiden Befestigungen am Knochen einwirken, was Begriffe Ursprung und Insertion nicht adäquat verdeutlichen.

**Dehnübungen:** Hier werden Dehnübungen illustriert und beschrieben, die für den betreffenden Muskel besonders nützlich sind. Wohldosierte Dehnübungen kann man Patienten abgestimmt auf ihre während des Heilungsprozesses allmählich besser werdende Konstitution empfehlen.

**Stärkungsübungen:** Hier werden für den Muskel und die mit ihm verbundene Muskelgruppen nützliche Stärkungsübungen beschrieben. Für phasische Muskeln wird in dieser Rubrik eine Stärkungsübung angegeben, weil diese die Tendenz haben, schwächer zu werden. Tonische Muskeln hingegen neigen zu Verkürzungen, was Stärkungsübungen meist überflüssig macht.

Bezüglich der Triggerpunktillustrationen ist zu bedenken, daß sie nur das Erlernen der Palpation unterstützen sollen, da Triggerpunkte in jedem Muskel grundsätzlich überall auftreten können.

Die meisten Patienten kommen wegen Symptomen zur Behandlung, die sie in der Regel in Form eines speziellen Schmerzmusters beschreiben. Einige kommen auch wegen anderer Symptome, beispielsweise aufgrund einer Einschränkung der Beweglichkeit, die sie in der Regel als Unfähigkeit, bestimmte Aufgaben auszuführen, beschreiben. Andere berichtete Symptome erscheinen vielleicht als weniger naheliegend, so etwa Benommenheit oder Menstruationsprobleme. Sie werden in diesem Buch erwähnt, um Behandlern zu helfen, ihre Aufmerksamkeit schnell auf bestimmte Muskelgruppen zu konzentrieren, die gewöhnlich mit einem bestimmten vom Patienten beschriebenen Schmerzmuster oder Symptom verbunden sind.

Das Schmerzmusterregister am Ende des Buches besteht aus Grafiken, die darstellen, welche Schmerzmuster mit den einzelnen Muskeln verbunden sind. Die Muster sind nach dem Bereich, den sie beeinträchtigen, zusammengefaßt: So werden beispielsweise Schmerzmuster, die den Halsbereich betreffen, zusammen dargestellt. Mit Hilfe dieser Informationen kann man Vergleiche zwischen verschiedenen Mustern anstellen, und konkrete Informationen über eine bestimmte Muskelgruppe schnell auffinden.

Manche Patienten können sich über ihren Schmerz nur sehr vage äußern, bei anderen Symptomen hingegen sind sie klarer. Das Symptomregister (S. 263 ff.) erfaßt bei Myofaszialsyndromen häufig vorkommende Probleme und gibt an, auf welchen Seiten die mitbetroffenen Muskeln beschrieben werden.

Wenn Sie diese Register nutzen, um sich auf bestimmte Muskeln zu konzentrieren, und wenn Sie sich anschließend mit der zusammengefaßten Information über jeden einzelnen Muskel befassen, kann Ihnen das helfen, bei einem Patienten eine Untersuchung, Behandlung und Nachuntersuchung durchzuführen.

Das vorliegende Handbuch ist als schneller Ratgeber für die klinische Arbeit konzipiert. Die dargestellten Zusammenhänge sollen eine sorgfältige Anamnese, körperliche Untersuchung und Palpation ergänzen, diese also nicht ersetzen.

Das Buch geht nicht auf alle Muskeln des menschlichen Körpers ein, sondern in die Beschreibung wurden nur die Muskeln einbezogen, die sich in unserer langjährigen klinischen Praxis als die wichtigsten erwiesen haben. Bei den weitaus meisten Patienten lassen sich Schmerzen durch Behandlung dieser Muskelgruppen lindern. Eine ausführliche Darstellung aller Muskeln des menschlichen Körpers finden Sie in den beiden Bänden von Travells und Simons' *Handbuch der Muskel-Triggerpunkte*.

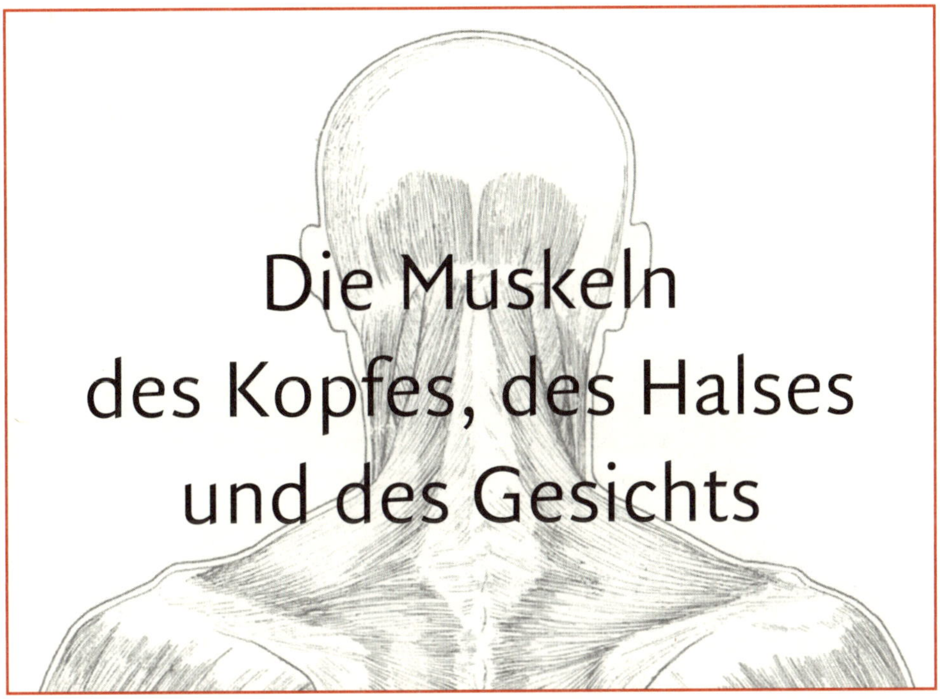

# Die Muskeln des Kopfes, des Halses und des Gesichts

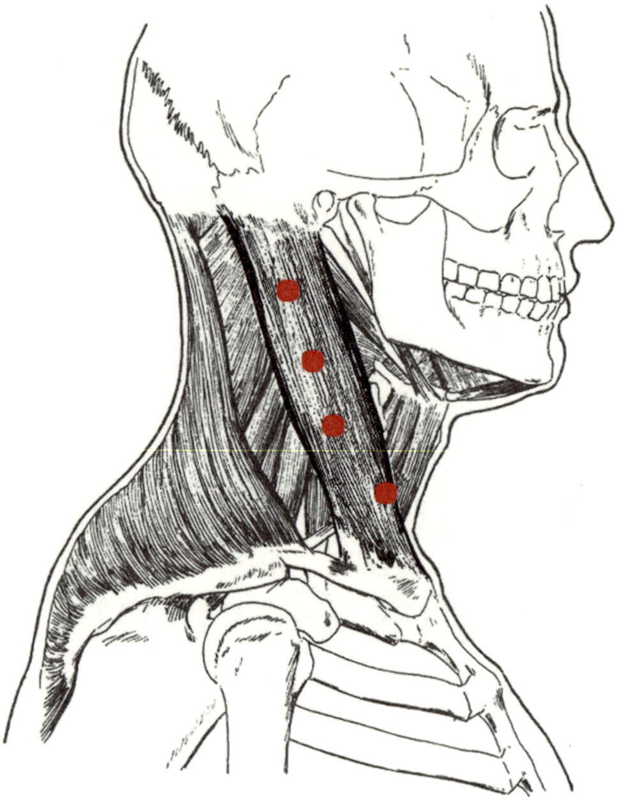

*Sternocleidomastoideus und Triggerpunkte*

# M. sternocleidomastoideus (Kopfwender)

**Proximale Befestigung:** Mastoidfortsatz und laterale Hälfte der oberen Nackenlinie des Os occipitale (Hinterhauptbein).

**Distale Befestigung:** *Klavikularer Kopf*: Obergrenze der vorderen Oberfläche des medialen Klavikula-Drittels. *Sternaler Kopf*: vordere Oberfläche des Manubrium sterni, medial und oberflächlicher als beim klavikularen Kopf.

**Aktivität:** *Einseitig*: Drehung des Gesichts zur entgegengesetzten Seite und Anheben des Kinns; unterstützt die Seitneigung zur gleichen Seite. *Beidseitig*: Extension von Kopf und Hals; sichert die Rückwärtsbewegung des Kopfes beim Kauen ab; unterstützt das Einatmen.

**Palpation:** Zur Lokalisierung des Sternocleidomastoideus müssen Sie folgende Strukturen identifizieren:

- *Processus mastoideus* (Mastoidfortsatz): Folgen Sie dazu dem Unterrand des Occiput (Hinterhaupt) in Richtung seines lateralen Randes. Der gerundete, am weitesten seitlich liegende Vorsprung ist der Processus mastoideus.
- *Klavikula:* Folgen Sie dem Kurvenverlauf der Klavikula von ihrer Verbindung zum Sternum (Brustbein) bis zu derjenigen zum Akromion (Schulterhöhe). Medial sind die Konturen der Klavikula konvex, lateral konkav.
- *Sternoklavikulargelenk* (Verbindung zwischen Sternum und Klavikula): Lokalisieren Sie die *Incisura jugularis sterni* (Drosselgrube) am oberen Aspekt des Manubrium sterni. Bewegen Sie sich von dort lateral, um die *Articulatio sternoclavicularis* zu lokalisieren. Beachten Sie, daß sich die Klavikula über dem *Manubrium sterni* an der Verbindungsstelle leicht erhebt. Wenn Sie beim Ertasten der Verbindung die Schulter leicht heben und senken, können Sie klar zwischen Manubrium sterni und Klavikula unterscheiden.
- *Querfortsatz von C1*: Lokalisieren Sie den *Angulus mandibulae* (Unterkieferwinkel), den spitzen lateralen Aspekt des Kiefers. Der knochige Vorsprung des Querfortsatzes von C1, der zwischen Angulus mandibulae und Mastoidfortsatz liegt, läßt sich manchmal durch Palpation identifizieren. Tasten Sie sanft beidseitig, denn dieser Bereich kann sehr empfindlich sein.

Zum Ertasten des Sternocleidomastoideus beginnen Sie beim Mastoidfortsatz, während der Patient auf dem Rücken liegt. Suchen Sie nach der proximalen Verdickung des Muskels. Tasten Sie mit dem Zeigefinger nach der medialen Seite des Muskels und mit dem Ringfinger nach seinem lateralen Teil. Setzen Sie den Mittelfinger auf den Muskelbauch, und folgen Sie dem Muskel bis zu seinen Befestigungen am Manibrium sterni und an der Klavikula. Kippen Sie das Kinn aufwärts in Richtung der anderen Körperseite, damit Sie deutlich zwischen der Befestigung am Sternum – die am Punkt des Eintritts in den Knochen dünn ist und einer Schnur ähnelt – und der breiteren und flacheren Befestigung auf der Oberseite der Klavikula unterscheiden können.

Interessant ist, daß Sternocleidomastoideus und Trapezius durchgehend mit der Basis des Occiput verbunden sind. Diese Verbindung teilt sich am Mastoidfortsatz. Außerdem haben beide eine nicht durchgehende Verbindung am oberen Rand der Klavikula.

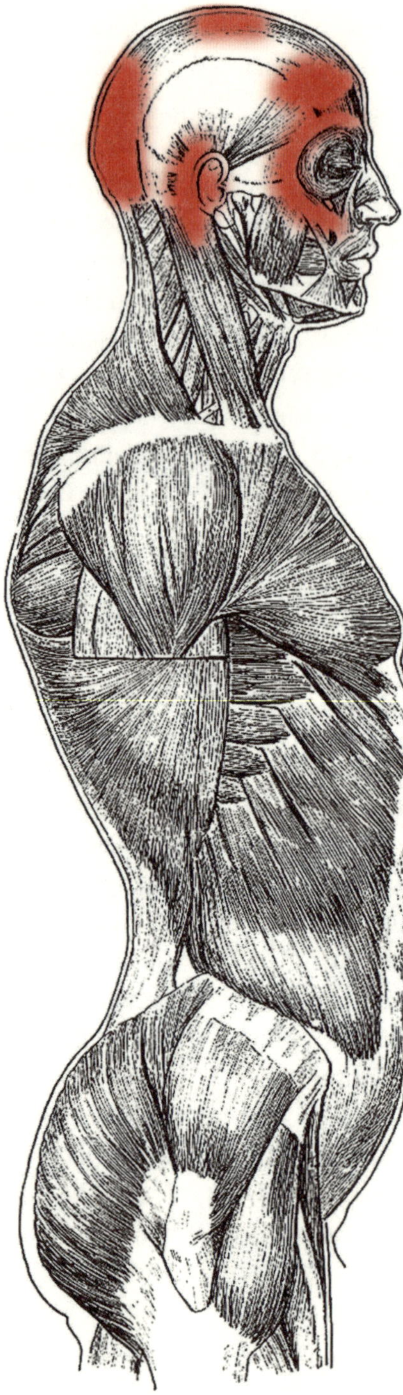

*Schmerzmuster des Sternocleidomastoideus*

**Schmerzmuster:** *Klavikularer Kopf*: Schmerz strahlt in den frontalen Bereich aus; ist er besonders stark, reicht er über die Stirn bis zur anderen Körperseite. Gleichseitiger Schmerz tief im Ohr. Symptome sind Stirnkopfschmerzen, Benommenheit und Haltungsungleichgewicht. *Sternaler Kopf*: Schmerzen im Bereich der Wangen, Schläfen und Augenhöhlen; Schmerz, der sich über die Wange und in den Oberkiefer erstreckt, über die Supraorbitalfurche. Schmerzen im Scheitelbereich, verbunden mit Schmerzempfindlichkeit der Kopfhaut. Zu den Symptomen zählen trockener Husten und autonome Phänomene, die das Auge betreffen, darunter Tränenfluß und Rötung der Augäpfel.

**Verursachende oder perpetuierende Faktoren:** Mechanische Überlastung hinsichtlich der Extension oder Flexion; chronische Rotation nach einer Seite; Schleudertrauma; Kompression des Halses; paradoxes Atmen oder chronischer Husten.

**Satellitentriggerpunkte:** Sternocleidomastoideus der anderen Körperseite, Scaleni, Levator scapulae, Trapezius, Splenius cervicis, Sternum, Pectoralis major.

**Betroffene Organsysteme:** Atemsystem; Augen, Ohren, Kehle; Nebenhöhlen.

**Assoziierte Zonen, Meridiane und Punkte:** Ventrale und laterale Zone; Magenmeridian (Fuß Yang-Ming); Ma 10–12; Di 17 und 18; Dü 16.

**Dehnübungen:**

1. *Klavikularer Kopf*: Kopf und Hals nach hinten neigen; das Gesicht zu einer Seite drehen. Der klavikulare Kopf des Muskels wird so auf der anderen Körperseite gedehnt.
2. *Sternaler Kopf*: Den Kopf zu einer Seite drehen und am Punkt der stärksten Drehung das Kinn in Richtung Schulter ziehen. Dadurch wird der sternale Kopf des Muskels auf der gleichen Körperseite gedehnt.

**Stärkungsübungen:** Isometrisch gegen leichten Widerstand von vorne drücken.

1. Den Handballen auf die Stirn legen, um Widerstand aufzubauen. Die Stirn in den Widerstand hineindrücken.
2. Die Hände genau unter dem Scheitel im Nacken verschränken. Kopf und Hals gegen den Widerstand nach hinten drücken.

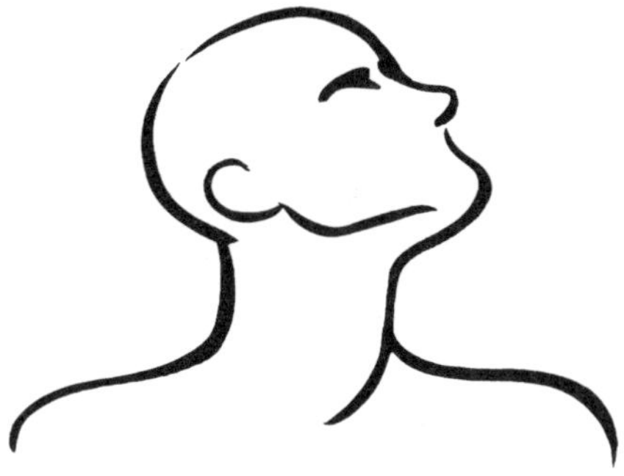

*Dehnübung 1: klavikularer Kopf*

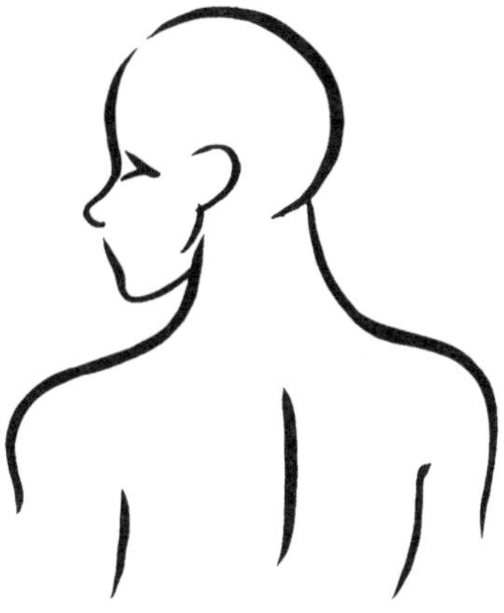

*Dehnübung 2: sternaler Kopf*

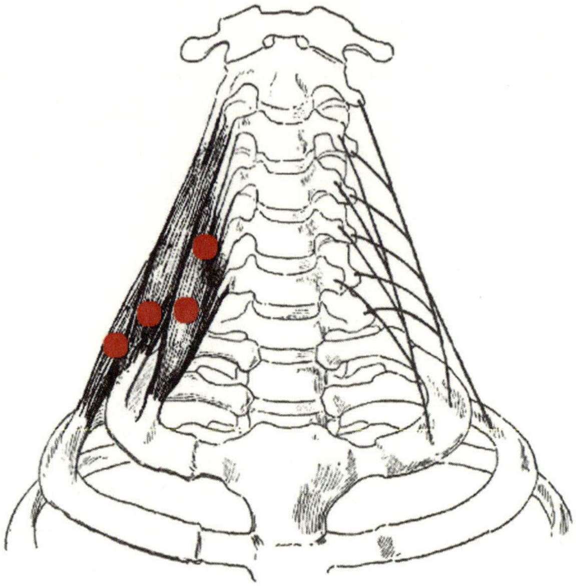

*Scaleni und Triggerpunkte*

# Mm. scaleni (Rippenhalter)

**Proximale Befestigung:** Querfortsätze von C2–C7

**Distale Befestigung:** *Anterior und medial*: erste Rippe. *Posterior*: zweite Rippe.

**Aktivität:** *Einseitig*: laterale Flexion der HWS. *Beidseitig*: Stabilisierung der HWS gegen seitliche Bewegung; Anheben der ersten und zweiten Rippe zur Unterstützung des Einatmens.

**Palpation:** Zur Lokalisierung der Scaleni müssen folgende Strukturen gefunden werden:

- *Cartilago thyroidea* (Schildknorpel) – liegt auf der vorderen Mittellinie des Halses. Die Obergrenze des Schildknorpels, der Adamsapfel, liegt vor C4; die untere Grenze liegt vor C5. Man erkennt die Aufwärts- und Abwärtsbewegungen des Schildknorpels beim Schlucken.
- *Os hyoideum* (Zungenbein) – befindet sich über dem Schildknorpel und liegt dort horizontal. Dies ist die erste Knochenstruktur, auf die man stößt, wenn man vom Unterkiefer aus entlang der Mittellinie des Körpers abwärts tastet. Das Zungenbein zu ertasten wird erleichtert, wenn es sich beim Schlucken auf und ab bewegt. Es liegt vor C3.
- *Vena jugularis externa* (äußere Drosselvene) – beginnt in der Nähe des Unterkiefers, überquert den Sternocleidomastoideus in den oberflächlichen Faszien, bevor er posterior zum hinteren Rand des Muskels verläuft und schließlich in die *Vena subclavia* (Klavikularvene) mündet.

  Bei einem gesunden Patienten in Rückenlage ist die Vene kurz über der Klavikula deutlich zu erkennen. Bei erhöhtem Druck auf den Brustkorb (wie er bei Herzinsuffizienz, Vergrößerung der supraklavikularen Lymphknoten und Hohlvenenverschluß entsteht) tritt die *V. jugularis externa* in ihrem gesamten Verlauf deutlich hervor.
- *Sternocleidomastoideus* – siehe die Muskelbeschreibung auf Seite 45.

Man kann die Scaleni ertasten, wenn sie angespannt sind oder Triggerpunkte enthalten. Achten Sie darauf, wo die *V. jugularis externa* den Sternocleidomastoideus überquert: In diesem Bereich kann man eine Anspannung des Scalenus anterior in der Tiefe ertasten. Bewegen Sie den tastenden Finger leicht nach hinten in diesen Bereich, um die Scaleni zu finden; im Zustand der Verhärtung fühlen sie sich wie angespannte Faserbündel an.

Tasten Sie hier besonders vorsichtig, damit es für den Patienten nicht unnötig unangenehm wird. Um Schmerzen zu vermeiden, sollte die Palpation bei diesem Muskel sehr sanft erfolgen.

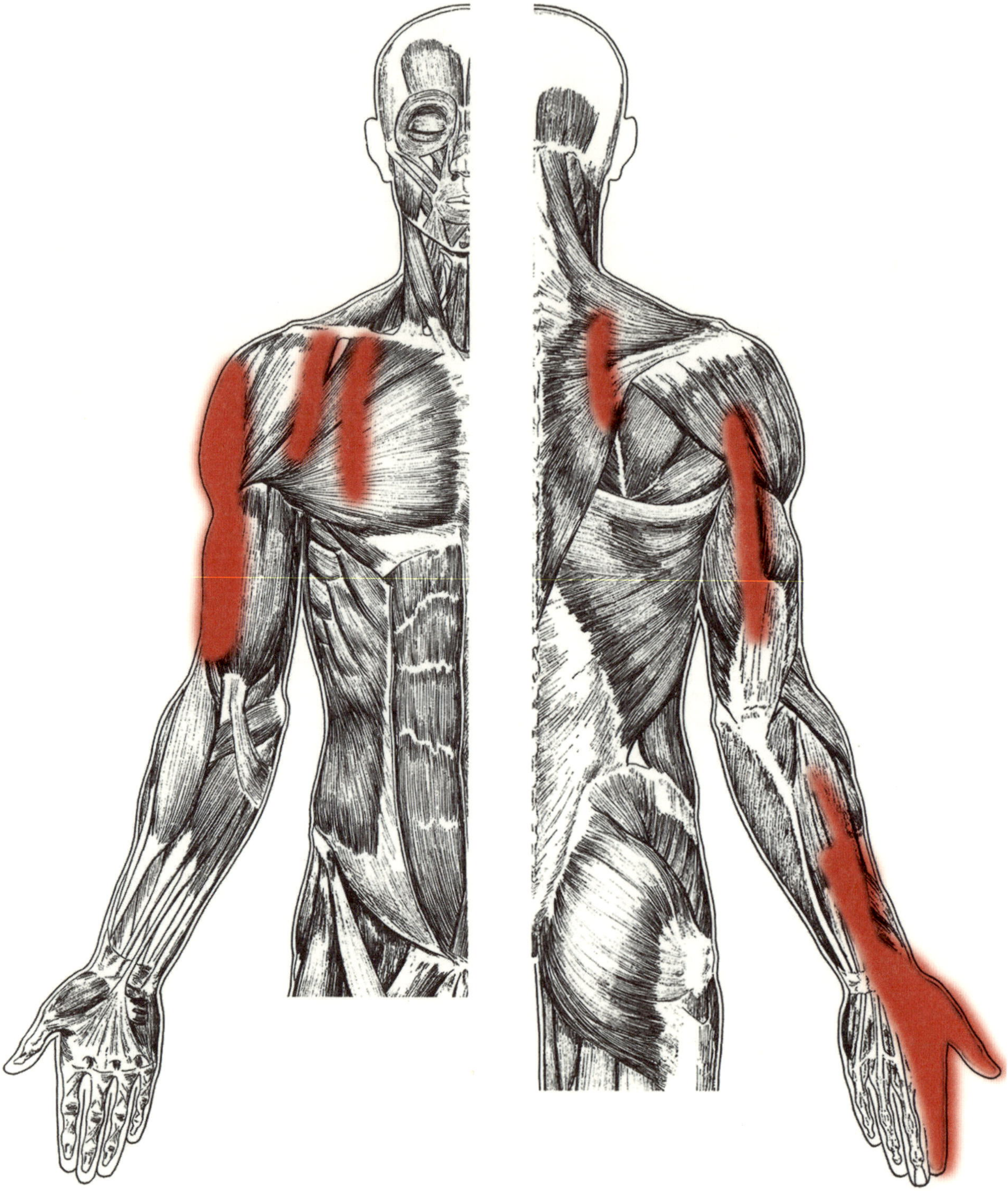

*Schmerzmuster der Scaleni*

**Schmerzmuster:** Anhaltender Schmerz, der nach vorne und abwärts fingerförmig zur Brust und/oder seitlich zum Oberarm ausstrahlt. Der Schmerz kann im Bereich des Ellbogens verschwinden und auf der Radialseite des Unterarms sowie in der Hand, im Daumen und im Zeigefinger wieder auftauchen. Er kann auch auf der Rückseite des Körpers im mittleren Bereich der Schulter auftreten.

**Verursachende oder perpetuierende Faktoren:** Paradoxe Atmung; chronischer Husten; Ziehen oder Heben, insbesondere wenn die Arme dabei hüfthoch gehalten werden; chronisches Drehen der Halswirbelsäule zu einer Seite.

**Satellitentriggerpunkte:** Sternocleidomastoideus, oberer Trapeziusteil, Levator scapulae, Splenius capitis, Pectoralis major, Trizeps.

**Betroffenes Organsystem:** Atemsystem

**Assoziierte Zonen, Meridiane und Punkte:** Ventrale Zone; Magenmeridian (Fuß Yang-Ming); Dü 16.

**Dehnübung:** Neigen Sie Hals und Kopf zur Seite, so daß das Ohr der gesunden Körperseite sich in Richtung Schulter bewegt. Zählen Sie in dieser Haltung bis zehn. Ohne die seitliche Dehnung zu verändern, drehen Sie anschließend Kopf und Gesicht in Richtung der betroffenen Seite, wobei Sie die Wange zur Decke strecken. Zählen Sie auch in dieser Haltung bis zehn.

Versetzen Sie Kopf und Gesicht wieder in die ursprüngliche seitliche Dehnhaltung. Drehen Sie nun Kopf und Gesicht so, daß das Kinn in Richtung Klavikula weist. Zählen Sie auch in dieser Haltung bis zehn. Versetzen Sie Kopf und Gesicht anschließend in die seitliche Dehnhaltung vom Anfang der Übung.

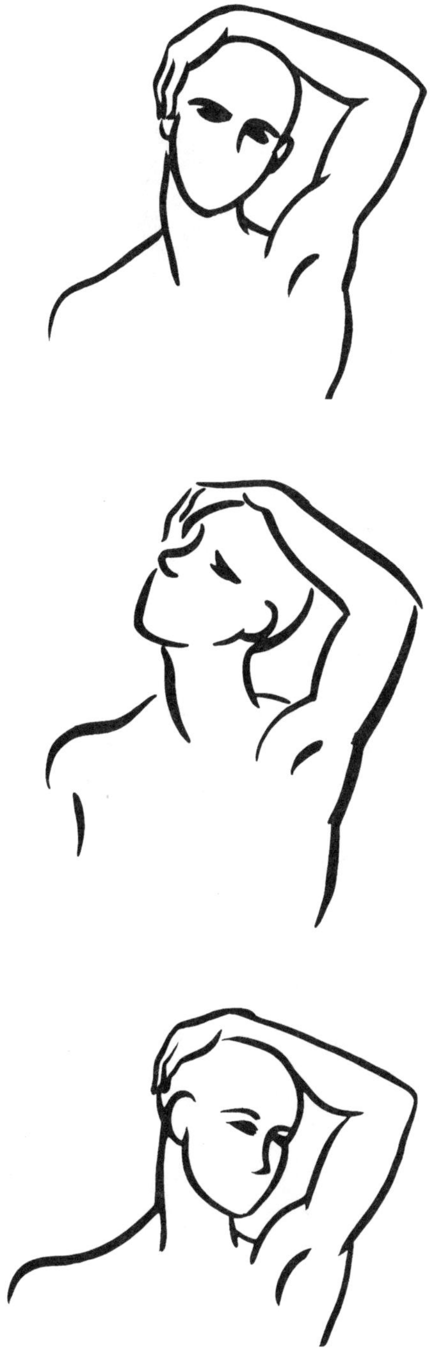

*Dehnübung: Scaleni*

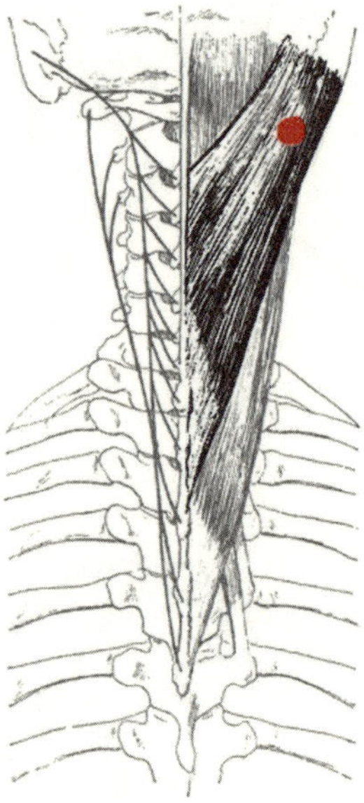

*Splenius capitis und Triggerpunkt*

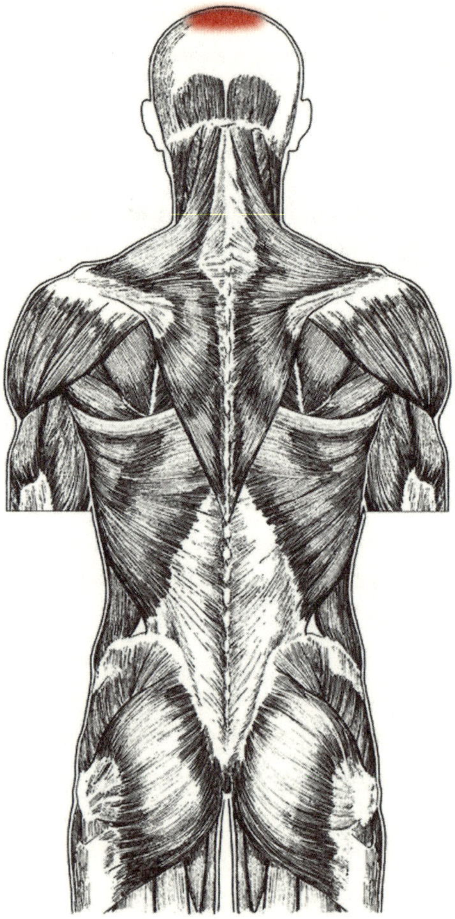

*Schmerzmuster des Splenius capitis*

# M. splenius capitis (Riemenmuskel)

**Proximale Befestigung:** Mastoidfortsatz und angrenzender Occiput, unter der Befestigung des Sternocleidomastoideus.

**Distale Befestigung:** Faszie auf der Mittellinie über den Dornfortsätzen von C4 bis Th4.

**Aktivität:** *Einseitig*: Rotation von Kopf und Hals zur gleichen Seite. *Beidseitig*: Extension von Kopf und Hals.

**Palpation:** Der Splenius capitis läßt sich mit Hilfe folgender Strukturen lokalisieren:

- *Sternocleidomastoideus* – siehe Muskelbeschreibung auf Seite 45.
- *Trapezius* – siehe Muskelbeschreibung auf Seite 73.
- *Levator scapulae* – siehe Muskelbeschreibung auf Seite 79.

Um den Splenius capitis zu ertasten, bitten Sie den Patienten, sich zu setzen und den Rücken an der Stuhllehne ruhen zu lassen oder sich auf den Rücken zu legen. Ertasten Sie den Teil des Splenius capitis direkt über der Halsbeuge: Lokalisieren Sie das Muskeldreieck, das Sternocleidomastoideus (anterior), Trapezius (posterior) und Levator scapulae (distal) bilden. Ertasten Sie angespannte Muskelfaserbündel im Splenius capitis proximal zum Levator scapulae.

**Schmerzmuster:** Schmerzen am höchsten Punkt des Kopfes

**Verursachende oder perpetuierende Faktoren:** Überlastende Haltungen, beispielsweise Vorstrekken des Kopfes als Kompensation einer übermäßigen Thoraxkyphose.

**Satellitentriggerpunkte:** Levator scapulae, oberer Trapeziusteil, Sternocleidomastoideus, Splenius cervicis.

**Betroffenes Organsystem:** Sehsinn

**Assoziierte Zonen, Meridiane und Punkte:** Dorsale Zone; Blasenmeridian (Fuß Tai-Yang).

**Dehnübung:** Drehen Sie den Kopf 20 bis 30 Grad in Richtung der gesunden Körperseite. Drücken Sie ihn leicht nach vorne und in Richtung der gesunden Körperseite; dadurch wirkt die Dehnung etwas stärker nach vorne als seitlich.

**Stärkungsübung:** Isometrisch gegen leichten Druck nach hinten. Verschränken Sie die Hände hinter dem Kopf auf Höhe der Nackenfalte. Drükken Sie Kopf und Hals gegen den leichten Widerstand der verschränkten Hände nach hinten.

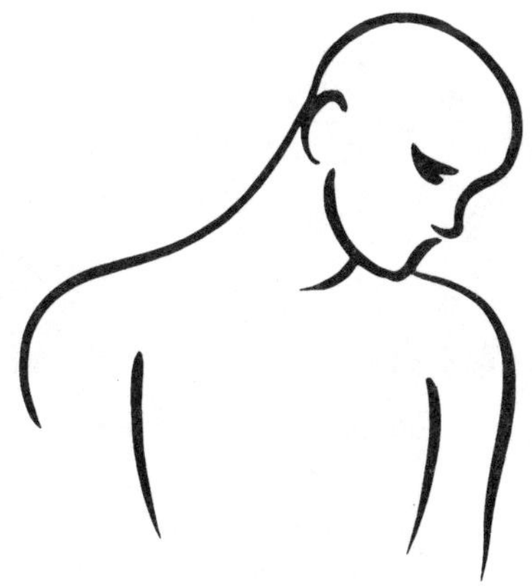

*Dehnübung für den Splenius capitis*

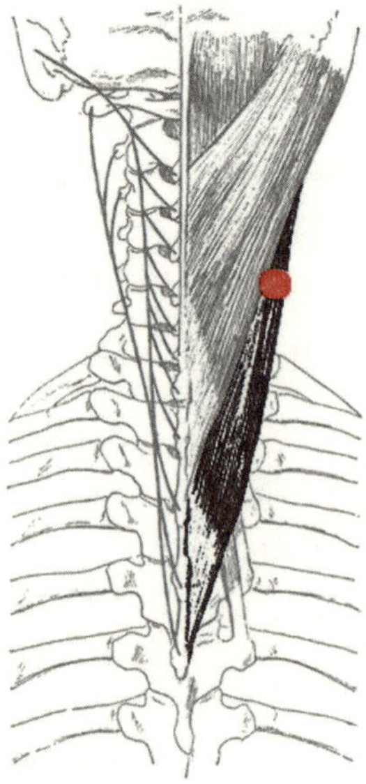

*Splenius cervicis und Triggerpunkt*

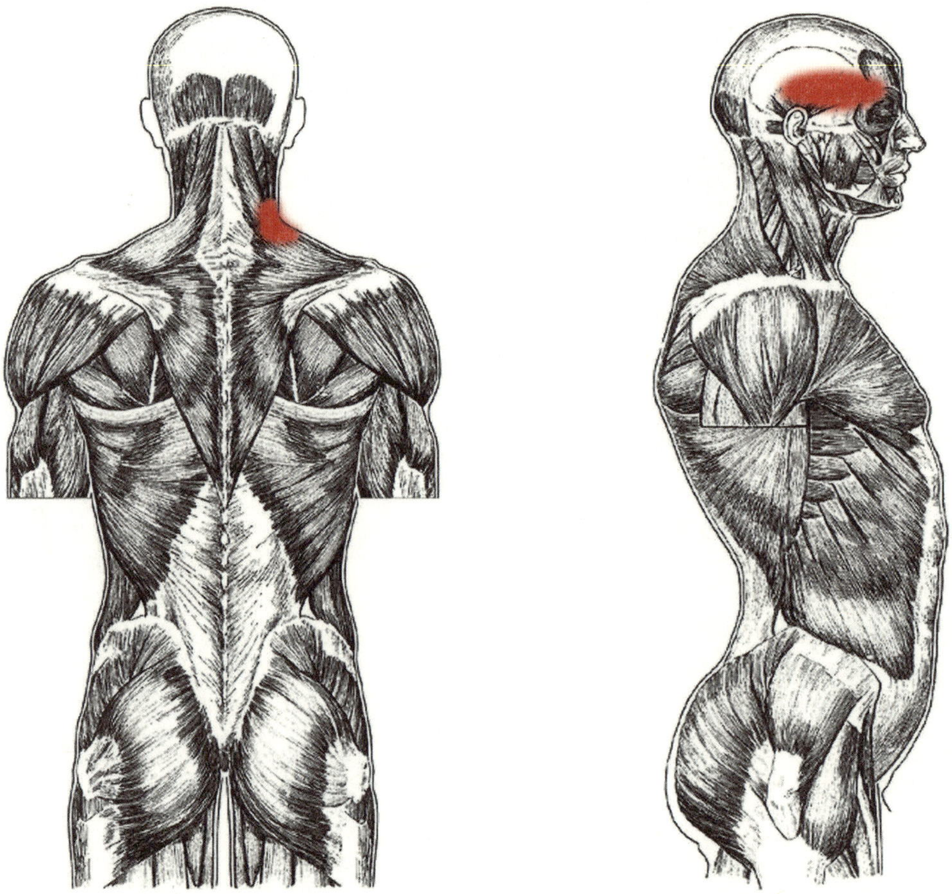

*Schmerzmuster des Splenius cervicis*

# M. splenius cervicis (Rückwärtiger Halsmuskel)

**Proximale Befestigung:** *Tubercula posteriora* der Querfortsätze von C1–3

**Distale Befestigung:** Dornfortsätze von Th3–6

**Aktivität:** *Einseitig*: Rotation und seitliche Neigung des Halses. *Beidseitig*: Extension des Halses.

**Palpation:** Der Splenius cervicis läßt sich mit Hilfe folgender Strukturen lokalisieren:

- *Trapezius* – siehe die Muskelbeschreibung auf Seite 73.
- *Levator scapulae* – siehe die Muskelbeschreibung auf Seite 79.

Wenn Sie den Splenius cervicis ertasten wollen, bitten Sie Ihren Patienten, sich zu setzen und seinen Rücken bequem an der Stuhllehne ruhen zu lassen. Der Kopf sollte leicht zu der Seite geneigt sein, die Sie abtasten wollen; dies entspannt sowohl den Trapezius als auch den Levator scapulae. Tasten Sie mit einem oder zwei Fingern auf der vertikalen Ebene zwischen Trapezius und Levator scapulae, wobei Sie den Trapezius posteromedial und den Levator scapulae anterolateral bewegen. Lassen Sie zu, daß sich der Kopf des Patienten ganz sanft in die entgegengesetzte Richtung dreht. Tasten Sie im beschriebenen Bereich nach verhärteten Faserbündeln.

**Schmerzmuster:** Schmerzen können im Bereich des Halses, des Schädels und der Augen auftreten. Manchmal hat der Patient das Gefühl, daß sein Hals steif ist und schmerzt. Der obere Triggerpunkt verursacht Schmerzen, die durch den Kopf hinter das Auge der gleichen Körperseite verlaufen. Der untere Triggerpunkt verursacht nach oben und zur Nackenbasis verlaufende Schmerzen.

**Verursachende oder perpetuierende Faktoren:** Überlastende Haltungsgewohnheiten, beispielsweise Vorstrecken des Kopfes zwecks Ausgleichs einer starken Thoraxkyphose.

**Satellitentriggerpunkte:** Levator scapulae, oberer Trapeziusteil, Sternocleidomastoideus, Splenius capitis.

**Betroffenes Organsystem:** Sehsinn

**Assoziierte Zonen, Meridiane und Punkte:** Dorsale Zone; Blasenmeridian (Fuß Tai-Yang).

**Dehnübung:** Den Kopf nach vorne sinken lassen und den Hals um 30 bis 40 Grad zur Seite drehen. Dabei sollte der Kopf sanft nach unten gedrückt werden, eher nach vorne als seitlich. Gedehnt wird so der Muskel auf der anderen Körperseite.

**Stärkungsübung:** Isometrisch gegen leichten Widerstand von hinten. Die Hände auf Höhe der Nackenfalte hinter dem Kopf verschränken. Kopf und Hals gegen den von den verschränkten Händen ausgehenden leichten Widerstand drücken.

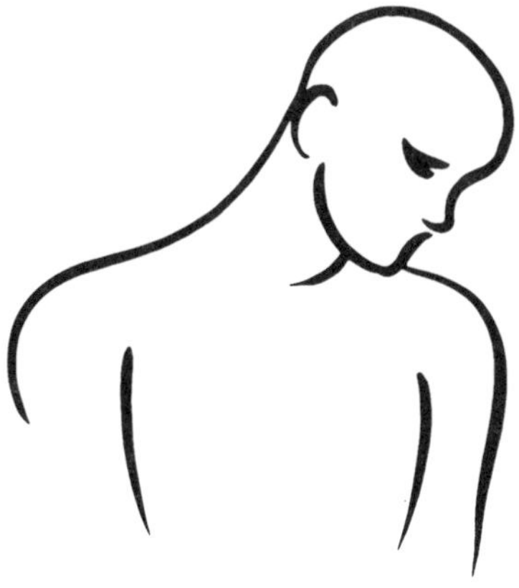

*Dehnübung: Splenius cervicis*

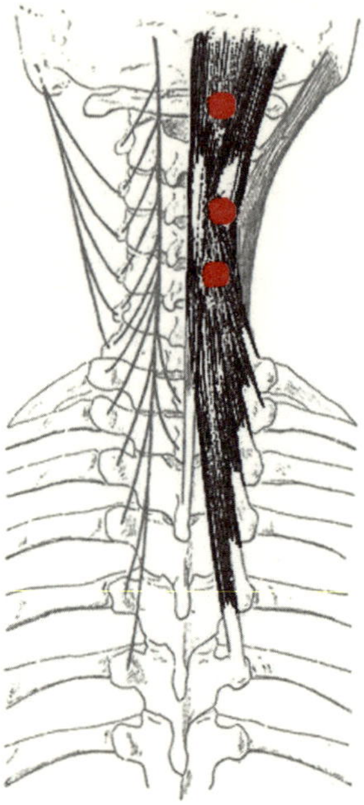

*Nackenmuskeln und Triggerpunkte*

# Nackenmuskeln

## *M. semispinalis capitis und M. semispinalis cervicis*

**Proximale Befestigung:** *Semispinalis capitis*: am Occiput zwischen *Linea nuchalis superior* und *inferior. Semispinalis cervicis*: Dornfortsätze von C 2–5.

**Distale Befestigung:** *Semispinalis capitis*: Querfortsätze von Th 1–6; Gelenkfortsätze von C 3–7. *Semispinalis cervicis*: Querfortsätze von Th 1–6.

**Aktivität:** *Einseitig*: Leichte Drehung des Halses zur anderen Körperseite *(Semispinalis cervicis)* und leichte Drehung von Kopf und Hals zur gleichen Körperseite *(Semispinalis capitis). Beidseitig*: Extension des Halses *(Semispinalis cervicis)* und Extension von Kopf und Hals *(Semispinalis capitis)*.

**Palpation:** Der Semispinalis capitis ist einer der stärksten Halsmuskeln. Ertasten Sie die beiden Nackenmuskeln gleichzeitig. Der Semispinalis cervicis liegt unter dem Semispinalis capitis.

Die Nackenmuskeln lokalisiert man mit Hilfe folgender Strukturen:

- *Occiput* – die Schädelbasis
- *Dornfortsätze von C 2–5*

Ertasten Sie den Semispinalis capitis durch die oberflächliche Nackenmuskulatur. Lokalisieren Sie, während der Patient auf dem Rücken liegt, die Schädelbasis, wobei Sie sie mit den Handflächen von unten abstützen. Tasten Sie mit den Fingerkuppen des zweiten, dritten und vierten Fingers, und bewegen Sie sich dabei distal von der Schädelbasis in Richtung des unteren Halsbereichs. Positionieren Sie Ihre Hände so, daß die Finger den langen Muskelfasern folgen, die an die Dornfortsätze der Halswirbel grenzen. Ihre Finger decken dann den Bereich ab, in dem sich unter den oberflächlicheren Muskeln Trapezius und Splenii der Semispinalis capitis befindet. Durch tief reichende, flächige Palpation entdecken Sie verdickte Muskelfaserbündel von ca. 2 cm Breite. Verhärtungen sind möglicherweise etwa 3–5 cm unter der Schädelbasis auf Höhe von C 4–5 erkennbar.

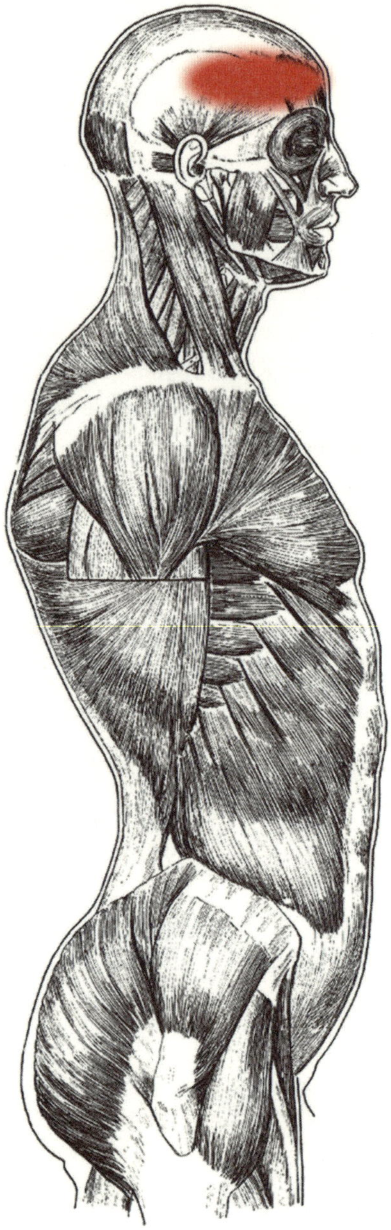

*Semispinalis capitis*

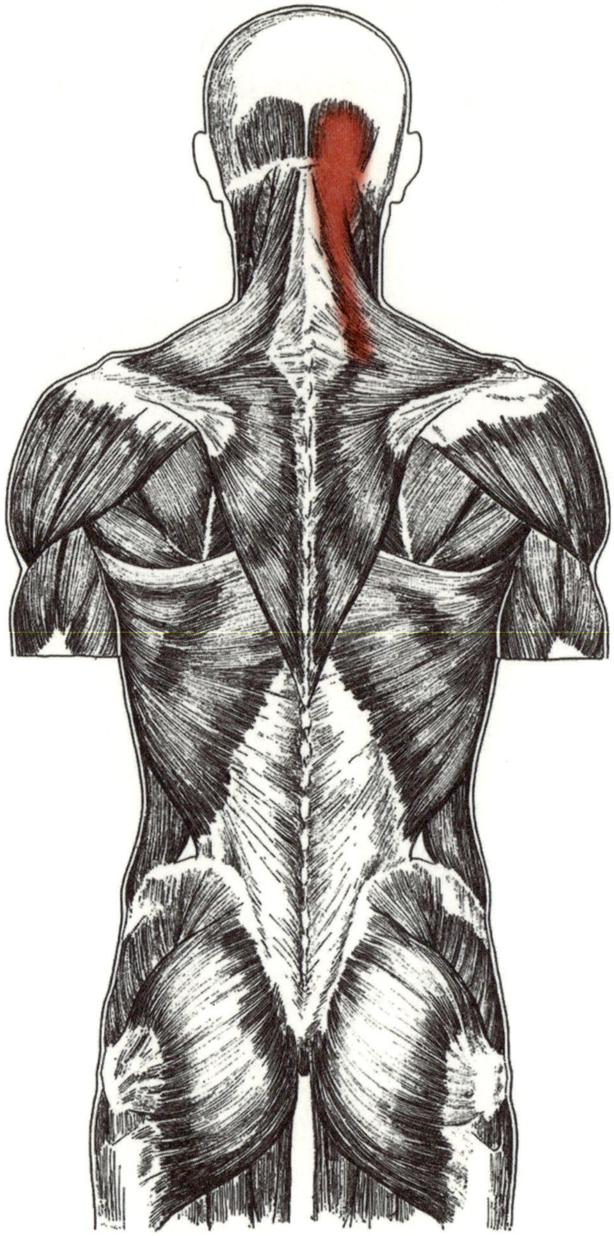

*Semispinalis cervicis*

*Schmerzmuster der Nackenmuskeln*

**Schmerzmuster:** Proximaler Triggerpunkt überträgt Schmerzen rund um den Kopf, die an den Schläfen und auf der Stirn über den Augen maximale Intensität erreichen. Intermediärer Triggerpunkt überträgt Schmerz in den Bereich über dem Hinterhauptbein und in Richtung Scheitel. Distaler Triggerpunkt (im Bereich von C 4–5) überträgt Schmerzen und Schmerzempfindlichkeit in den Bereich unter der Schädelbasis und weiter abwärts über den Nacken bis in den oberen Teil des Schultergürtels. Zu den Symptomen zählen Schmerzen im Nackenbereich, Beeinträchtigung der Flexionsfähigkeit von Kopf und Hals, eventuell Einschränkung der Rotations- und Extensionsfähigkeit von Kopf und Hals und schließlich Druckempfindlichkeit an Hinterkopf und Nacken.

**Verursachende oder perpetuierende Faktoren:** Anhaltende Flexion des Nackens (Semispinalis cervicis) sowie von Nacken und Kopf (Semispinalis capitis); anhaltende Extension von Nacken und Kopf.

**Satellitentriggerpunkte:** Beidseitig an den Nackenmuskeln

**Betroffenes Organsystem:** Sehsinn

**Assoziierte Zonen, Meridiane und Punkte:** Dorsale Zone; Blasenmeridian (Fuß Tai-Yang); Bl 10–17.

**Dehnübung:** Den Kopf nach vorne sinken lassen, so daß sich das Kinn in Richtung Brust bewegt. Das Gewicht des Kopfs dehnt aufgrund der Schwerkraft die Nackenmuskeln. Das Kinn erreicht dabei den tiefstmöglichen Punkt und liegt auf dem Brustkorb auf. Während der Dehnung sollte das Kinn nicht in Richtung Kehle gezogen werden.

**Stärkungsübung:** Isometrisch gegen leichten Widerstand von hinten. Die Hände auf Höhe der Nackenlinie hinter dem Kopf verschränken. Kopf und Hals rückwärts gegen den von den verschränkten Händen ausgehenden leichten Widerstand drücken.

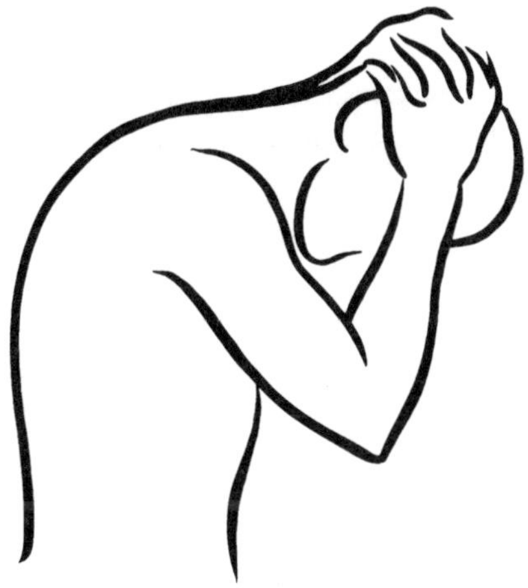

*Dehnübung für die Nackenmuskeln*

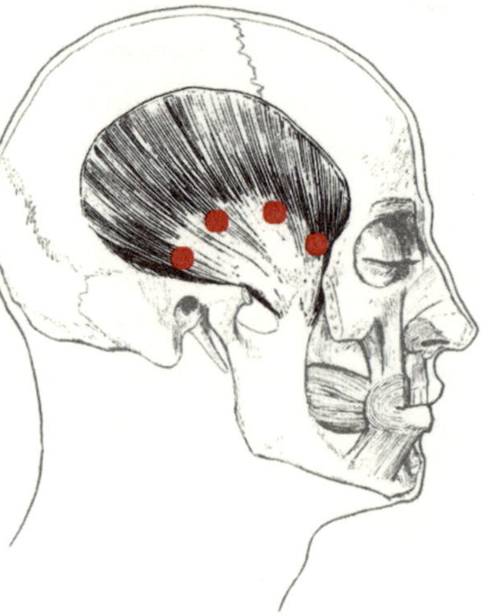

*Temporalis und Triggerpunkte*

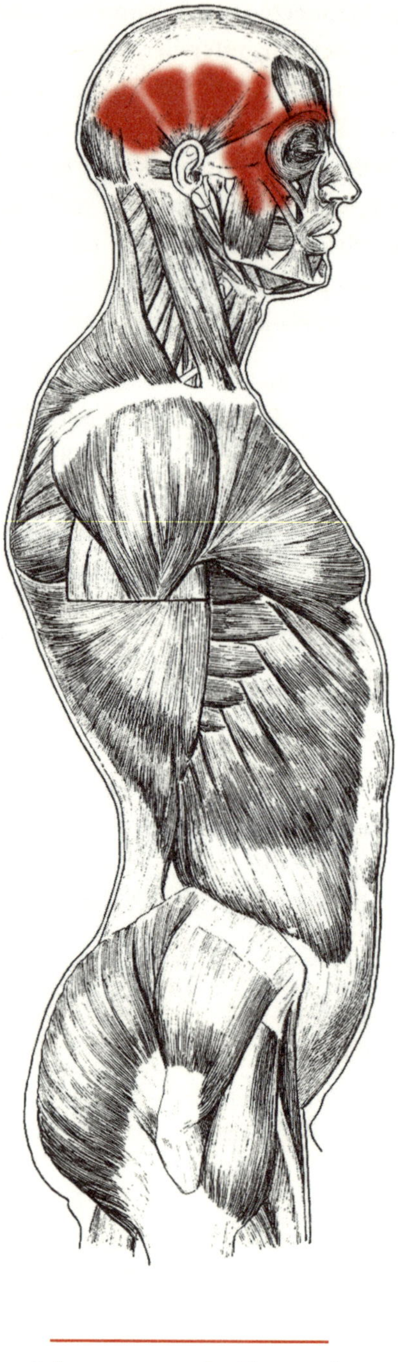

*Schmerzmuster des Temporalis*

# M. temporalis (Schläfenmuskel)

**Proximale Befestigung:** Seitlich am Schädel auf Ohrhöhe und darüber in der *Fossa temporalis* (Schläfengrube).

**Distale Befestigung:** *Processus coronoideus mandibulae* (Kronenfortsatz des Unterkiefers)

**Aktivität:** Anheben des Unterkiefers, Kieferschluß; hintere Fasern sind an der Retraktion des Unterkiefers beteiligt. *Einseitig*: Deviation des Unterkiefers zur gleichen Körperseite.

**Palpation:** Um den Temporalis zu lokalisieren, spreizen Sie die Finger über dem Muskel, und zwar unmittelbar vor den Schläfen und über den Ohren. Durch leichtes Zusammendrücken der Schneidezähne wird der Muskel kontrahiert, was man mit der tastenden Hand leicht spüren kann.

Verfolgen Sie tastend den Verlauf des Temporalis nach unten in Richtung seiner Befestigung am Processus coronoideus mandibulae. Identifizieren Sie bei entspanntem und geöffnetem Mund durch Querfriktion Triggerpunkte in verschiedenen Bereichen des Muskelbauchs. Triggerpunkte am Verbindungspunkt der Muskelfasern und an ihrer distalen Befestigung am Knochen sind ungefähr 2,5 cm über dem *Arcus zygomaticus* (Jochbogen) zu finden.

**Schmerzmuster:** Schläfenkopfschmerzen und Zahnschmerzen am Oberkiefer. Die Schmerzen können über die Schläfenregion hinaus bis zu den Augenbrauen, zur oberen Zahnreihe und manchmal auch bis zum Oberkiefer und zum Kiefergelenk ausstrahlen. Triggerpunkte können Schmerzen, Druckempfindlichkeit und Hypersensibilität der Zähne am Oberkiefer für Hitze und Kälte hervorrufen. Nur selten klagen Betroffene über Einschränkungen der Bewegungsfähigkeit der Kiefer.

**Verursachende oder perpetuierende Faktoren:** Starke dauerhafte Vorneigung des Kopfes; Überlastung des Muskels durch Kauen von Kaugummi, gewohnheitsmäßiges Zusammenpressen der Kiefer oder Zähneknirschen; chronische Überlastung aufgrund eines nach vorne verschobenen Kiefergelenks; direktes Muskeltrauma infolge eines Sturzes oder seitlichen Aufpralls des Kopfes; Sekundärwirkung von Triggerpunkten im Sternocleidomastoideus oder im oberen Trapeziusteil.

**Satellitentriggerpunkte:** kontralateral im Temporalis, ipsilateral im Masseter, Trapezius und Sternocleidomastoideus.

**Betroffenes Organsystem:** Verdauungssystem

**Assoziierte Zonen, Meridiane und Punkte:** Laterale Zone; Gallenblasenmeridian (Fuß Shao-Yang); Gb 3–7.

**Dehnübung:** Spreizen Sie die Finger über den Muskel, und zwar unmittelbar hinter den Schläfen und über den Ohren. Öffnen Sie den Mund so weit wie möglich, und atmen Sie ein. Drücken Sie beim Ausatmen im Verlauf der Muskelfasern nach oben.

**Stärkungsübung:** Bei diesem Muskel sind Stärkungsübungen nicht erforderlich.

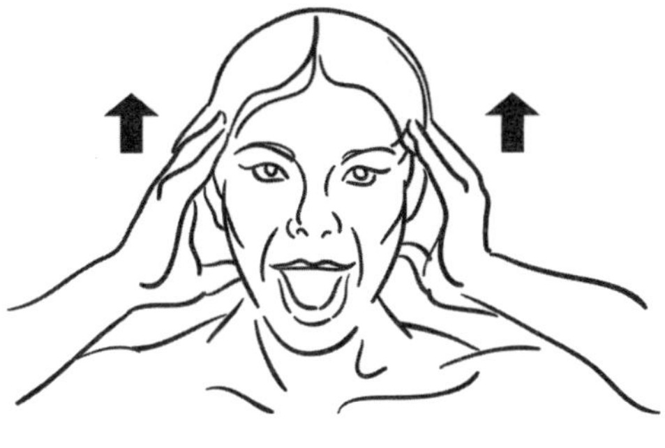

*Dehnübung für den Temporalis*

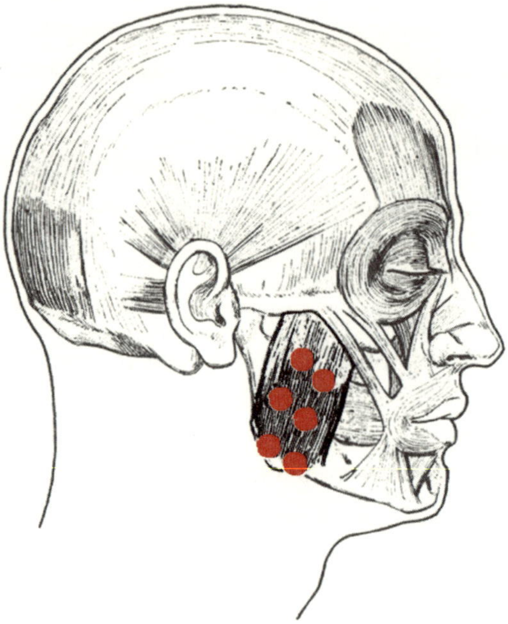

*Masseter und Triggerpunkte*

# M. masseter (Kaumuskel)

**Proximale Befestigung:** *Oberflächliche Schicht*: an den beiden vorderen Dritteln des Arcus zygomaticus. *Tiefe Schicht*: am hinteren Drittel des Arcus zygomaticus.

**Distale Befestigung:** *Oberflächliche Schicht*: an der äußeren Oberfläche des Unterkieferwinkels und an der inneren Hälfte des aufsteigenden Unterkieferastes *(Ramus mandibulae)*. *Tiefe Schicht*: an der lateralen Oberfläche des Processus coronoideus mandibulae und an der oberen Hälfte des Ramus mandibulae.

**Aktivität:** Heben des Unterkiefers, Zusammenpressen der Kiefer.

**Palpation:** Beim Tasten nach dem Masseter sollten sich die Zähne des Ober- und Unterkiefers in einem leichten Abstand zueinander befinden, und die Kiefer sollten entspannt sein. Beginnen Sie unmittelbar unter dem Arcus zygomaticus, distal in Richtung des Unterkieferwinkels die Muskelfasern abzutasten. Sanftes Zusammenpressen der Zähne erleichtert die Identifikation des Masseter; allerdings kann die Ohrspeicheldrüse aufgrund ihrer Lage die eindeutige Identifikation von Muskelfasern erschweren. Tasten Sie mit einer behandschuhten Hand vom Inneren der Mundhöhle aus die Wange ab. Benutzen Sie einen Finger im Mund und einen zweiten außen auf der Wange, um den tastenden Daumen zu unterstützen. Versuchen Sie, verhärtete Faserbündel im Masseter durch Querfriktion zu identifizieren.

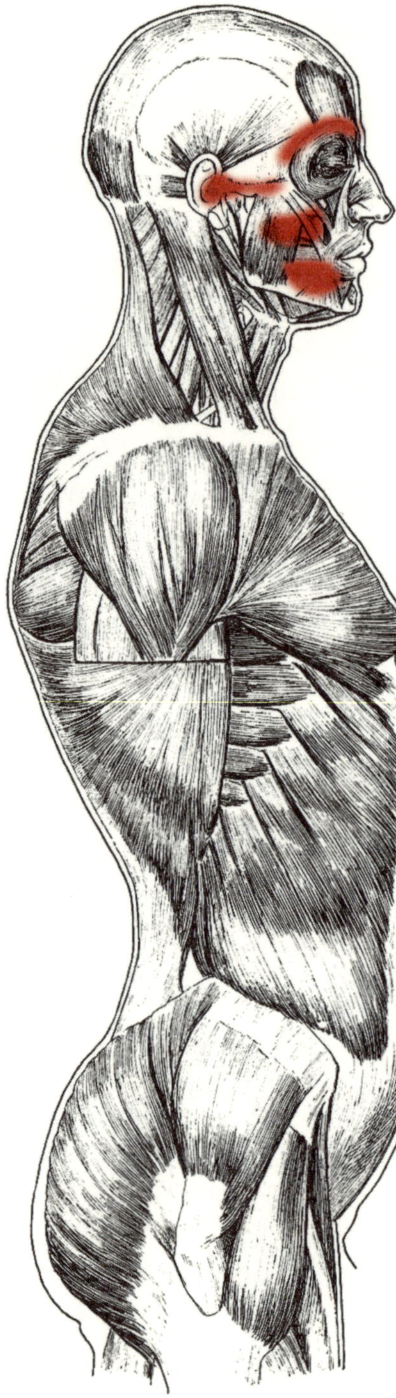

*Schmerzmuster des Masseter*

**Schmerzmuster:** *Oberflächliche Schicht*: Schmerzen im Bereich der oberen Zahnreihe und der Wange, die manchmal von den Nebenhöhlen auszugehen scheinen; Schmerzen im Bereich der unteren Zahnreihe und des Unterkiefers, konzentriert über den Augenbrauen und im Bereich des Temporomandibulargelenks (TMJ). *Tiefere Schicht*: Schmerzen im Bereich der Wange und des TMJ tief im Ohr; manchmal einseitiger Tinnitus, der nicht mit dem Verlust der Hörfähigkeit oder mit Vertigo und/oder mit einer deutlichen Einschränkung der Möglichkeit, den Mund zu öffnen, verbunden ist. Einseitige Triggerpunkte beeinträchtigen die Fähigkeit, den Mund zu öffnen, verbunden mit Deviation auf der ipsilateralen Körperseite. Als Symptome können Empfindlichkeit gegen Druck, Wärme und Kälte sowie eine eingeschränkte Fähigkeit, die Kiefer voneinander zu entfernen, auftreten. (Im Normalzustand kann man die Knöchel zweier aneinandergeschmiegter Finger problemlos in den Mund einführen.)

**Verursachende oder perpetuierende Faktoren:** Starke Vorneigung des Kopfes; gewohnheitsmäßige Mundatmung; akute Überlastung durch gewaltsame Kontraktion des Kaumuskels, etwa durch Beißen auf etwas sehr Hartes, Zähneknirschen, Aufeinanderpressen der Kiefer, Kaugummikauen, Nagelbeißen, Okklusionsprobleme bedingt durch Totalverlust der natürlichen Zähne oder schlecht sitzenden Zahnersatz; psychischer Streß; Überdehnung infolge von Zahnbehandlungen; Traumatisierung durch einen Schlag auf den Kopf; chronische Infektionen. Funktion als Satellitentriggerpunkt des Sternocleidomastoideus oder des oberen Trapeziusteils.

**Satellitentriggerpunkte:** Temporalis, Pterogoideus medialis, kontralateraler Masseter.

**Betroffenes Organsystem:** Verdauungssystem

**Assoziierte Zonen, Meridiane und Punkte:** Laterale Zone; Magenmeridian (Fuß Yang-Ming); Ma 5 und 6.

**Dehnübungen:** Fordern Sie den Patienten auf, gegen leichten auf den Unterkiefer gerichteten Widerstand allmählich den Mund zu öffnen. In dieser Position soll er verharren, während er bis drei oder fünf zählt. Dies sollte er dreimal wiederholen. Danach sollte er den Mund mehrmals öffnen und schließen, ohne Widerstand aufzubauen oder zu spüren. Diese Übung kann man sowohl zur Auflösung von Triggerpunkten als auch als Dehnübung benutzen.

**Stärkungsübung:** Bei diesem Muskel sind keine Stärkungsübungen erforderlich.

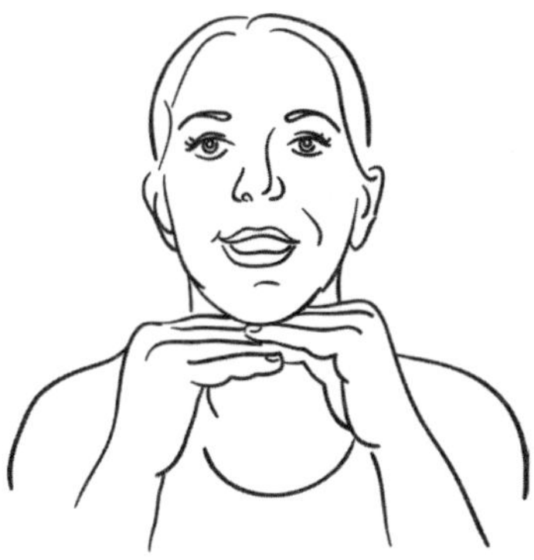

*Dehnübung für den Masseter*

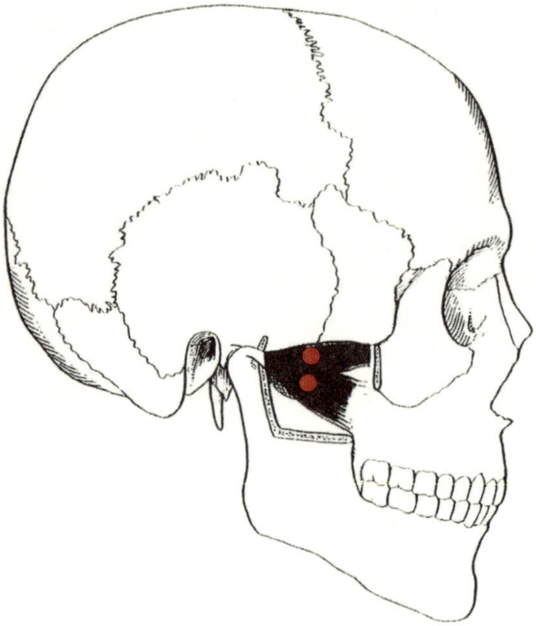

*Pterygoideus lateralis mit Triggerpunkten*

# Flügelmuskeln

## *Mm. pterygoideus medialis und lateralis*

**Proximale Befestigung:** *Pterygoideus medialis*: an der Lamina lateralis (mediale Oberfläche) des Processus pterygoideus des Os sphenoidale (Keilbeins); am Oberkiefervorsprung. *Pterygoideus lateralis*: an der Lamina lateralis (laterale Oberfläche) des Processus pterygoideus des Os sphenoidale; an der Ala major des Os sphenoidale an der Schädelbasis.

**Distale Befestigung:** *Pterigoideus medialis*: an der medialen (inneren) Oberfläche des Unterkieferastes und am Unterkieferwinkel. *Pterygoideus lateralis*: am Hals des Unterkiefers unter dem Kiefergelenkköpfchen und der Gelenkkapsel sowie an der Diskus des Temporomandibulargelenks.

**Aktivität:** *Pterigoideus medialis*: Anheben des Kiefers. *Einseitig*: laterale Deviation des Kiefergelenks zur entgegengesetzten Seite (was ein knirschendes Geräusch erzeugt). *Pterygoideus lateralis*: zieht die ipsilaterale Seite des Unterkiefers nach vorne. *Beidseitig*: Protraktion des Unterkiefers, was notwendig ist, um den Mund weit zu öffnen; seitliche Bewegung (wodurch eine mahlende Bewegung entsteht).

**Palpation:** Die meisten Patienten mit TMJ-Problemen leiden primär unter einer muskulären Dysfunktion, bei der die Flügelmuskeln involviert sind. Doch nur selten sind ausschließlich sie die Ursache, und die Wahrscheinlichkeit der Schmerzempfindlichkeit ist geringer als bei anderen Kaumuskeln. Der Pterygoideus lateralis ist einer der am häufigsten an TMJ-Dysfunktionen beteiligten. Er wird als mögliche Ursache einer Gelenkdysfunktion oft übersehen.

Fasern des Pterygoideus lateralis kann man indirekt durch den Kaumuskel hindurch ertasten. Führen Sie die Palpation mit etwa 3 cm weit geöffnetem Mund durch, oder öffnen Sie den Mund des Patienten so weit, daß der Kaumuskel ausreichend entspannt ist. Identifizieren Sie sowohl die *Incisura mandibulae* als auch den *Processus zygonaticus*. Ertasten Sie distal zum Jochbeinfortsatz empfindliche Bereiche des Pterygoideus lateralis.

Tasten Sie die oberen Fasern des Pterigoideus medialis mit einem behandschuhten Finger von der Mundhöhle aus ab. Führen Sie den Zeigefinger lateral und posterior zum letzten Backenzahn in den Mund ein. Suchen Sie nach der verdickten Kante des Unterkiefers. Tasten Sie von dort aus posterior und lateral, um den Pterigoideus medialis zu finden. Wenn Sie den Patienten bitten, langsam und vorsichtig auf ein kleines Objekt zu beißen, das Sie ihm zwischen die Zähne schieben, können Sie den kontrahierenden Muskel deutlich erkennen.

Tasten Sie nach den unteren Fasern auf der medialen Oberfläche des Unterkieferwinkels. Der Kopf des Patienten sollte leicht zu der Seite gedreht sein, auf der Sie tasten, damit sich die Halsmuskeln entspannen. Tasten Sie unter dem Unterkieferwinkel ungefähr einen Zentimeter nach oben, um die Fasern des Pterygoideus medialis zu finden.

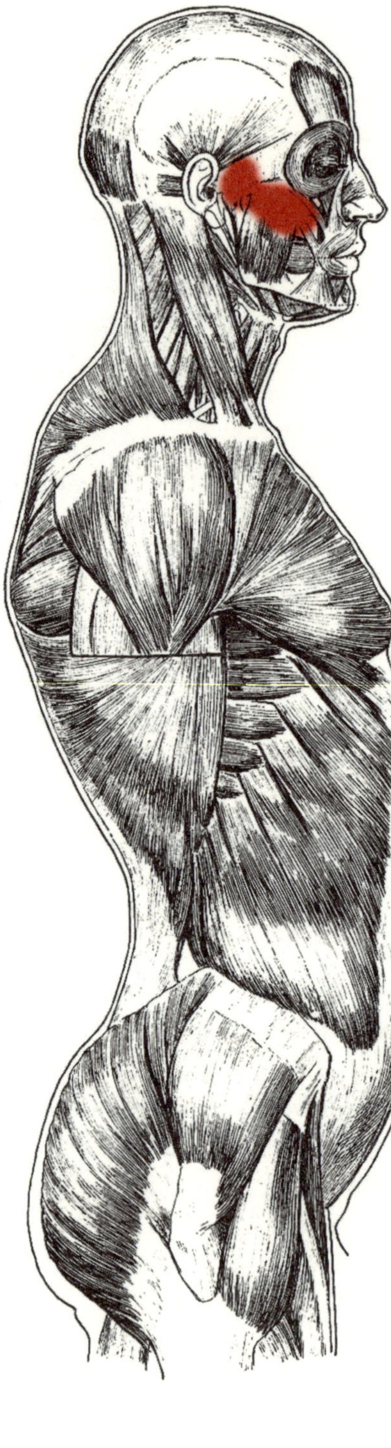

*Schmerzmuster des Pterygoideus lateralis*

**Schmerzmuster:** *Pterigoideus medialis*: Schmerz im gesamten Bereich der Mundhöhle und des TMJ – Symptome können Halsschmerzen, Schluckbeschwerden, leichte, wenn auch schmerzhafte Einschränkung der Möglichkeit, Ober- und Unterkiefer voneinander zu entfernen, und laterale Deviation der Schneidezahnführung, meist auf der kontralateralen Seite, sein; eine leichte Einschränkung der Bewegungsfähigkeit erschwert eventuell das Einführen zweier zusammengehaltener Fingerknöchel zwischen die Zähne. *Pterygoideus lateralis*: Schmerz im Bereich des Oberkieferknochens und des TMJ, der auf Gelenkarthritis zurückzuführen sein kann – Symptome, die mit dem TMJ zusammenhängen können, beispielsweise Knacken im Kiefer, Beeinträchtigung der Fähigkeit, Ober- und Unterkiefer voneinander zu entfernen; Veränderung der normalen Schneidezahnführung, veränderte Schlußbißstellung mit der Folge einer Dysfunktion beim Kauen; übermäßige Sekretion aus der Nebenhöhle des Oberkiefers, was den Eindruck einer Nebenhöhlenentzündung entstehen läßt. Man beachte: Ausschluß der ungleichmäßigen Schneidezahnführung, wenn die Zunge auf den hinteren harten Gaumen gesetzt wird und der Mund geöffnet ist, deutet darauf hin, daß bei diesem Problem die Flügelmuskeln eine Rolle spielen.

**Verursachende oder perpetuierende Faktoren:** *Pterigoideus medialis*: Vorneigung des Kopfes, Zähneknirschen, exzessives Kaugummikauen. Der Pterygoideus medialis ist nur selten als einziger Muskel involviert, und er wird nach dem Pterygoideus lateralis aktiviert. *Pterygoideus lateralis*: Als Hort von Satellitentriggerpunkten, deren primäre Triggerpunkte in den Halsmuskeln und insbesondere im Sternocleidomastoideus liegen; Arthritis des TMJ; Zähneknirschen; übermäßiges Kaugummikauen und Nagelkauen; Vorspringen des Oberkiefers, der sichtbar werden kann, wenn jemand ein Blasinstrument spielt.

**Satellitentriggerpunkte:** *Pterigoideus medialis*: kontralateraler Pterigoideus medialis; ipsilateraler Pterigoideus lateralis, Masseter. *Pterygoideus lateralis*: kontralateraler Pterigoideus medialis und lateralis, Masseter; ipsilateraler Temporalis.

**Betroffenes Organsystem:** Verdauungssystem

**Assoziierte Zonen, Meridiane und Punkte:** Laterale Zone; Gallenblasenmeridian (Fuß Shao-Yang), Magenmeridian (Fuß Yang-Ming), Dünndarmmeridian (Hand Tai-Yang); Gb 2, Ma 7, Dü 18 und 19.

**Dehnübung:** Bitten Sie den Patienten, gegen leichten auf seinen Unterkiefer wirkenden Widerstand langsam den Mund zu öffnen. Halten Sie den Widerstand aufrecht, während Sie bis drei oder fünf zählen. Wiederholen Sie dies dreimal. Bitten Sie den Patienten nach diesem Dehnungszyklus, den Mund mehrmals zu öffnen und zu schließen, ohne daß Sie dabei Widerstand aufbauen. Man kann diese Methode sowohl zur Auflösung von Triggerpunkten als auch als Dehnübung benutzen.

**Stärkungsübung:** Für diesen Muskel sind aufgrund seiner Beschaffenheit keine stärkenden Übungen erforderlich.

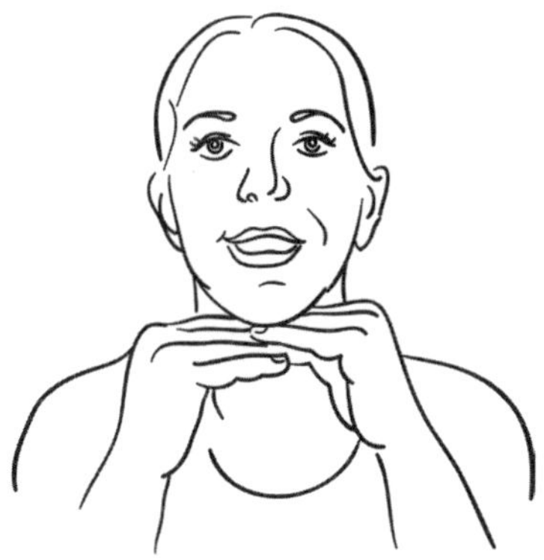

*Dehnübung für den Pterygoideus lateralis*

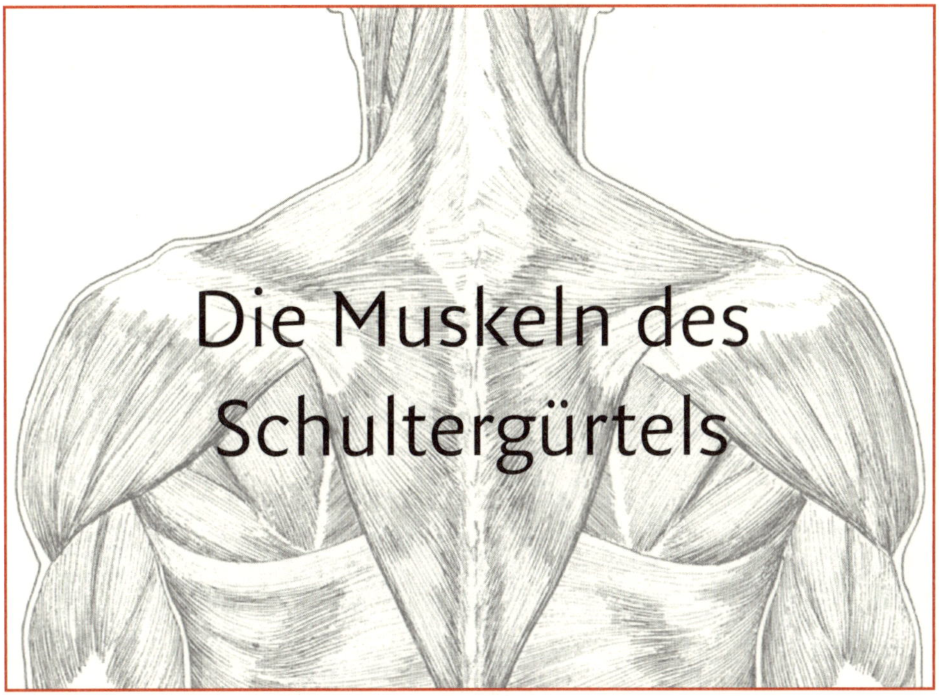

# Die Muskeln des Schultergürtels

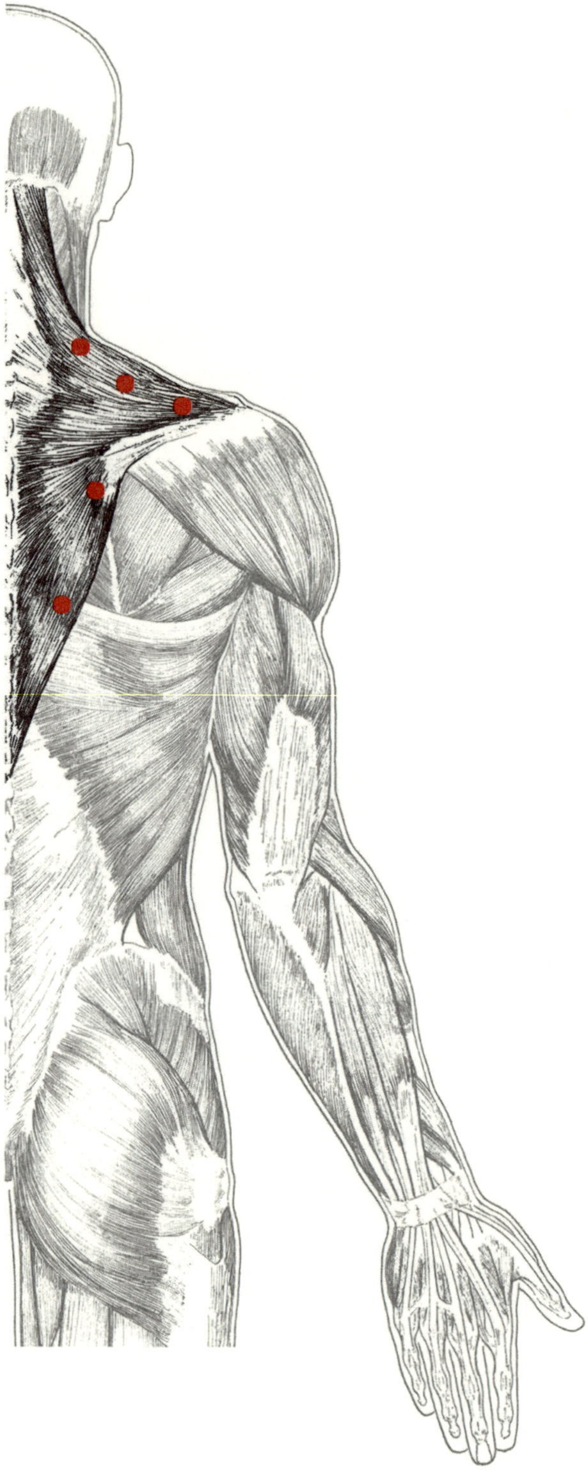

*Trapezius und Triggerpunkte*

# Trapezius

**Proximale Befestigung:** *Protuberantia occipitale externa; Ligamentum nuchae*, Dornfortsätze von C1–Th12.

**Distale Befestigung:** *Spina scapulae*, Akromion, seitliches Drittel der Klavikula.

**Aktivität:** *Obere Faserschicht:* Seitneigung von Kopf und Hals zur gleichen Seite; Anhebung der Schulter mit Auswirkungen auf Klavikula und Akromion. *Mittlere Faserschicht:* Retraktion der Skapula. *Untere Faserschicht:* Senkung der Skapula, Aufwärtsrotation der *Cavitas glenoidale.*

**Palpation:** Der Trapezius ist der Muskel, an dem am häufigsten Verhärtungen und/oder Triggerpunktaktivität festgestellt werden. Er kann mit Hilfe folgender Strukturen lokalisiert werden:

- *Klavikula* – Folgen Sie dem Kurvenverlauf der Klavikula von ihrer gelenkigen Verbindung mit dem Sternum bis zu ihrer Befestigung am Akromion. Medial sind die Konturen der Klavikula konvex, lateral konkav.
- *Spina scapulae* (Schulterblattgräte) – knochiger Vorsprung des oberen Schulterblattteils, dessen seitlicher Endpunkt das Akromion ist, das den äußersten seitlichen Vorsprung des Schultergürtels bildet; medial verbunden mit dem Ursprung der Spina scapulae, einer dreieckigen Fläche, die auf Höhe des Dornfortsatzes von Th3 liegt.
- *Protuberantia occipitalis externa* (Knochenvorsprung mittig am Unterrand des Hinterhauptbeins) – Lokalisieren Sie die Schädelbasis an der Mittellinie des Körpers, unmittelbar über den Dornfortsätzen der Halswirbel. Von der Mittellinie aus gelangen Sie, wenn Sie sich aufwärts auf den Schädel zu bewegen, zu einem Knochenvorsprung am Unterrand des Hinterhauptbeins, dessen vorspringendster Teil *Inion* oder »Höcker der Weisheit« genannt wird. Wenn Sie sich von diesem Punkt aus seitlich bewegen, können Sie die oberen Nackenlinien ertasten – kurze, quer verlaufende Furchen.
- *Ligamentum nuchae* (Nackenband) – Wenn der Patient seine Wirbelsäule streckt, indem er den Scheitel nach oben zieht und das Kinn in Richtung Kehle fallen läßt, können Sie das Nackenband ertasten, das die Dornfortsätze aller Halswirbel miteinander verbindet. Wenn der Patient entspannt ist, ist dies wesentlich schwieriger.
- *Dornfortsätze von C1–Th12* – Identifizieren Sie jeden der Hals- und Brustwirbel genau, wobei zu beachten ist, daß man den Dornfortsatz von C1 in keinem Fall ertasten kann.

Lokalisieren Sie zuerst C7 und Th1, die am deutlichsten erkennbaren Wirbel an der Nackenbasis. Plazieren Sie, während der Patient sitzt, den Mittelfinger einer Hand auf dem an der Nackenbasis am stärksten vortretenden Wirbel. Wahrscheinlich ist es C7, es kann aber auch C6 sein. Um beide voneinander zu unterscheiden, setzen Sie den Zeigefinger auf den Dornfortsatz über dem Mittelfinger; und plazieren Sie den Ringfinger auf dem Dornfortsatz unter dem Mittelfinger. Bitten Sie den Patienten, seinen Kopf hochzustrecken. Wenn er dies tut, entsteht für Sie der Eindruck, daß sich C6 unter Ihrem Finger nach vorn bewegt; hingegen bleiben C7 und Th1 an ihrem Platz.

Sobald Sie C7 klar identifiziert haben, können Sie die Dornfortsätze der Halswirbelsäule aufwärts abzählen, bis Sie den Dornfortsatz von C2 erreichen; zählen Sie anschließend die Dornfortsätze der Brustwirbel ab, bis Sie Th12 erreichen.

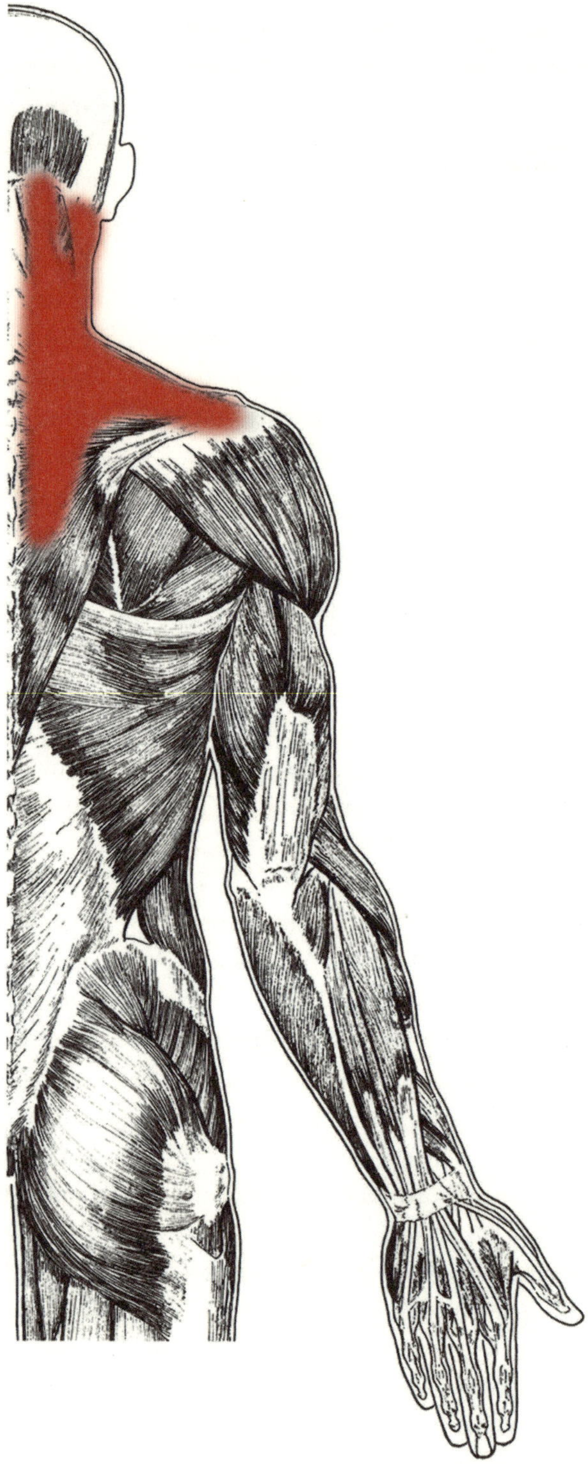

*Schmerzmuster des Trapezius (Rückansicht)*

Zur Palpation des Trapezius beginnen Sie an der oberen Nackenlinie und folgen dem Muskel distal in Richtung Halsbeuge. Die Konturen der oberen Faserschicht führen Ihre Hände am Rand des Trapezius entlang zum lateralen Drittel der Klavikula. Ertasten Sie Qualität und Konsistenz des Muskels zwischen dem lateralen Teil der Klavikula und Spina scapulae, wobei Sie sich deren Ursprung nähern. Fahren Sie fort, den Muskel dort zu erkunden, wo er sich bei Th12 zu seiner charakteristischen dreieckigen Spitze verjüngt.

**Schmerzmuster:** *Obere Fasern:* Die oberen Triggerpunkte verursachen Schmerzen am posterolateralen Teil des Halses, hinter dem Ohr und manchmal bis zur Schläfe. *Mittlere Fasern:* Die Triggerpunkte in der Mitte des Muskels verursachen Schmerzen, die in Richtung der Wirbel ausstrahlen, weiterhin in der Interskapularregion und schließlich im posterolateralen Teil der Schulter. *Untere Fasern:* Die unteren Triggerpunkte des Muskels übertragen Schmerzen in die Halsregion sowie in die Bereiche über und zwischen den Schulterblättern. Die Schmerzen sind mit einer geringen Einschränkung der Bewegungsfähigkeit verbunden.

**Verursachende oder perpetuierende Faktoren:** Anhaltende Seitneigung von Kopf und Hals und/oder Anhebung der Schultern; Kompression des Schulteroberteils; seitliches Schleudertrauma.

**Satellitentriggerpunkte:** Supraspinatus, kontralateraler Trapezius, Levator scapulae.

**Betroffenes Organsystem:** Atemsystem

**Assoziierte Zonen, Meridiane und Punkte:** Dorsale und laterale Zone; Blasenmeridian (Fuß Tai-Yang) (alle Yang-Meridiane verlaufen durch den oberen Trapeziusteil); Dü12–15, Gb20 und 21, 3E15, Bl41–49.

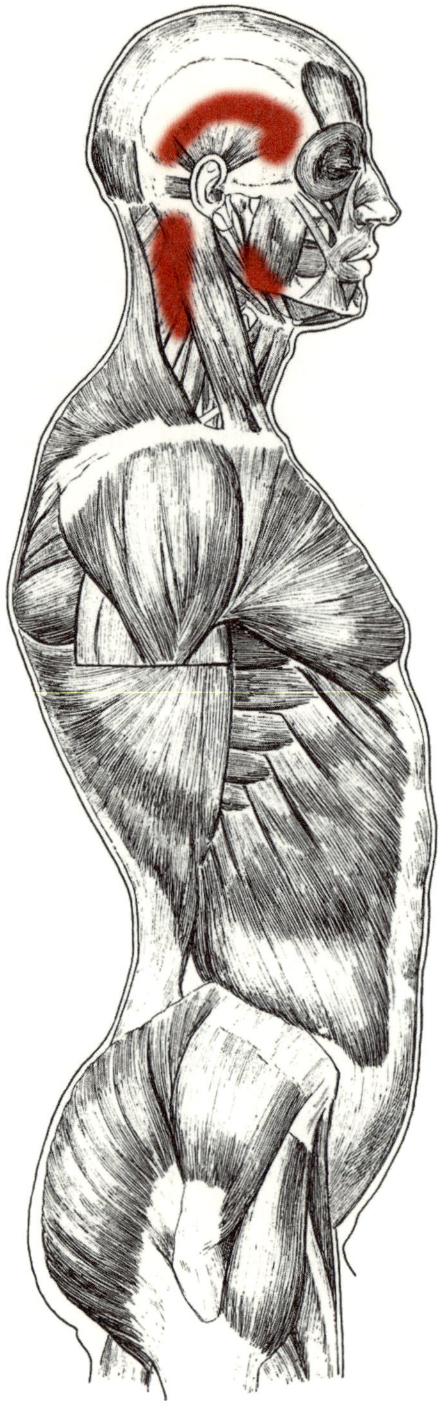

*Schmerzmuster des Trapezius (Seitenansicht)*

**Dehnübungen:**

1. *Oberer Trapeziusteil:* Den Kopf in Richtung der gesunden Körperseite neigen und gleichzeitig nach vorne drücken, um den Occiput zu heben. Das Ohr der Schulter nähern. In dieser Position das Handgelenk der betroffenen Körperseite ergreifen und leicht in Richtung der Seite, in die der Kopf geneigt ist, ziehen. So wird der Muskel auf der betroffenen Körperseite gedehnt.
2. *Mittlerer und unterer Trapeziusteil:* Beugen Sie sich, auf einem Stuhl sitzend, nach vorne, und lassen Sie den Kopf nach unten sinken. Überkreuzen Sie die Arme vor dem Körper, und greifen Sie mit beiden Händen nach dem Knie der jeweils anderen Körperseite.

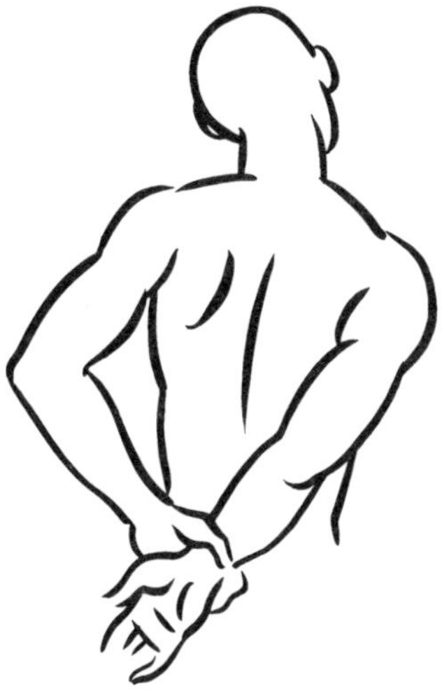

*Dehnübung 1: Trapezius*

**Stärkungsübung:** Isometrisch gegen leichten Widerstand, wobei das Gesicht nach vorne gerichtet ist.

1. Legen Sie den Handballen auf die Stirn, um dort Widerstand aufbauen zu können. Drükken Sie den Kopf nach vorne in den Widerstand hinein.
2. Legen Sie den Handballen der rechten Hand an die rechte Schläfe. Drücken Sie den Kopf nach rechts in den Widerstand hinein.
3. Legen Sie den Handballen der linken Hand an die linke Schläfe. Drücken Sie den Kopf nach links in den Widerstand hinein.
4. Verschränken Sie die Hände unmittelbar unterhalb des Scheitels hinter dem Kopf. Drükken Sie Kopf und Hals nach hinten, in den Widerstand hinein.

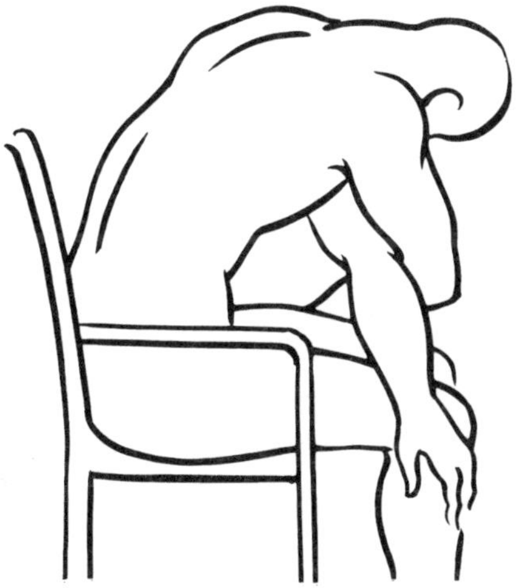

*Dehnübung 2: Trapezius*

Verharren Sie in jeder dieser Positionen so lange, bis Sie jeweils bis fünf gezählt haben.

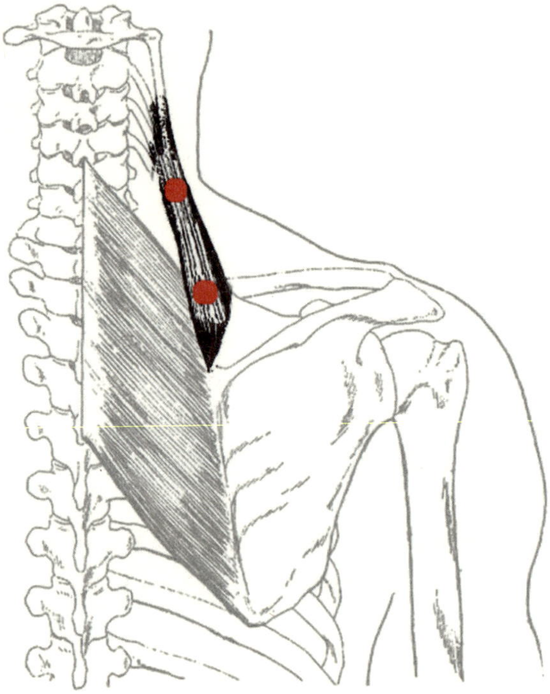

*Levator scapulae und Triggerpunkte*

# M. levator scapulae (Schulterblattheber)

**Proximale Befestigung:** Querfortsätze von C 1–4

**Distale Befestigung:** Medialer Teil des Schulterblatts, vom Angulus inferior bis zur Wurzel der Spina scapulae.

**Aktivität:** Anhebung des Schulterblatts. Unterstützt die Drehung des Halses zur gleichen Seite; bei seitlicher Neigung des Halses unterstützende Wirkung möglich.

**Palpation:** Der Levator scapulae ist nach dem Trapezius der Muskel, in dem am zweithäufigsten muskuläre Verspannungen auftreten und Triggerpunkte entstehen. Der Muskel liegt unter dem Trapezius. Während seines Verlaufs vom oberen Teil der medialen Begrenzung des Schulterblatts zu den Querfortsätzen der Halswirbel tritt er in seinem mittleren Drittel an die Oberfläche, was man direkt an der Halsbeuge (wo der Muskel zwischen Trapezius und Sternocleidomastoideus liegt) ertasten kann. Sein distales Drittel kann man durch den Trapezius hindurch ertasten, wenn dieser entspannt ist und der Levator scapulae Triggerpunkte enthält oder angespannt ist. Um diesen Muskel vom darüber liegenden Trapezius zu unterscheiden, muß man genau auf die Richtung der Muskelfasern achten. Die Fasern des schräg verlaufenden Levator scapulae sind vertikal und medial orientiert, und sie verlaufen unter den Fasern des (ebenfalls schräg verlaufenden) oberen Trapeziusteils, die lateral und horizontal orientiert sind.

Um den Levator scapulae zu lokalisieren, müssen Sie folgende Strukturen finden:

- *Wurzel der Spina scapulae* (Schulterblattgräte) – ein kleiner dreieckiger Teil des Schulterblatts, der sich am medialen Rand der Schulterblattspeiche befindet. Meist liegt er horizontal auf der gleichen Höhe wie Th 3.
- *Querfortsatz des C 1* – Lokalisieren Sie den Unterkieferwinkel, den spitzen lateralen Aspekt des Kiefers. Weiter hinten kann man bei einigen Menschen den Knochenvorsprung des Querfortsatzes von C 1 ertasten, der zwischen Unterkieferwinkel und Processus mastoideus liegt. Tasten Sie beidseitig möglichst sanft, da dieser Bereich sehr empfindlich sein kann.

Um den Levator scapulae zu ertasten, bitten Sie den Patienten, sich auf den Bauch zu legen, wobei sein Kopf bequem in einem Kopfteil ruhen sollte. Der Kopf darf nicht zu einer Seite gedreht sondern muß gerade ausgerichtet sein, damit man diesen Bereich erfolgreich abtasten kann. Die Arme Ihres Patienten sollten sich an den Körperseiten befinden, die Handflächen nach oben weisen und die Ellbogen leicht gebeugt sein.

Lokalisieren Sie tastend den Levator scapulae. Stellen Sie sich die Orientierung der zu den oberen Halswirbeln verlaufenden Muskelfasern vor. Nutzen Sie die Technik der Querfriktion, um oberflächlich über den vermuteten Faserverlauf hinweg zu massieren. Der Levator scapulae tritt in der Halsbeuge vor dem Rand des Trapezius an die Oberfläche.

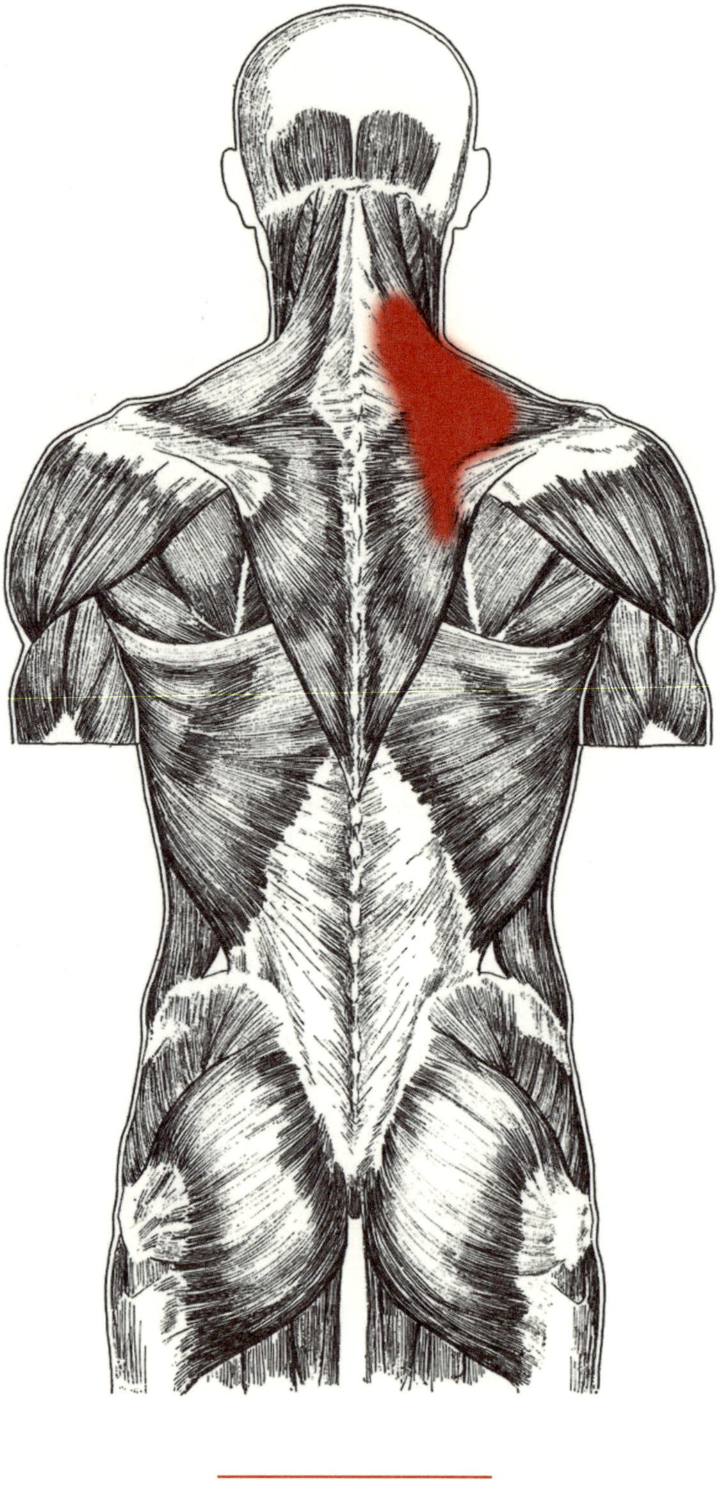

*Schmerzmuster des Levator scapulae*

**Schmerzmuster:** Schmerzen in der Halsbeuge und eventuell auf der Rückseite der Schulter sowie im mittleren Bereich des Schulterblatts. Auf der betroffenen Seite ist die Bewegungsfähigkeit eingeschränkt.

**Verursachende oder perpetuierende Faktoren:** Anhaltende Drehung von Kopf und Hals zu einer Seite; emotionale Anspannung; Anfangsphase einer akuten Infektion der oberen Atemwege.

**Satellitentriggerpunkte:** Splenius cervicis, Scaleni, Iliocostalis cervicis.

**Betroffenes Organsystem:** Atemsystem

**Assoziierte Zonen, Meridiane und Punkte:** Dorsale Zone; Blasenmeridian (Fuß Tai-Yang), Dünndarmmeridian (Hand Tai-Yang); Dü 13–15.

**Dehnübungen:**

1. Den Kopf in Richtung der gesunden Seite neigen, wobei das Ohr in Richtung Schulter der gleichen Körperseite geneigt ist. Das Gesicht ungefähr 30 Grad in Richtung der gesunden Seite drehen. Den Hals ein wenig beugen, und die Dehnung nach vorne und in Richtung der gesunden Seite lenken.
2. Eine tiefere Dehnung erzielt man, indem man in der beschriebenen Haltung hinter dem Rükken nach dem Handgelenk des Arms der betroffenen Körperseite greift und leicht daran zieht.

**Stärkungsübung:** Weil der Levator scapulae einer der Muskeln ist, welche die aufrechte Haltung sichern, sind Stärkungsübungen für ihn im allgemeinen nicht erforderlich.

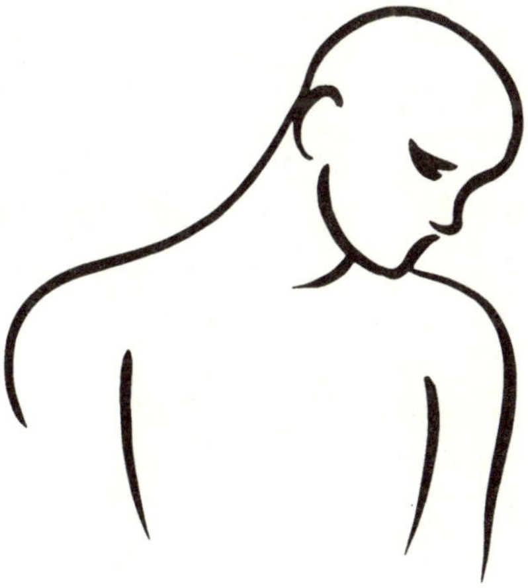

*Dehnübung 1: Levator scapulae*

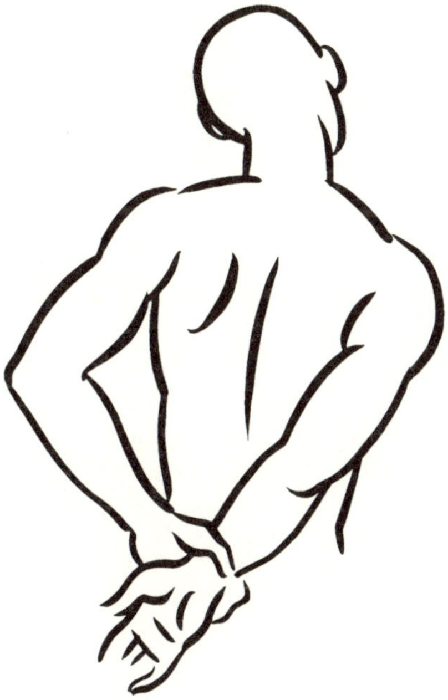

*Dehnübung 2: Levator scapulae*

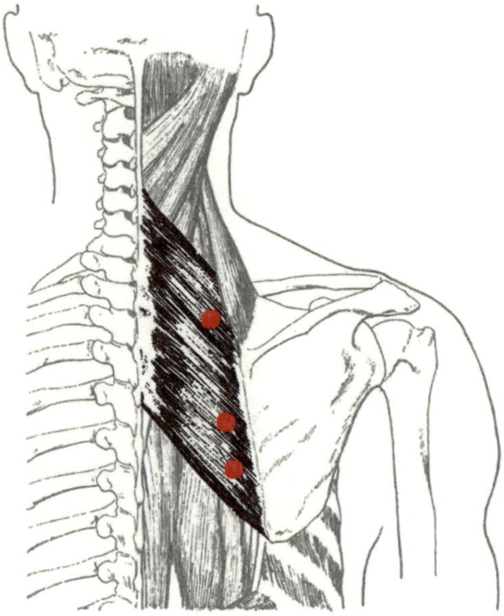

*Rhomboidei und Triggerpunkte*

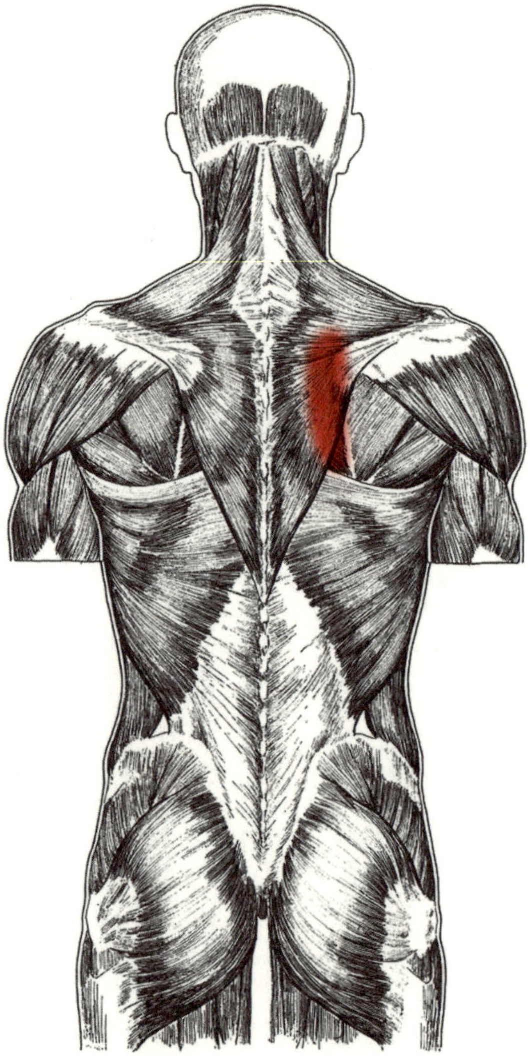

*Schmerzmuster der Rhomboidei*

# M. rhomboideus maximus und minimus (Großer und kleiner Rautenmuskel)

**Proximale Befestigung:** Dornfortsätze von C7–Th5

**Distale Befestigung:** Medialer Rand der Skapula

**Aktivität:** Anhebung und Retraktion der Skapula

**Palpation:** Die Rhomboidei lassen sich mit Hilfe folgender Strukturen lokalisieren:

- *medialer Rand der Skapula*
- *Ansatzpunkt der Spina scapulae* – ein kleiner dreieckiger Teil der Skapula am medialen Rand der Schulterblattspeiche, meist auf Höhe von Th3.
- *Unterer Schulterblattwinkel* – der spitze, dreieckige distale Teil der Skapula, meist auf Höhe von Th7.
- *Dornfortsätze von C7–Th5*

Fordern Sie den Patienten auf, sich auf dem Behandlungstisch auf den Bauch zu legen, wobei sein Gesicht bequem in einem Kopfteil ruht. Bitten Sie ihn, seine Hand mit nach oben gekehrter Handfläche auf das Kreuz zu legen. Drückt er gegen den Widerstand, den Sie mit Ihrer Hand erzeugen, nach hinten, werden seine Rhomboidei deutlich erkennbar.

Ertasten Sie die Rhomboidei zwischen Wirbelsäule und medialem Rand der Skapula, durch die Fasern des Trapezius hindurch.

**Schmerzmuster:** Schmerz konzentriert sich am medialen Rand der Skapula, kann aber auch seitlich in den Bereich über der Spina scapulae hineinreichen. Lokal wird im Ruhezustand oberflächlich Schmerz empfunden, der sich durch Bewegung nicht beeinflussen läßt.

**Verursachende oder perpetuierende Faktoren:** Chronische Überlastung durch langes Arbeiten in vorgeneigter Haltung; haltungsbedingte Überlastung infolge übermäßig starker Kontraktion des Pectoralis major.

**Satellitentriggerpunkte:** Levator scapulae, Trapezius, Infraspinatus, Pectoralis major.

**Betroffenes Organsystem:** Atemsystem

**Assoziierte Zonen, Meridiane und Punkte:** Dorsale Zone; Blasenmeridian (Fuß Tai-Yang); Bl 11–15; Bl 41–44.

**Dehnübung:** Setzen Sie sich auf einen Stuhl, neigen Sie sich vor, und lassen Sie den Kopf nach vorne hängen. Überkreuzen Sie die Arme vor dem Körper, und greifen Sie nach dem Knie der jeweils anderen Körperseite. Bleiben Sie so lange in dieser Haltung, bis Sie bis fünf oder maximal zehn gezählt haben.

**Stärkungsübung:** Legen Sie sich diagonal auf ein Bett oder einen Tisch, und lassen Sie die Arme über den Rand herabhängen. Beugen Sie die Ellbogen im Winkel von 90 Grad. Ziehen Sie die Skapula zurück, und bleiben Sie in dieser Haltung, während Sie bis zehn zählen. Entspannen Sie sich dann, und wiederholen Sie die Übung.

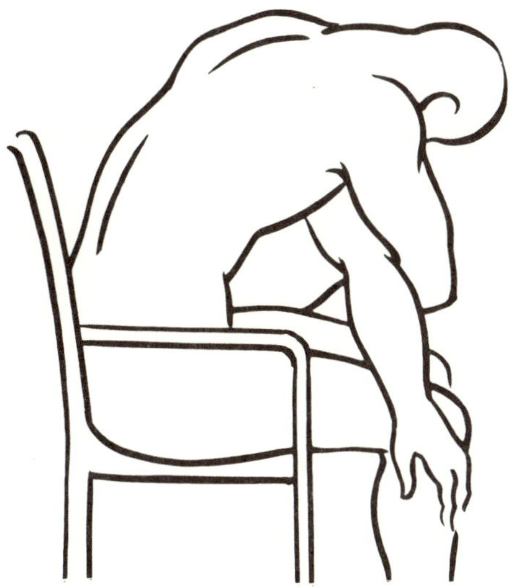

*Dehnübung für die Rhomboidei*

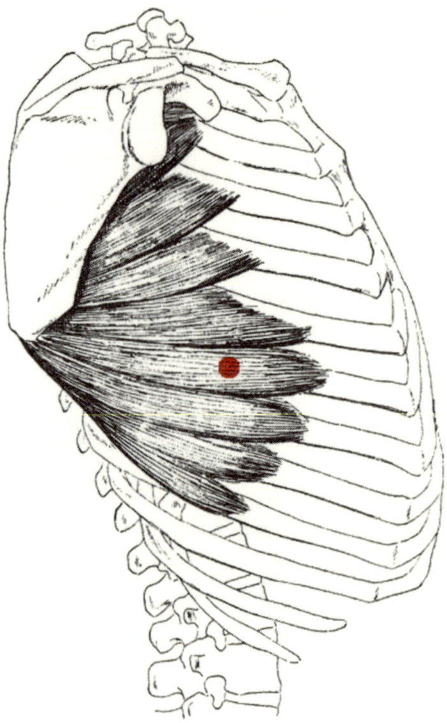

*Serratus anterior und Triggerpunkt*

# M. serratus anterior (Vorderer Sägemuskel)

**Anteriore Befestigung:** Über Ausfächerungen am anterolateralen Teil der ersten Rippe bis zur achten oder neunten Rippe.

**Posteriore Befestigung:** Verläuft unter der Skapula zu deren den Rippen zugewandtem medialen Rand, wobei die Verbindung am unteren Schulterblattwinkel am stärksten ist.

**Aktivität:** Protraktion der Skapula; laterale Rotation der Skapula infolge der Aufwärtsdrehung der Cavitas glenoidalis; unterstützt Aufwärtsrotation und Anhebung der Skapula; stabilisiert bei vorwärtsstrebenden Bewegungen die Skapula gegen die Brustwand.

**Palpation:** Der Serratus anterior, der auf dem seitlichen Teil des Brustkorbs liegt, bildet die mediale Wand der Achselhöhle. Der Muskel fächert an seiner vorderen Verbindung mit den unteren Rippen aus und ist in diesem Bereich mit den äußeren Fasern des *M. obliquus externus abdominis* (äußerer schräger Bauchmuskel) verflochten. Um den Serratus anterior zu finden, bitten Sie den Patienten, sich auf die Seite zu legen, den Arm leicht gebeugt zu halten und ihn nach hinten (zum Rükken hin) in Richtung Oberfläche des Massagetischs hängen zu lassen. Tasten Sie oberflächlich an der mittleren Axillarlinie entlang, und zwar auf Höhe der fünften oder sechsten Rippe und somit auf Höhe der Brustwarze. Um den ausfächernden unteren Teil des Serratus anterior zu erkennen, tasten Sie distal in Richtung der achten und neunten Rippe. Um auf der ersten bis fünften Rippe liegende Ausfächerungen des Serratus anterior zu identifizieren, tasten Sie oberflächlich von der Mittellinie aus. Triggerpunkte entstehen am häufigsten an der mittleren Axillarlinie auf Höhe der fünften und sechsten Rippe. Sie können aber auch in jedem der Finger des Serratus anterior entstehen.

**Schmerzmuster:** Schmerzen im anterolateralen Aspekt des Brustkorbs sowie im medialen Bereich bis zum unteren Schulterblattwinkel. Der Schmerz kann bis zur ulnaren Oberfläche des Arms der gleichen Körperseite reichen und sogar bis zur Handfläche und in den Ringfinger ausstrahlen. Zu den Symptomen zählen anhaltende starke Schmerzen, die sich weder durch Bewegung noch durch die Haltung beeinflussen lassen; Kurzatmigkeit oder die Unfähigkeit, schmerzfrei tief zu atmen; die Unfähigkeit, den unteren Teil des Brustkorbs beim Einatmen zu dehnen; Schmerzen im Bereich der Brust oder der Brustwarze.

**Verursachende oder perpetuierende Faktoren:** Schnelles oder langes Laufen, Liegestütze, Heben schwerer Lasten über den Kopf, Klimmzüge, starker Husten.

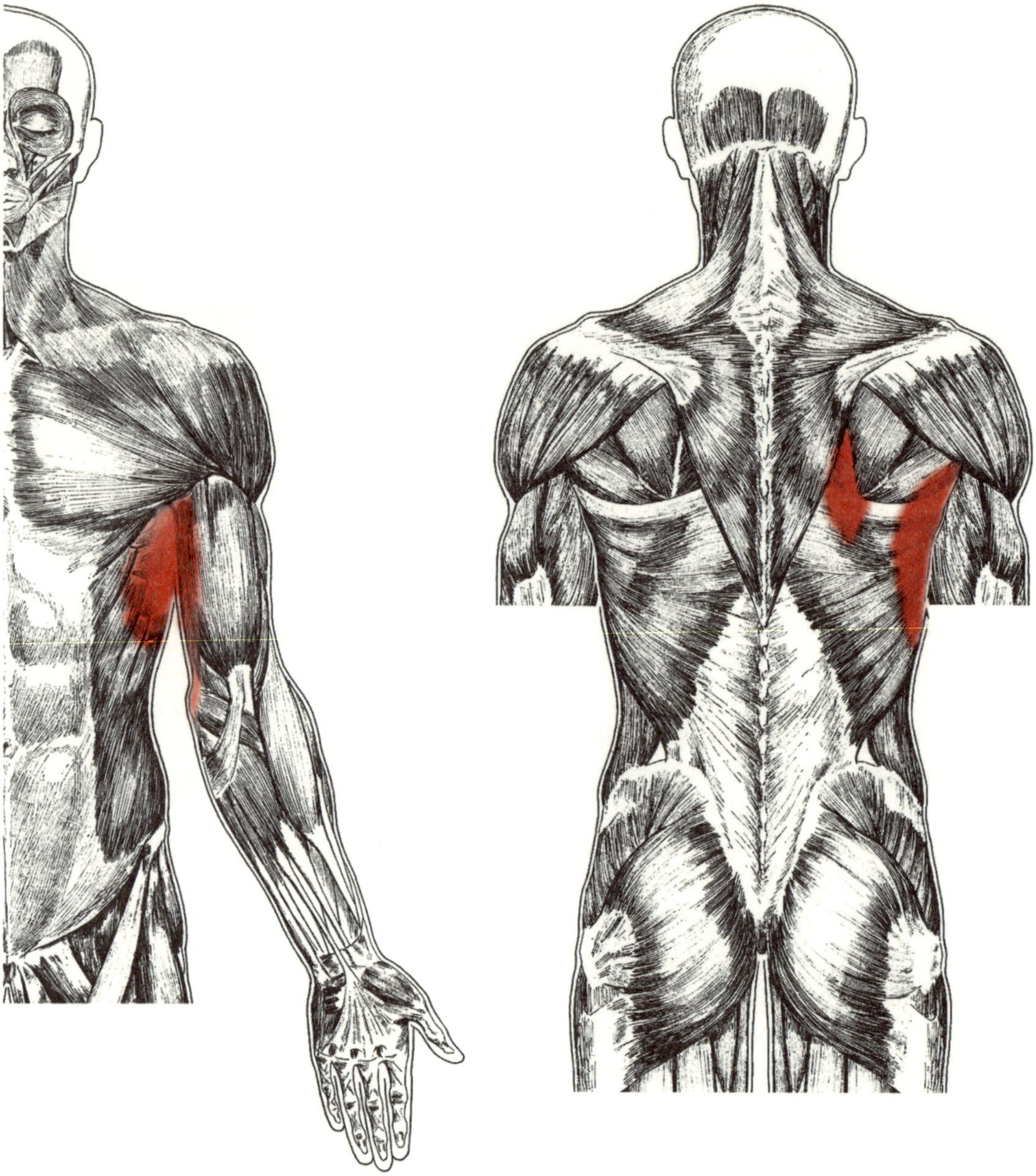

*Schmerzmuster des Serratus anterior*

**Satellitentriggerpunkte:** Latissimus dorsi, Scaleni, und Sternocleidomastoideus (die Muskeln, welche die Atmung unterstützen).

**Betroffene Organsysteme:** Atemsystem und Verdauungssystem

**Assoziierte Zonen, Meridiane und Punkte:** Laterale Zone; Lungenmeridian (Hand Tai-Yin), Milzmeridian (Fuß Tai-Yin), Gallenblasenmeridian (Fuß Shao-Yang); Mi 21, Gb 22 und 23.

**Dehnübungen:**

1. Sie sitzen auf einem Stuhl, legen den Arm der betroffenen Körperseite über die Stuhllehne und halten mit dessen Hand hinter Ihrem Körper die Sitzfläche des Stuhls fest. Fixieren Sie mit diesem Arm Ihre Skapula, und drehen Sie den Brustkorb allmählich in die entgegengesetzte Richtung – wenn Sie beispielsweise auf der linken Körperseite Schmerzen empfinden, dann halten Sie die Stuhllehne mit dem linken Arm fest und drehen den Rumpf nach rechts.
2. Beschreibungen des Dehnens im Türrahmen auf mittlerer und unterer Höhe finden Sie auf Seite 97: Wenn Sie die Unterarme stabil gegen die beiden Seiten des Türrahmens stemmen, können Sie Ihren Körper durch die ausgestreckten Arme hindurch dehnen, so daß sich der Brustraum und der vordere Schulterbereich weiten. Position 1: Halten Sie die Handflächen ungefähr auf Höhe der Ohren; Position 2: Die Ellbogen befinden sich auf gleicher Höhe wie die Schultern.

**Stärkungsübung:** Für diesen Muskel sind keine Stärkungsübungen erforderlich.

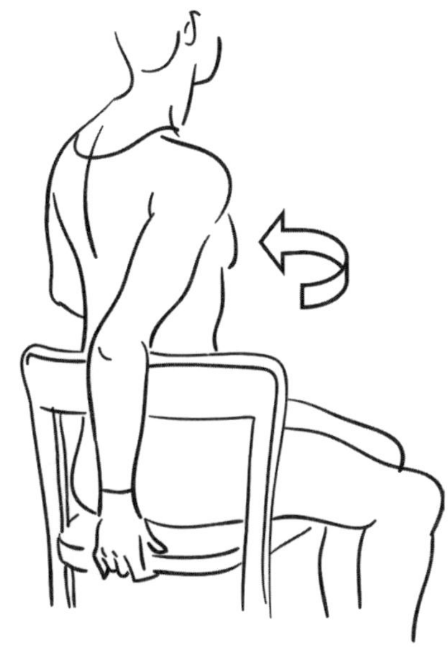

*Dehnübung: Serratus anterior*

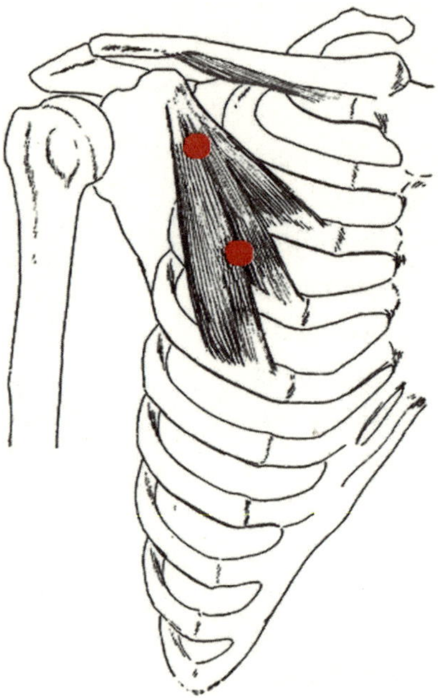

*Pectoralis minor und Triggerpunkte*

# M. pectoralis minor (Kleiner Brustmuskel)

**Proximale Befestigung:** *Processus coracoideus* (Rabenschnabelfortsatz der Skapula)

**Distale Befestigung:** Vorderseite des Brustkorbs auf der Oberseite der dritten, vierten und fünften Rippe.

**Aktivität:** Zieht Skapula und Schulter abwärts und nach vorne; unterstützt die forcierte Einatmung.

**Palpation:** Der Pectoralis minor liegt tiefer als der Pectoralis major, und ihn zu ertasten kann schwierig sein. Beide lassen sich anhand ihres unterschiedlichen Faserverlaufs identifizieren.

Um den Pectoralis minor zu finden, muß man folgende Strukturen erkennen:

- *Processus coracoideus* – verläuft vom oberen Rand des *Processus glenoidalis* nach vorne. Suchen Sie den konkavsten Teil der lateralen Klavikula; bewegen Sie die tastende Hand distal ca. 2,5 cm in Richtung *Trigonum deltoideopectorale* (Mohrenheim-Grube). Bei posterolateralem Druck können Sie den Processus coracoideus als Knochenvorsprung spüren. Dieser Bereich ist sehr schmerzempfindlich.
- *Zweite bis fünfte Rippe* – Lokalisieren Sie die Verbindungen der zweiten bis fünften Rippe mit dem Sternum. Folgen Sie dem Verlauf jeder Rippe und jedes Zwischenrippenraums vom Sternum in Richtung Schulter, und achten Sie beim lateralen Abtasten auf die oberen Konturen der Rippen. Weil die erste Rippe unter der Klavikula liegt, kann man sie nicht ohne weiteres durch Palpation identifizieren. Die zweite Rippe ist die erste distal zur Klavikula deutlich ertastbare Rippe.

Fordern Sie den Patienten auf, in Rückenlage die Arme bequem auf Taillenhöhe auf dem Körper ruhen zu lassen. Bitten Sie ihn, die Schultern nach vorn zu bewegen, indem er die Schulterblätter vom Massagetisch hebt und tief atmet. Indem man den Bereich des Pectoralis minor abtastet, kann man den nun aktivierten Muskel identifizieren. Ertasten Sie durch den Pectoralis major hindurch angespannte Fasern des Pectoralis minor.

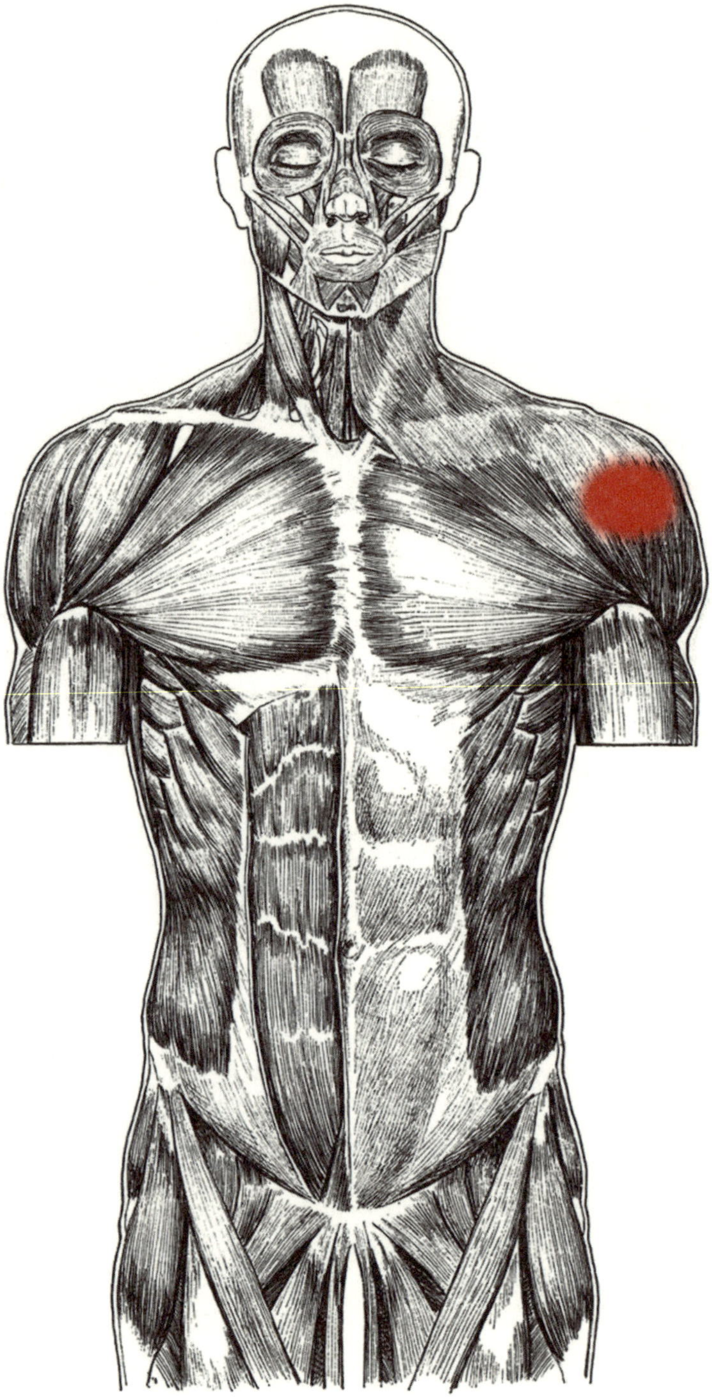

*Schmerzmuster des Pectoralis minor*

**Schmerzmuster:** Schmerzen werden zur Vorderseite der Schulter (in den vorderen Teil des Deltamuskels) und manchmal auch auf die Vorderseite der Brust übertragen; sie können auch ulnarseits des Arms bis in den vierten und fünften Finger ausstrahlen. Zu den Symptomen kann zählen, daß die Möglichkeit, mit dem Arm auf Schulterhöhe nach vorn oder zurück zu greifen, eingeschränkt ist.

**Verursachende oder perpetuierende Faktoren:** gebückte, vorgelehnte Haltung; Stauchungen, wie sie durch den Druck eines Rucksackhaltegurts auf diesen Bereich entstehen können.

**Satellitentriggerpunkte:** Pectoralis major, vorderer Teil des Deltamuskels, Scaleni, Sternocleidomastoideus.

**Betroffenes Organsystem:** Atemsystem

**Assoziierte Zonen, Meridiane und Punkte:** Ventrale Zone; Lungenmeridian (Hand Tai-Yin); Mi 19 und 20.

**Dehnübung:** Drücken Sie die Unterarme kräftig gegen einen Türrahmen, wobei Sie die Handinnenflächen ungefähr auf Ohrhöhe auf das Holz setzen. Dehnen Sie den Körper durch die ausgestreckten Arme hindurch, und weiten Sie auf diese Weise den Brustkorb und den gesamten vorderen Schulterbereich. Wichtig ist dabei, daß die Dehnung ausreicht, um die Skapula zurückzuziehen.

**Stärkungsübung:** Weil der Pectoralis minor zu denjenigen Muskeln zählt, die den Körper aufrecht halten, sind stärkende Übungen für ihn meist nicht erforderlich.

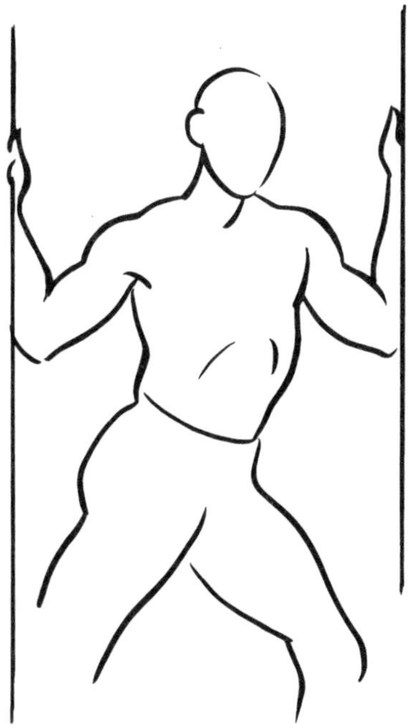

*Dehnübung für den Pectoralis minor*

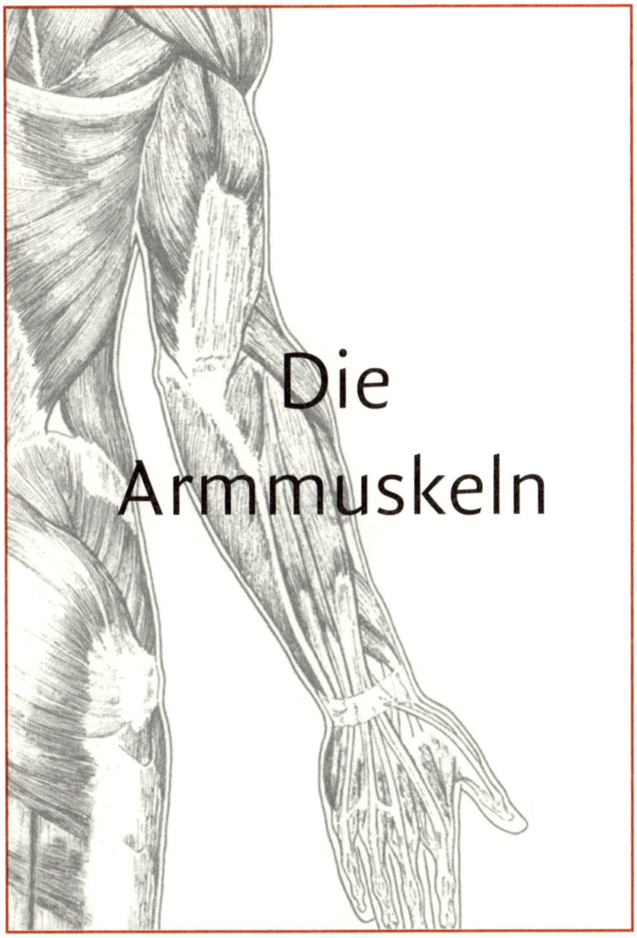

# Die Armmuskeln

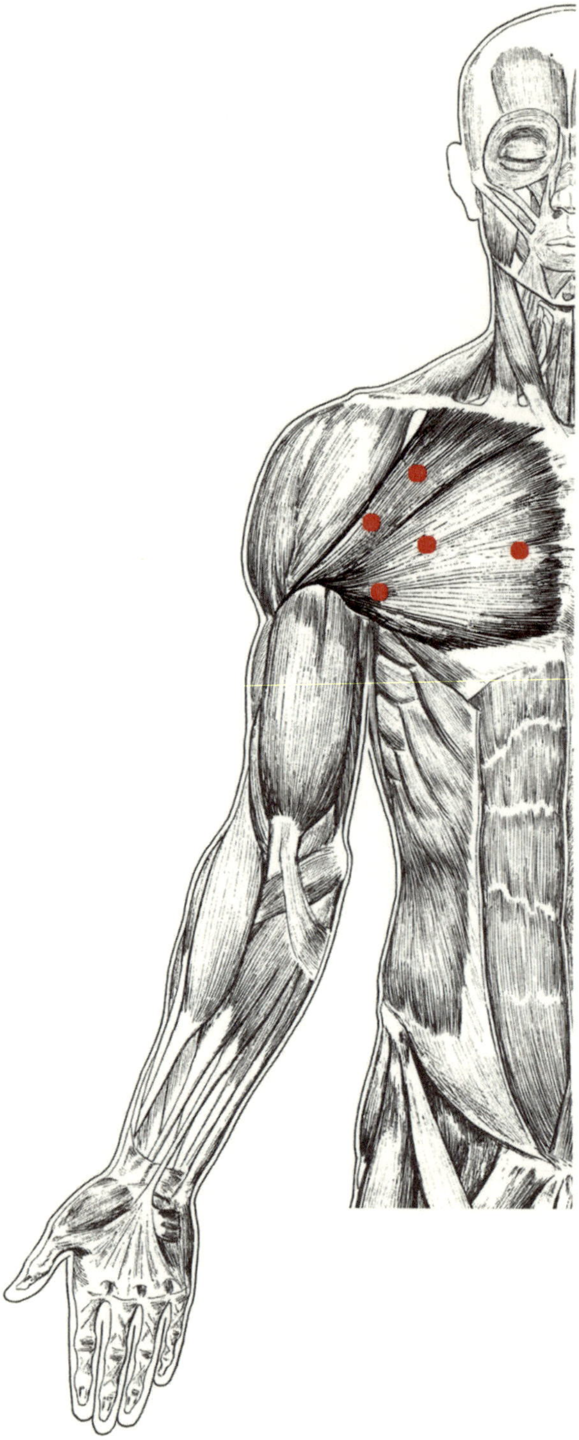

*Pectoralis major und Triggerpunkte*

# M. pectoralis major (Großer Brustmuskel)

**Proximale Befestigung:** Die beiden medialen Drittel der Klavikula; Sternum; Knorpel der zweiten bis siebten Rippe; oberflächliche Muskelfaszien des Obliquus externus und des Rectus abdominis.

**Distale Befestigung:** Laterale Lippe des *Sulcus intertubercularis* (Bizepsrinne des Humerus)

**Aktivität:** Adduktion und Innenrotation des Arms. *Klavikuläre Fasern*: Flexion des Arms, wie beim Berühren des Ohrläppchens auf der anderen Körperseite.

**Palpation:** Der Pectoralis major bildet die vordere Wand der Achselhöhle. Als oberflächlicher Muskel des Brustkorbs ist er deutlich zu erkennen, wenn der Patient gegen seine *Crista iliaca* (Darmbeinkamm) drückt.

Um den großen Brustmuskel zu finden, muß man folgende Strukturen erkennen:

- *Klavikula* – Folgen Sie dem Kurvenverlauf der Klavikula von ihrer Verbindung mit dem Sternum bis zu ihrer Verbindung mit dem Akromion. Medial sind die Konturen der Klavikula konvex, lateral konkav.
- *Sternum* – ein langer, flacher Knochen im Zentrum der Vorderseite des Brustkorbs.
- *Bizepsrinne des Sulcus intertubercularis* – Identifizieren Sie den größeren und den kleineren Humerushöcker, unmittelbar distal zum lateralen Aspekt der Schulterhöhe. (Beide lassen sich am besten bei nach außen gedrehtem Arm ertasten.) Die Bizepsrinne liegt medial zum größeren und lateral zum kleineren Höcker. Beachten Sie, daß die Sehne des langen Muskelkopfes des Bizeps *(M. biceps brachii)* durch die Bizepsrinne verläuft.

Sie können den Pectoralis major am besten lokalisieren, wenn der Patient auf dem Rücken liegt, wobei sein Arm an der Körperseite ruht. Ertasten Sie den Pectoralis major in seinem gesamten Verlauf, beginnend an seiner medialen Befestigung am Sternum und den beiden medialen Dritteln des distalen Aspekts der Klavikula. Bewegen Sie sich seitlich über den Brustkorb zu seiner lateralen Befestigung an der Bizepsrinne. Der laterale Aspekt des Muskels läßt sich leicht von der Brustwand heben, so daß man mit Hilfe des Pinzettengriffs direkt die Fasern ertasten kann.

**Schmerzmuster:** Schmerzen auf der Vorderseite der Schulter, im vorderen Teil des Deltamuskels; sie können auch auf der Vorderseite des Brustkorbs und im Bereich der Brust auftreten. Weiterhin können sie in den Bereich der Ulna und bis in den vierten und fünften Finger ausstrahlen. Manchmal ähneln die Schmerzen den für Angina pectoris typischen.

**Verursachende oder perpetuierende Faktoren:** Übermäßige Belastung durch Heben schwerer Gewichte vor dem Körper; Immobilisierung des Arms in angezogener Haltung; langfristige Rundrückenhaltung; längerfristig erhöhtes Angstniveau; mit einem Herzinfarkt einhergehende viszerosomatische Probleme.

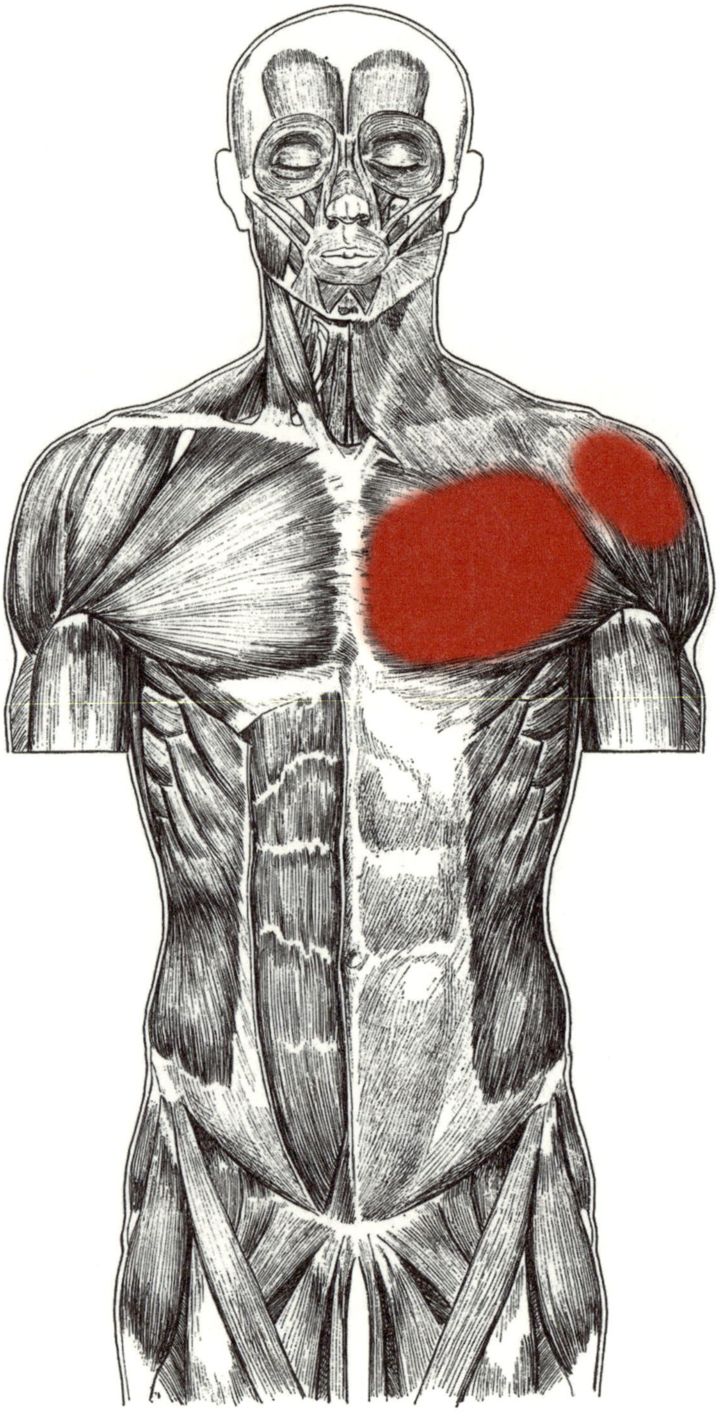

*Schmerzmuster des Pectoralis major*

**Satellitentriggerpunkte:** Anteriorer Teil des Deltamuskels, Sternocleidomastoideus, Scaleni, Trapezius, Rhomboidei.

**Betroffene Organsysteme:** Atemsystem und Herz-Kreislauf-System

**Assoziierte Zonen, Meridiane und Punkte:** Ventrale Zone; Magenmeridian (Fuß Yang-Ming), Lungenmeridian (Hand Tai-Yin), Milzmeridian (Fuß Tai-Yin), Nierenmeridian (Fuß Shao-Yin); Ma 14–16, Ma 18, Lu 1–3, Mi 19 und 20, Ni 22–27.

**Dehnübungen:** Plazieren Sie die Unterarme fest auf beide Seiten des Türrahmens, und dehnen Sie Ihren Körper, indem Sie sich in die Unterarme hineinlehnen; dies weitet den Brustkorb und den vorderen Bereich der Schulter.

1. Die Handflächen befinden sich bei dieser Übungsvariante ungefähr auf Ohrhöhe, damit die oberen Fasern des Pectoralis major gedehnt werden.
2. Die Ellbogen befinden sich auf Höhe der Schultern, damit auch die mittlere Faserschicht des Pectoralis major gedehnt wird.
3. Wenn Sie die Arme vollständig ausstrecken, so daß die Hände sich über dem Kopf befinden, wird die unterste Faserschicht des Pectoralis major gedehnt.

**Stärkungsübung:** Sie liegen auf dem Rücken, die Arme im Winkel von 90 Grad abduziert; die Handflächen weisen zur Decke. Führen Sie eine horizontale Flexion durch, indem Sie die Hände über der Brust zusammenführen. Die Ellenbogen bleiben dabei gestreckt. Kehren Sie mit den Armen allmählich in die Ausgangsposition zurück. Wiederholen Sie dies fünf bis zehn Mal, wobei Sie bei der Beugung bis zwei und während der Rückkehr in die Ausgangsposition weiter bis vier zählen.

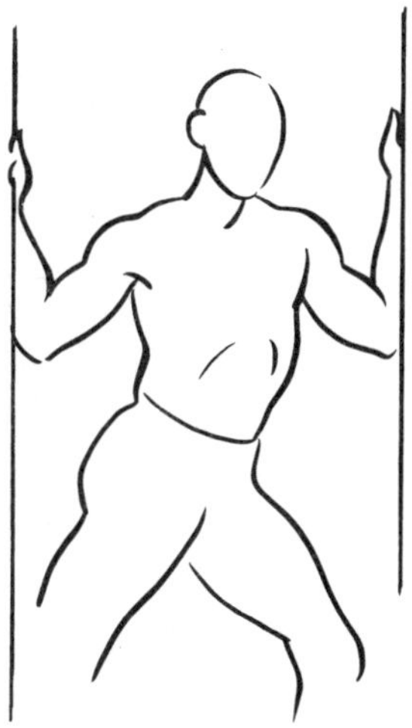

*Dehnübung 1 für den Pectoralis major*

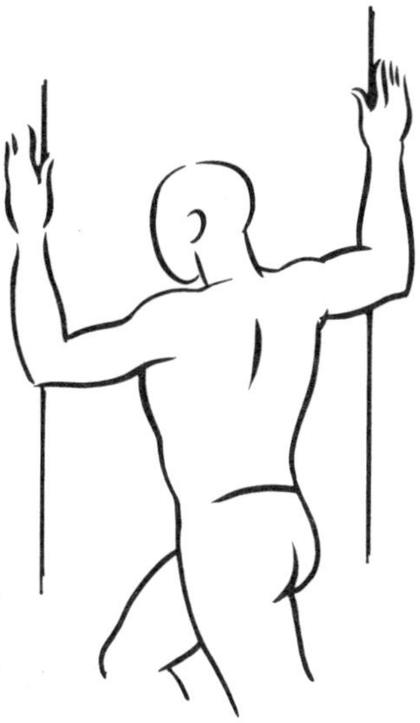

*Dehnübung 2 für den Pectoralis major*

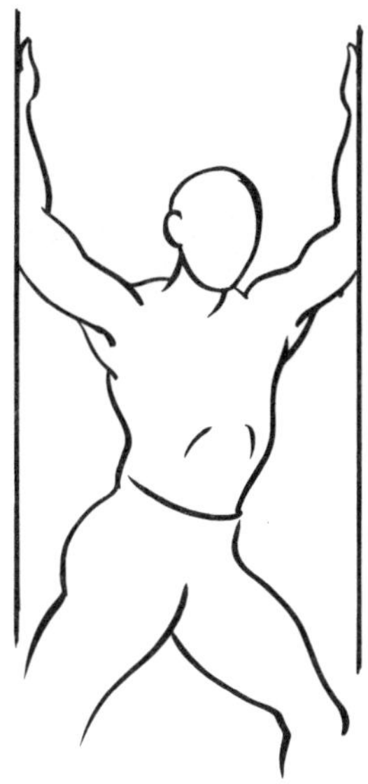

*Dehnübung 3 für den Pectoralis major*

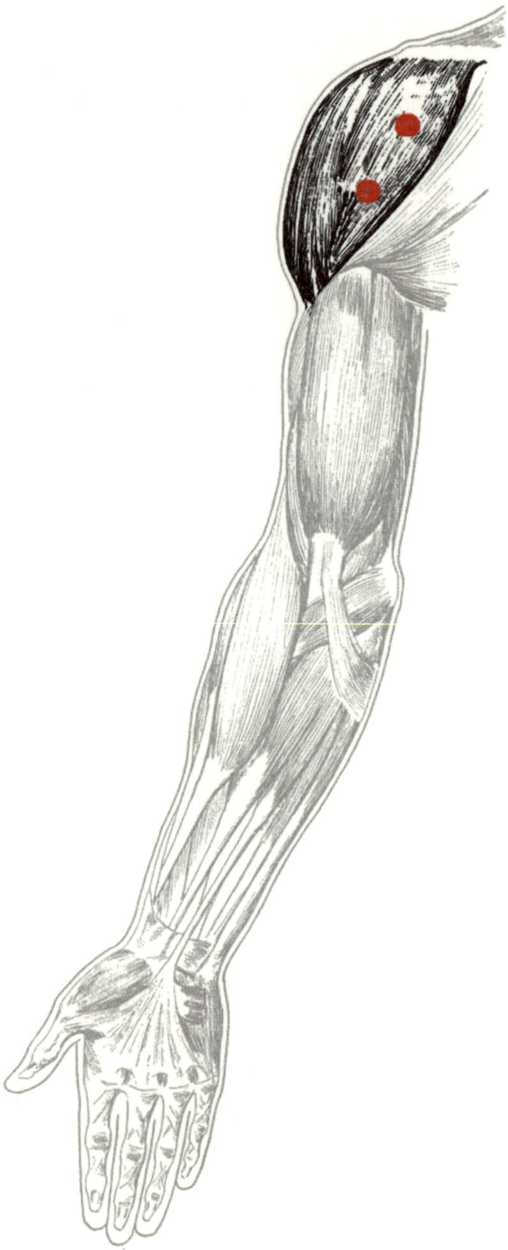

*Anteriorer Deltamuskel und Triggerpunkte*

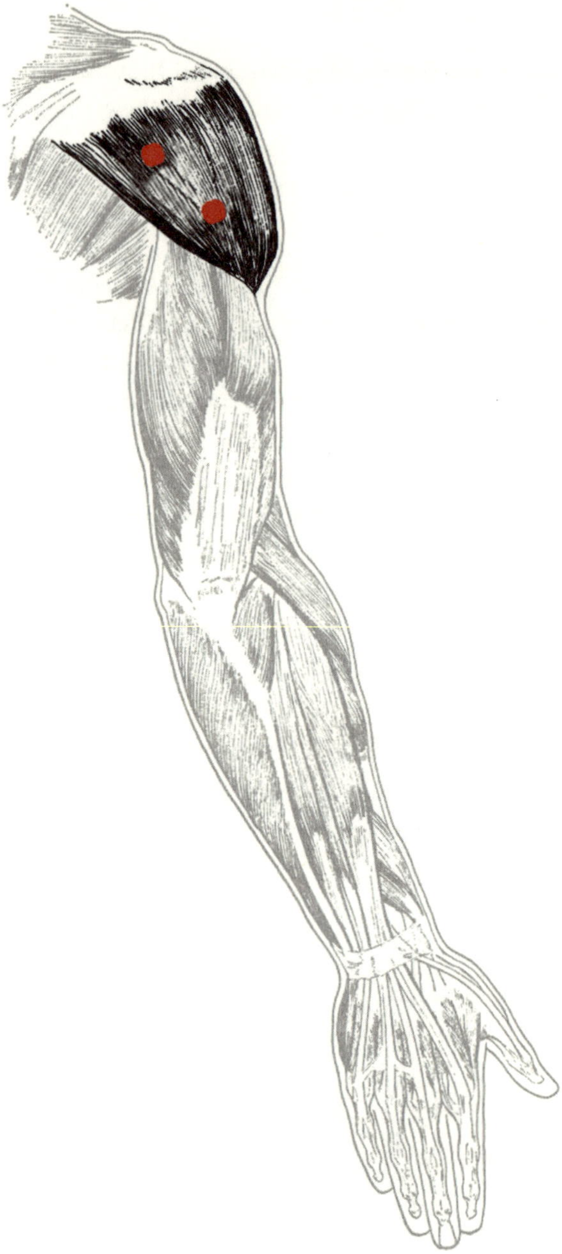

*Posteriorer Deltamuskel und Triggerpunkte*

# M. deltoideus (Deltamuskel)

**Proximale Befestigung:** *Anteriorer Teil:* laterales Drittel der Klavikula. *Medialer Teil:* Akromion. *Posteriorer Teil:* Spina scapula.

**Distale Befestigung:** *Tuberositas deltoidea* (Armhöcker des Humerus)

**Aktivität:** *Anteriorer Teil:* Flexion und Innenrotation des Humerus. *Medialer Teil:* Abduktion des Humerus. *Posteriorer Teil:* Extension und Außenrotation des Humerus.

**Palpation:** Um den Deltamuskel zu finden, müssen Sie die Lage folgender Strukturen kennen:

- *Klavikula* – Folgen Sie dem Kurvenverlauf der Klavikula von ihrer Verbindung mit dem Sternum bis zu ihrer Verbindung mit dem Akromion. Medial sind die Konturen der Klavikula konvex, lateral konkav. Der vordere Teil des Deltamuskels ist mit der Klavikula an deren lateralem konkavem Teil verbunden, wo der *M. pectoralis major* endet.
- *Akromion* – der flache Teil der Skapula am äußersten Punkt des Schultergürtels. Wenn Sie beim Ertasten des Akromions den Humerus abspreizen, können Sie klar zwischen Akromion und Humeruskopf unterscheiden.
- *Spina scapulae* – Folgen Sie dem Verlauf des Akromions auf der Rückseite des Körpers und medial entlang der Spina scapula zu deren Ursprungspunkt, einer abgeflachten dreieckigen Oberfläche am medialen Rand der Skapula. Dieser liegt auf gleicher Höhe wie der Dornfortsatz von Th 3.
- *Tuberositas deltoidea* – Knochenvorsprung ungefähr in der Mitte des lateralen Humerus.

Tasten Sie den Deltamuskel von seinem Ansatz am Schultergürtel aus bis zu seiner Befestigung am Humerus ab. Ertasten Sie dann den anterioren Teil des Muskels, und achten Sie darauf, wo der Deltamuskel an den lateralen konkaven Teil der Klavikula angrenzt. Achten Sie auch auf das *Trigonum deltoideopectorale* (Mohrenheim-Grube) am Verbindungspunkt zwischen Deltamuskel und Pectoralis major. Ertasten Sie den medialen Teil des Deltamuskels, und achten Sie auf seine Befestigung am Akromion. Und ertasten Sie schließlich auf der Rückseite des Körpers den posterioren Teil des Muskels und seine Verbindung zur Spina scapulae. Registrieren Sie, wie sich die drei deutlich unterscheidbaren Teile des Muskels vor ihrem Ansatz an der *Tuberositas deltoidea* vereinen.

**Schmerzmuster:** *Anteriorer Teil:* Schmerz tritt im vorderen und mittleren Teil des Deltamuskels auf; manchmal stellt der Patient fest, daß bei Außenrotation des Arms die Abduktion geschwächt ist. *Posteriorer Teil:* Schmerz wird im hinteren und mittleren Teil des Deltamuskels empfunden; bei Innenrotation des Arms stellt der Patient manchmal eine Schwächung der Abduktion fest.

**Verursachende oder perpetuierende Faktoren:** Direktes Trauma infolge eines Stoßes, einer Überanstrengung oder infolge einer plötzlichen Überlastung.

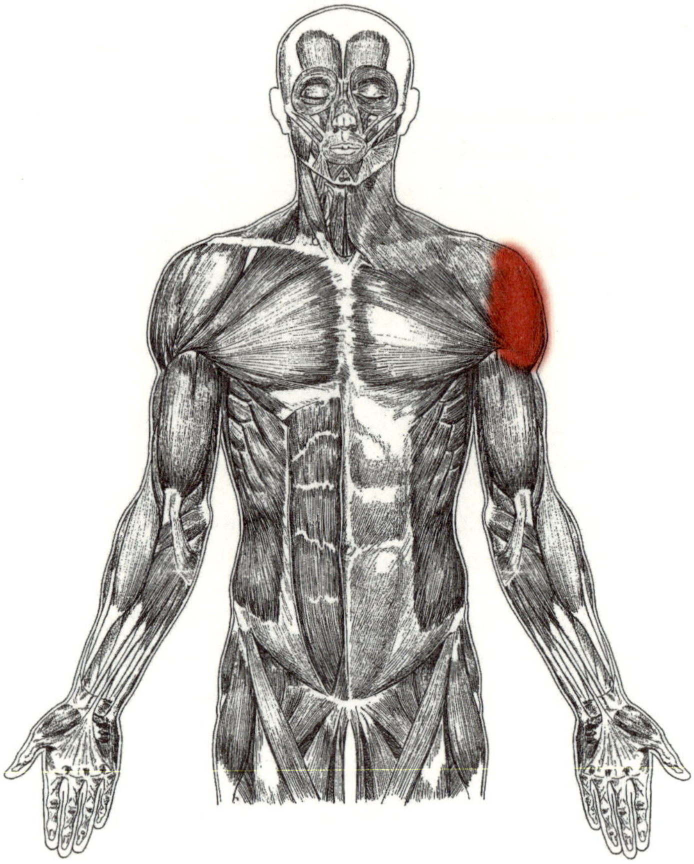

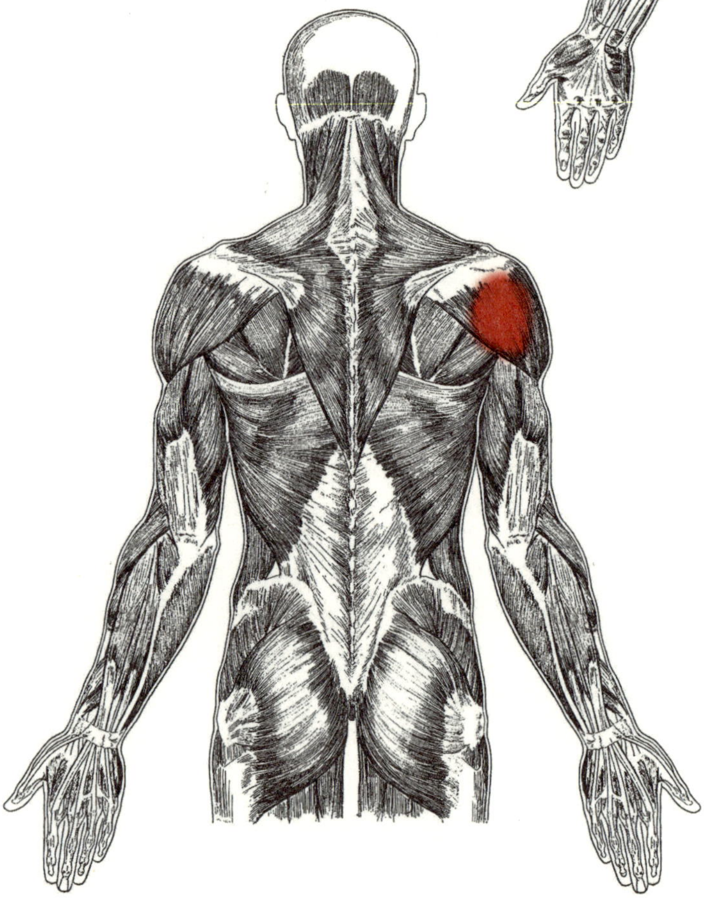

*Schmerzmuster des Deltamuskels*

**Satellitentriggerpunkte:** *Anteriorer Teil:* Pectoralis major, Bizeps, posteriorer Teil des Deltamuskels. *Posteriorer Teil:* Langer Muskelkopf des Trizeps, Latissimus dorsi, Teres major.

**Betroffene Organsysteme:** *Anteriorer Teil:* Atemsystem. *Posteriorer Teil:* Verdauungssystem.

**Assoziierte Zonen, Meridiane und Punkte:** *Anteriorer Teil:* ventrale Zone; Lungenmeridian (Hand Tai-Yin); Lu 1–3. *Posteriorer Teil:* dorsale und laterale Zone; Dickdarmmeridian (Hand Yang-Ming), Dreifacher-Erwärmer-Meridian (Hand Shao-Yang); Di 14 und 15, Dü 10, 3 E 13 und 14.

**Dehnübungen:**

1. *Anteriore Fasern:* Die beiden Handflächen fest auf den Rahmen einer Tür setzen, ungefähr in Höhe der Ohren. Den Körper durch die ausgebreiteten Arme hindurch dehnen, um den Brustkorb und den vorderen Teil der Schulter zu weiten.
2. *Posteriore Fasern:* Ziehen Sie den betroffenen Arm über die Brust, und benutzen Sie den anderen Arm, der hinter dem Ellbogen aufliegt, um die Aktivität zu steuern.

**Stärkungsübungen:** Beide Stärkungsübungen sollten im Stehen ausgeführt werden, wobei die Arme sich an den Körperseiten befinden.

1. Beugen Sie den betroffenen Arm – halten Sie die Ellbogen gestreckt, und bringen Sie den Arm auf Schulterhöhe. Zählen Sie, während Sie in dieser Flexion bleiben, bis zwei; und zählen Sie weiter bis vier, während Sie in die Ausgangsposition zurückkehren. Wiederholen Sie dies acht bis zehn Mal, und vergrößern Sie die Zahl der Wiederholungen, so wie Ihre Kräfte es erlauben. Sie können auch Handgewichte benutzen, um den Kraftaufwand der Muskeln zu erhöhen.
2. Spreizen Sie den betroffenen Arm von der Körpermitte ab, und halten Sie dabei die Ellbogen gerade; bringen Sie den Arm auf Schulterhöhe. Spreizen Sie ihn, und zählen Sie während dessen bis zwei; und kehren Sie in die Ausgangsposition zurück, während Sie weiter bis vier zählen. Wiederholen Sie dies acht bis zehn Mal, und erhöhen Sie die Zahl der Wiederholungen allmählich, wenn Ihre Kraft es Ihnen erlaubt. Sie können die Belastung der Muskeln durch Handgewichte erhöhen.

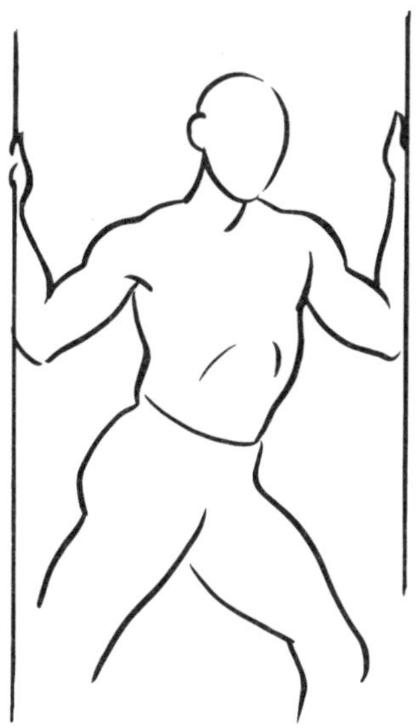

*Dehnübung 1: Anteriorer Deltamuskel*

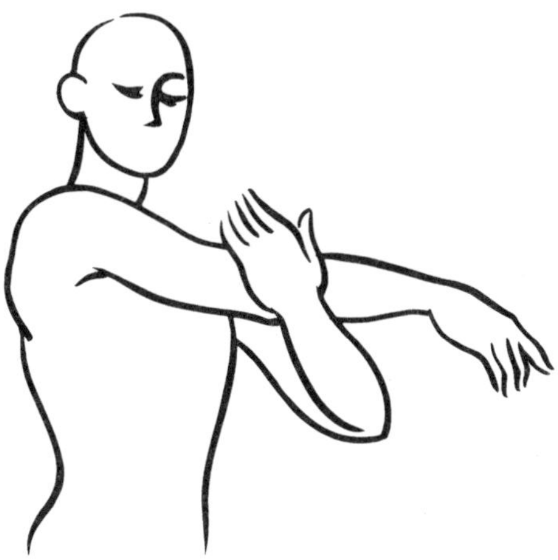

*Dehnübung 2: Posteriorer Deltamuskel*

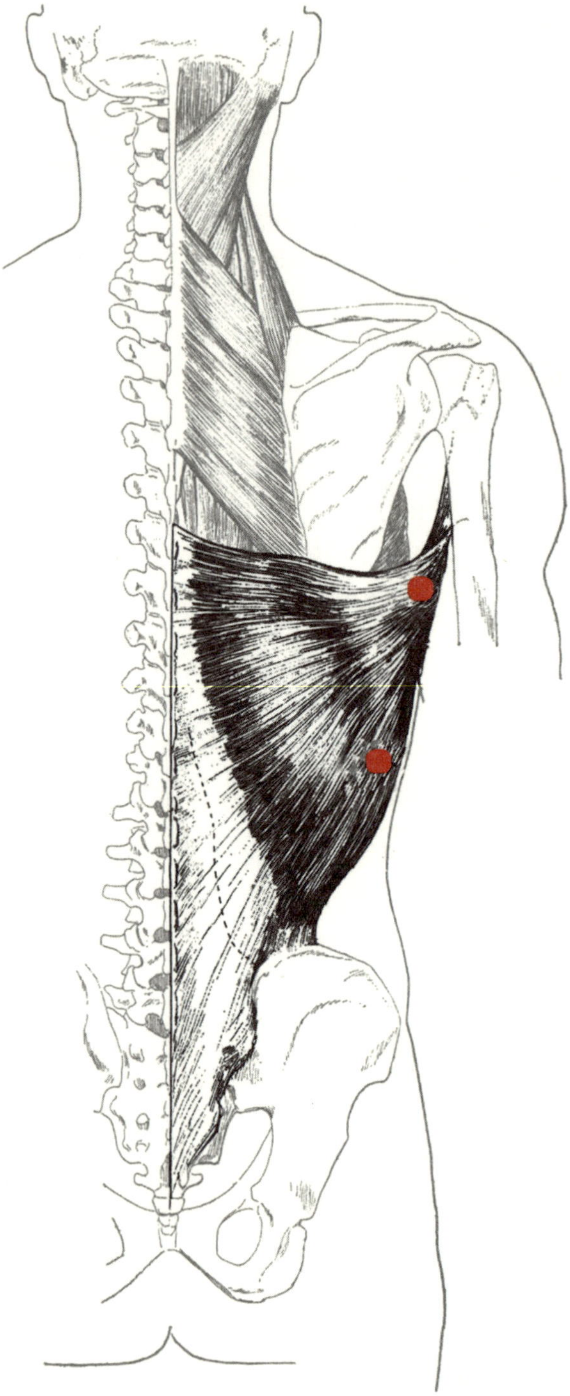

*Latissimus dorsi und Triggerpunkte*

# M. latissimus dorsi (Breiter Rückenmuskel)

**Proximale Befestigung:** Der Latissimus dorsi verbindet sich mit dem Teres major, bevor er am medialen Rand der Bizepsrinne auf dem anterioren Humerusteil ansetzt.

**Distale Befestigung:** Dornfortsätze von Th6–Th12, L1–L5 und Steißbein, *Crista iliaca* via thorakolumbaler Muskelfaszie, die untersten 3–4 Rippen, unterer Schulterblattwinkel.

**Aktivität:** Extension, Adduktion und Innenrotation des Armes an der Schulter.

**Palpation:** Der Latissimus dorsi und der Teres major bilden zusammen die hintere Wand der Achselhöhle. Die Sehne des Latissimus dorsi dreht sich, bevor sie sich dort, wo sie an der Bizepsrinne befestigt ist, mit dem Teres major vereint.

Um den Latissimus dorsi lokalisieren zu können, muß man folgende Strukturen kennen:

- *Dornfortsätze von Th6–12 und L1–5* – Achten Sie auf die unterschiedlichen Größen und Formen der Dornfortsätze von Brustwirbeln und Lendenwirbeln.
- *Crista iliaca* – liegt auf Höhe des Übergangs von L4 zu L5.
- *Unterer Schulterblattwinkel* – der spitze, dreieckige distale Teil des Schulterblatts. Meist liegt er auf Höhe von Th7.
- *Bizepsrinne des Humerus* – Identifizieren Sie die größere und die kleinere Erhebung auf dem Humerus, die unmittelbar distal zum lateralen Teil des Akromion liegen. (Sie lassen sich am besten ertasten, wenn sich der Arm im Zustand der Außenrotation befindet.) Die Bizepsrinne liegt medial zur größeren und lateral zur kleineren Erhebung. Beachten Sie, daß die Sehne des langen Bizepskopfes durch die Bizepsrinne verläuft.

Ertasten Sie den Latissimus dorsi, während sich der Patient in Bauchlage befindet, wobei die Arme mit nach oben gerichteten Handflächen zu beiden Seiten seines Körpers liegen. Benutzen Sie an der hinteren Achselfalte den Zangengriff, und heben Sie den Muskel auf diese Weise sanft vom Brustkorb hoch. Ergreifen Sie ihn entlang seinem lateralen Verlauf, proximal zum unteren Schulterblattwinkel, etwa in der Mitte des lateralen Schulterblattrandes; folgen Sie dem Muskel in Richtung Crista iliaca, wo es immer schwieriger wird, die Muskelfasern voneinander zu unterscheiden.

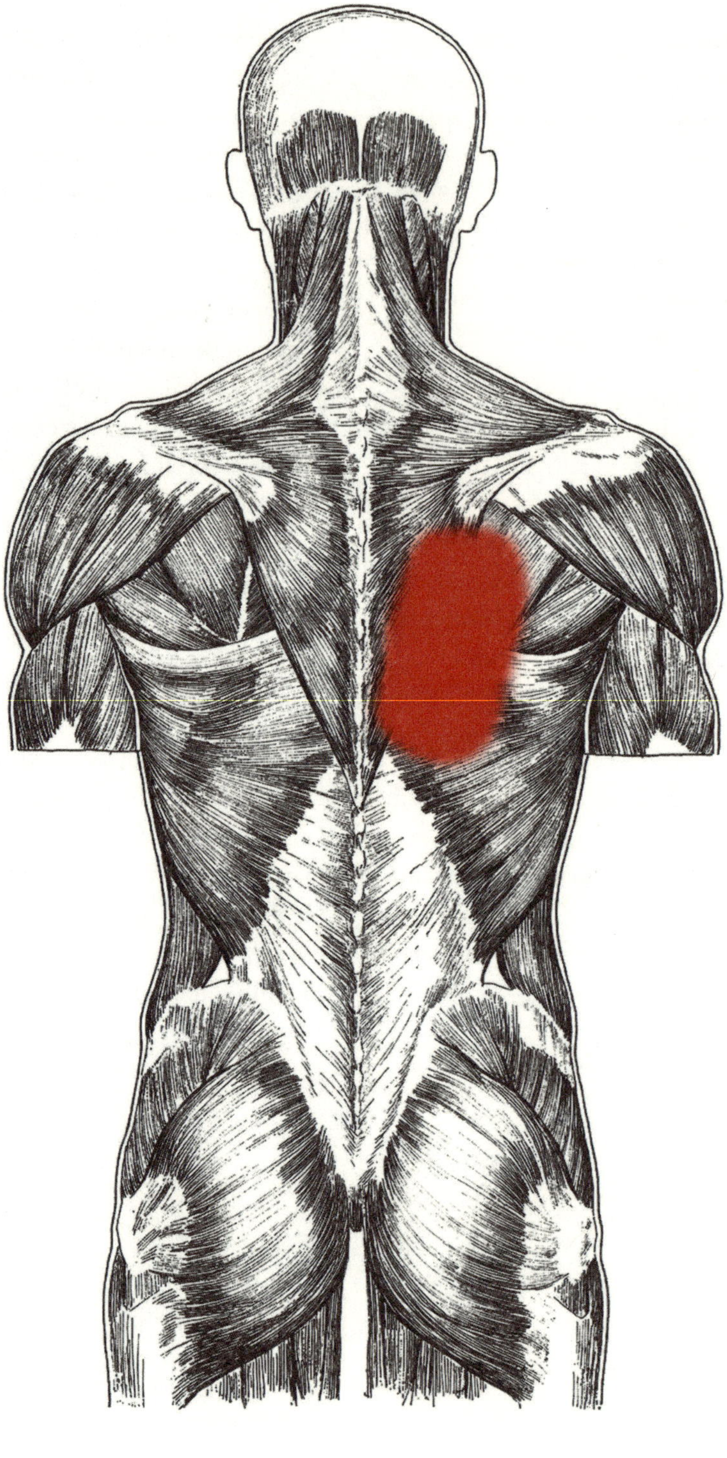

*Schmerzmuster des Latissimus dorsi*

**Schmerzmuster:** Der Schmerz tritt am unteren Schulterblattwinkel und in der umliegenden mittleren Thoraxregion auf. Manchmal greift er auch auf die Schulterrückseite über und verläuft von dort weiter abwärts am medialen Teil des Arms, durch den Unterarm, die Hand bis in den Ringfinger und den kleinen Finger. Der Schmerz wird in diesem Fall durch Aktivität oder Haltungsveränderung weder deutlich stärker noch geringer.

**Verursachende oder perpetuierende Faktoren:** Überlastende Bewegungen von Depressoren, beispielsweise beim Herabziehen von etwas oder beim Halten eines schweren, sperrigen Objekts.

**Satellitentriggerpunkte:** Teres major, Trizeps, Rectus abdominis, Iliocostalis thoracis und lumborum.

**Betroffenes Organsystem:** Verdauungssystem

**Assoziierte Zonen, Meridiane und Punkte:** Dorsale und laterale Zone; Blasenmeridian (Fuß Tai-Yang), Dünndarmmeridian (Hand Tai-Yang); Bl 23, Dü 9.

**Dehnübung:** Strecken Sie beide Arme über den Kopf aus. Ergreifen Sie das Handgelenk der Hand auf der betroffenen Seite mit der anderen Hand. Ziehen Sie Handgelenk und Arm der betroffenen Seite zur gesunden Seite hinüber, und beugen Sie auch den Rumpf zu dieser Seite. Bleiben Sie in dieser Haltung, während Sie bis zehn oder fünfzehn zählen.

**Stärkungsübung:** Sie stehen mit schulterweitem Fußabstand und beugen sich in der Taille, so daß der Oberkörper eine Parallele zum Boden bildet. Dann strecken Sie den Arm der betroffenen Seite in Richtung des entgegengesetzten Fußes. Beugen Sie den Ellbogen in einem Winkel von 90 Grad, und ziehen Sie die Skapula zurück. Der Oberarm folgt der Bewegung der Skapula im Sinne einer Extension, daß er eine Position entlang dem Rumpf einnimmt. Zum Schluß ist sowohl der Rumpf als auch der Oberarm parallel zum Boden positioniert und der Unterarm lotrecht zum Boden. Ziehen Sie den Arm zur Seite, während Sie bis zwei zählen, und greifen Sie nach dem Fuß der anderen Körperseite, während Sie weiter bis vier zählen.

Wiederholen Sie dies acht bis zehn Mal, und erhöhen Sie die Zahl der Wiederholungen, wenn Ihre Muskeln so kräftig geworden sind, daß sie dies problemlos schaffen. Der Rumpf sollte sich während der Übung nicht bewegen.

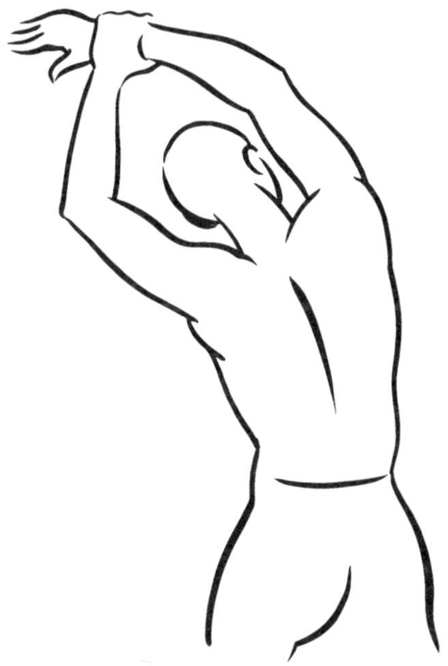

*Dehnübung für den Latissimus dorsi*

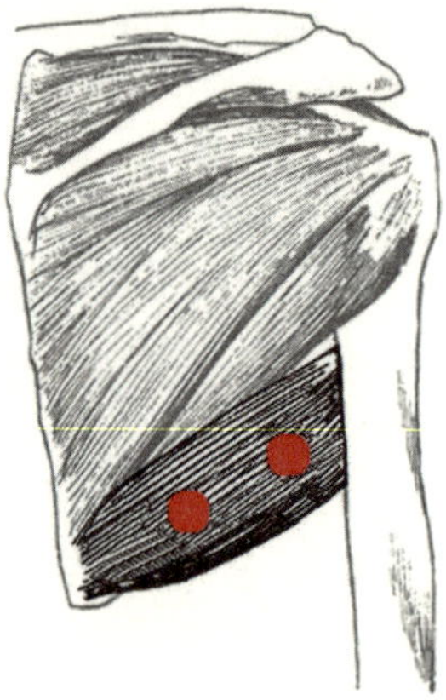

*Teres major und Triggerpunkte*

# M. teres major (Großer Rundmuskel)

**Proximale Befestigung:** Der Teres major vereinigt sich mit dem Latissimus dorsi, bevor beide am medialen Rand der Bizepsrinne am anterioren Aspekt des Humerus ansetzen.

**Distale Befestigung:** Unterer Schulterblattwinkel

**Aktivität:** Innenrotation, Adduktion und Extension des Arms.

**Palpation:** Der Teres major und der Latissimus dorsi vereinigen sich am Punkt ihres Ansatzes an der Bizepsrinne. Die Sehne des Latissimus dorsi vollführt eine Drehung, bevor sie sich mit dem Teres major verbindet.

Den Teres major finden Sie mit Hilfe folgender Strukturen:

- *Unterer Schulterblattwinkel* – der spitze, dreieckige distale Teil der Skapula. Meist liegt der untere Schulterblattwinkel auf Höhe von Th 7.
- *Bizepsrinne des Humerus* – Suchen Sie nach der größeren und der kleineren Erhebung auf dem Humerus, die distal zum lateralen Teil des Akromion liegen. (Sie lassen sich am besten ertasten, wenn sich der Arm im Zustand der Außenrotation befindet.) Die Bizepsrinne liegt medial zur größeren und lateral zur kleineren Erhebung auf dem Humerus. Beachten Sie, daß die Sehne des langen Bizepskopfes durch die Bizepsrinne verläuft.

Ertasten Sie den Teres major an der hinteren Achselfalte, tiefer und stärker medial als der Latissimus dorsi. Angespannte Bänder oder Triggerpunkte im Teres major findet man in der Regel proximal zum Mittelpunkt des lateralen Randes der Skapula.

**Schmerzmuster:** Schmerz wird in den posterioren Bereich des Deltamuskels übertragen. Er kann sich bis zur Extensoroberfläche des Unterarms erstrecken. Der Patient hat Probleme mit der Abduktion des Arms und damit, diesen gegen das Ohr der gleichen Körperseite zu drücken. Schmerzen treten beim Greifen nach vorne und oben auf, wobei die Beweglichkeit nicht nennenswert eingeschränkt ist.

**Verursachende oder perpetuierende Faktoren:** Überlastende Bewegungen von Depressoren, beispielsweise wenn man etwas hoch Liegendes herabzieht oder wenn man ein schweres, sperriges Objekt hält.

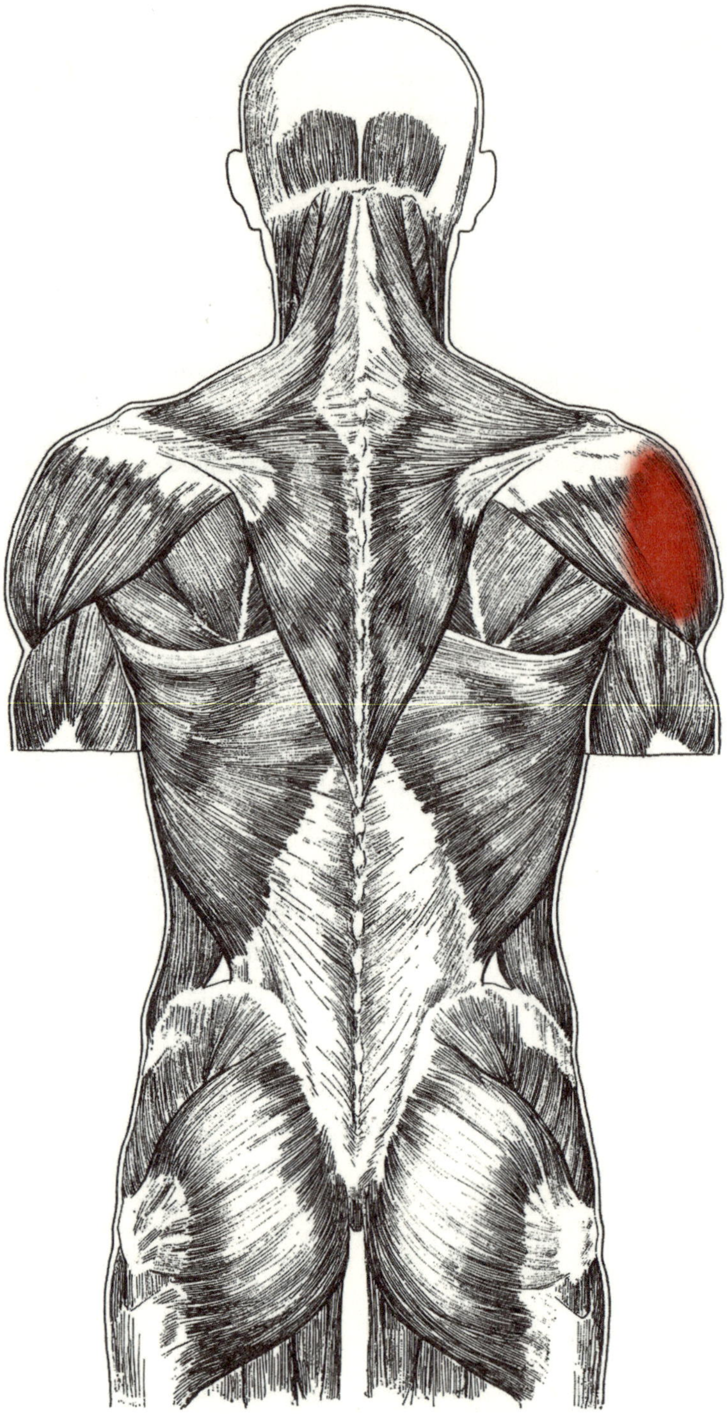

*Schmerzmuster des Teres major*

**Satellitentriggerpunkte:** Langer Muskelkopf des Trizeps, Latissimus dorsi, posteriorer Teil des Deltamuskels, Teres minor, Subscapularis.

**Betroffenes Organsystem:** Verdauungssystem

**Assoziierte Zonen, Meridiane und Punkte:** Dorsale Zone; Dünndarmmeridian (Hand Tai-Yang); Dü 9.

**Dehnübungen:**

1. Strecken Sie beide Arme vollständig über dem Kopf aus. Ergreifen Sie das Handgelenk auf der betroffenen Seite mit der anderen Hand. Ziehen Sie Handgelenk und Arm zur gesunden Seite hinüber, und neigen Sie den Rumpf zu dieser Seite. Bleiben Sie in dieser Haltung, während Sie bis zehn oder fünfzehn zählen.
2. Sie stehen oder liegen auf dem Rücken. Der Ellbogen der betroffenen Seite befindet sich in der Nähe des Ohrs, der Unterarm hinter dem Kopf. Ziehen Sie den Ellbogen zur anderen Körperseite hinüber.

**Stärkungsübung:** Sie stehen mit schulterweit voneinander entfernten Füßen, in der Taille gebeugt, so daß der Oberkörper eine Parallele zum Boden bildet. Strecken Sie nun den Arm der betroffenen Körperseite in Richtung des Fußes der anderen Körperseite. Dann beugen Sie den Ellbogen im Winkel von 90 Grad und ziehen die Skapula zurück. Der Oberarm folgt der Bewegung im Sinne einer Extension in eine Position parallel zum Rumpf und dicht an ihm. Zum Abschluß stehen Rumpf und Oberarm parallel zum Boden, der Unterarm lotrecht zum Boden. Ziehen Sie, während Sie bis zwei zählen, die Arme zur Seite, und greifen Sie nach dem Fuß der anderen Körperseite, während Sie weiter bis vier zählen.

Wiederholen Sie dies acht bis zehn Mal, wobei Sie die Zahl der Wiederholungen erhöhen können, wenn die Kraft Ihrer Muskeln es zuläßt. Der Rumpf sollte sich während dieser Übung nicht bewegen.

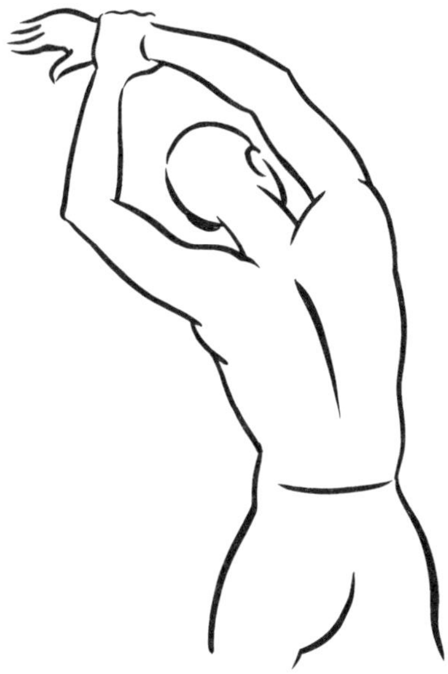

*Dehnübung 1: Teres major*

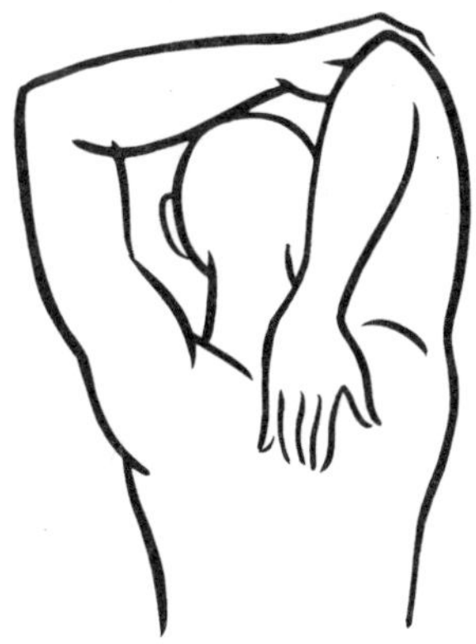

*Dehnübung 2: Teres major*

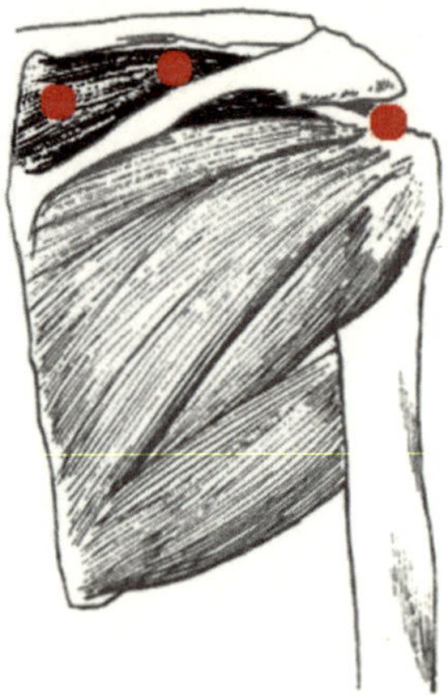

*Supraspinatus und Triggerpunkte*

# M. supraspinatus (Obergrätenmuskel)

**Proximale Befestigung:** *Fossa Supraspinata* der Skapula

**Distale Befestigung:** Oberer Teil des *Tuberculum magnus humeri*

**Aktivität:** Unterstützt den Deltamuskel bei der Abduktion des Humerus, indem er den Humeruskopf nach innen in Richtung Schulterpfanne zieht. Trägt zur Stabilisierung des Humeruskopfes in der Schulterpfanne bei.

**Palpation:** Der Supraspinatus ist einer der vier Muskel der Rotatorenmanschette. Die anderen drei sind der Infraspinatus, der Teres minor und der Subscapularis. Der Supraspinatus verläuft unter dem Trapezius.

Man findet den Supraspinatus, indem man folgende Strukturen identifiziert:

- *Fossa Supraspinata* der Skapula – der dorsale Teil der Skapula, der proximal zur Spina scapulae verläuft.
- *Akromion* – der flache Teil der Skapula am äußersten Punkt des Schultergürtels. Wenn Sie beim Abtasten der lateralen Spitze des Schultergürtels den Humerus abspreizen, können Sie gut zwischen Akromion und Humeruskopf unterscheiden.

Um den Supraspinatus zu ertasten, müssen Sie unter dem Trapezius die *Fossa supraspinata* finden und sich von dort seitlich zum Akromion bewegen. Triggerpunkte und angespannte Bereiche lassen sich am häufigsten ungefähr 2,5 cm lateral zum medialen (den Wirbeln zugewandten) Rand der Skapula und unmittelbar medial zum Akromion, zwischen Klavikula und Spina scapulae ertasten. Die Palpation muß sehr tief reichen, wenn man den gesuchten Muskel durch den Trapezius hindurch identifizieren will; allerdings sollte man unbedingt vermeiden, einen angespannten Muskel mit Gewalt zu durchdringen, um den darunter liegenden Muskel zu erreichen.

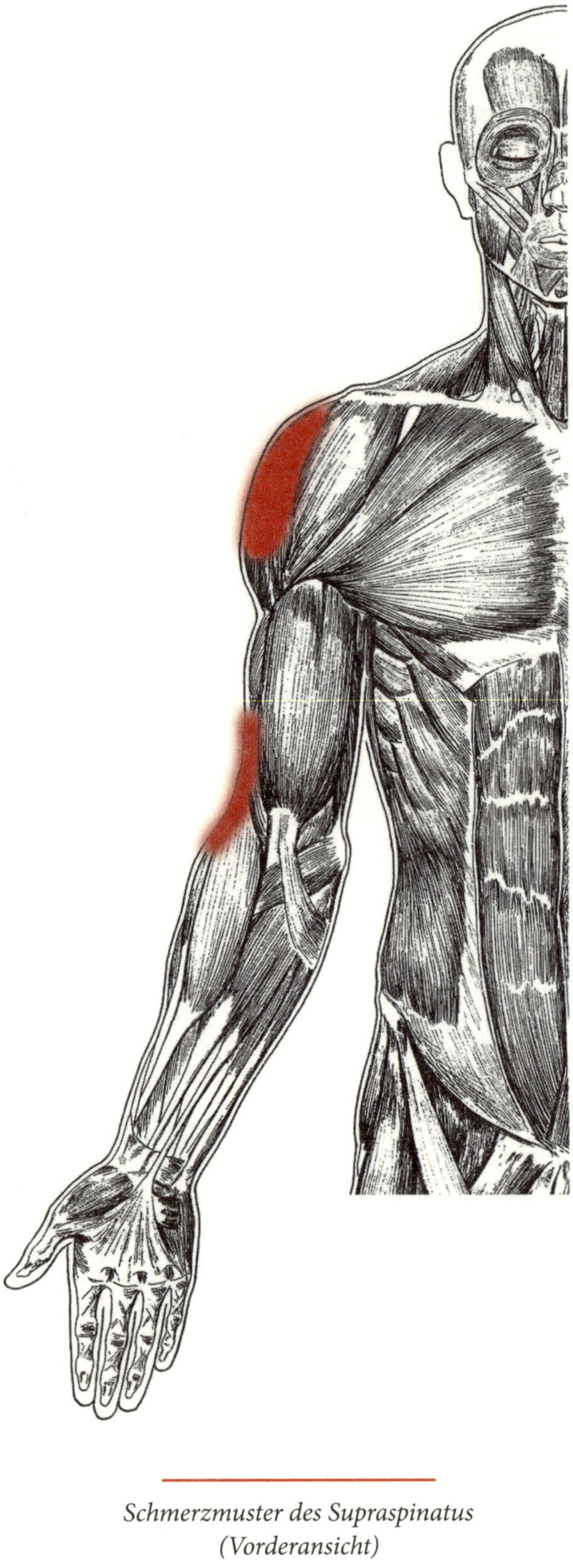

*Schmerzmuster des Supraspinatus (Vorderansicht)*

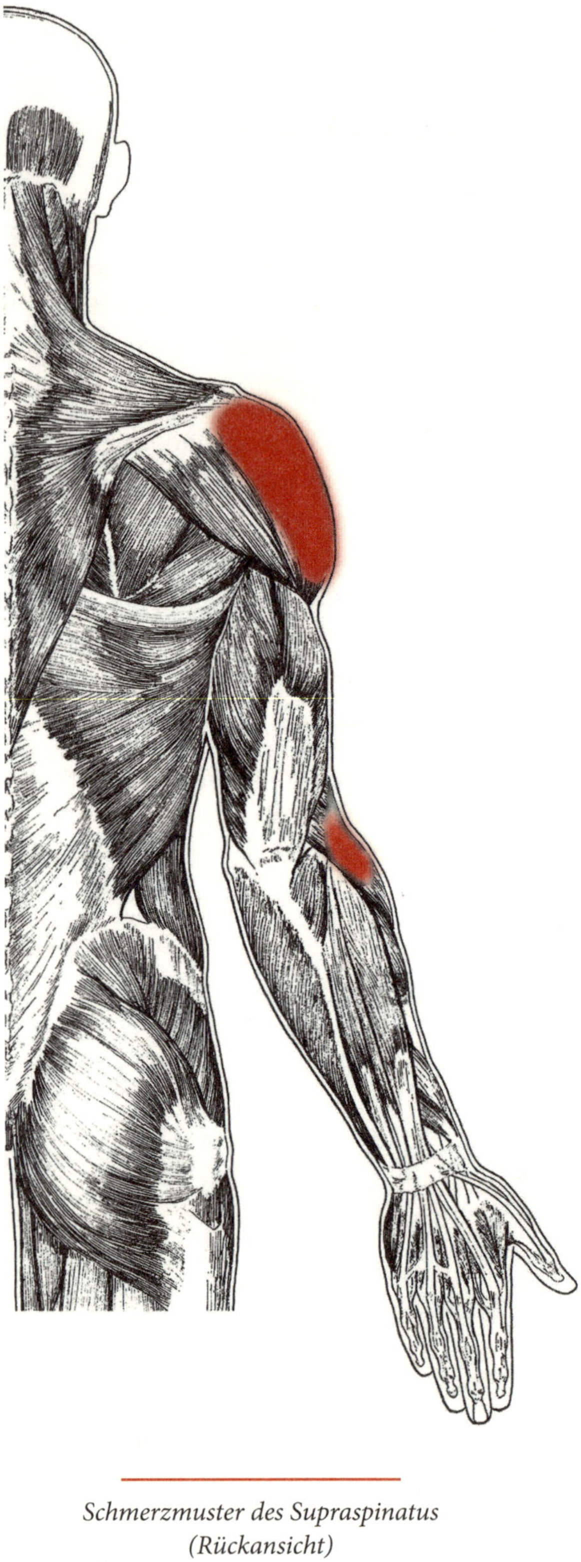

*Schmerzmuster des Supraspinatus (Rückansicht)*

**Schmerzmuster:** Der Schmerz konzentriert sich in diesem Fall auf den mittleren Teil des Deltamuskels, und er wird im Ruhezustand als tiefer Schmerz empfunden. Er erstreckt sich abwärts in den Ober- und Unterarm und konzentriert sich manchmal über dem *Epicondylus lateralis humeri*. In der Regel treten Schmerzen in diesem Zusammenhang im Zustand der Abduktion auf.

**Verursachende oder perpetuierende Faktoren:** Tragen schwerer Gegenstände, wobei der betroffene Arm zu einer Körperseite herabhängt.

**Satellitentriggerpunkte:** Subscapularis, Infraspinatus, mittlerer und oberer Trapeziusteil, Deltamuskel, Latissimus dorsi.

**Betroffene Organsysteme:** Atemsystem und Verdauungssystem

**Assoziierte Zonen, Meridiane und Punkte:** Dorsale Zone; Dickdarmmeridian (Hand Yang-Ming), Dünndarmmeridian (Hand Tai-Yang), Dreifacher Erwärmer (Hand Shao-Yang); Di 16, Dü 12, 3 E 14 und 15.

**Dehnübungen:**

1. Ziehen Sie mit Hilfe des gesunden Arms den betroffenen über den Rücken auf Taillenhöhe leicht aufwärts. Bleiben Sie in dieser Position, und zählen Sie bis 15 oder 20.
2. Wenn Sie flexibler werden, können Sie die Finger des betroffenen Arms zum unteren Schulterblattwinkel der anderen Körperseite hinbewegen. Bleiben Sie in dieser Position, während Sie bis 15 oder 20 zählen.

**Stärkungsübung:** Abduzieren Sie den Arm mit gestreckten Ellenbogen, und zählen Sie dabei bis zwei; kehren Sie anschließend in die Ausgangsposition zurück, während Sie bis vier zählen. Wiederholen Sie diesen Vorgang acht bis zehn Mal, und erhöhen Sie die Zahl der Wiederholungen, sobald Sie mehr Kraft haben. Sie können die Belastung der Muskeln durch Handgewichte erhöhen. Während der ersten 15 bis 20 Grad der Abduktion lastet das Gewicht ausschließlich auf dem Supraspinatus; danach wird der Deltamuskel vollständig aktiviert.

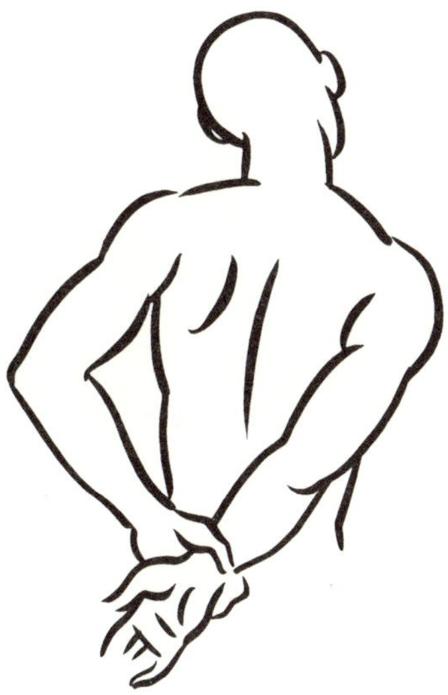

*Dehnübung 1: Supraspinatus*

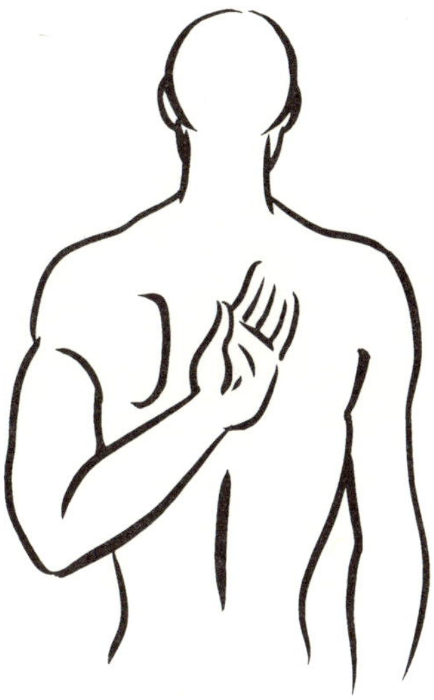

*Dehnübung 2: Supraspinatus*

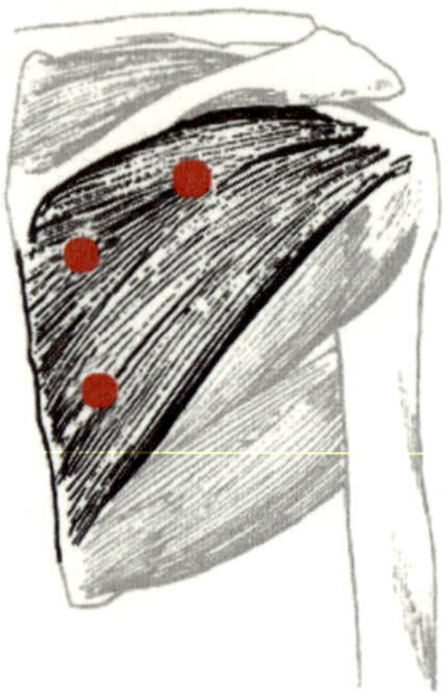

*Infraspinatus und Triggerpunkte*

# M. infraspinatus (Untergrätenmuskel)

**Proximale Befestigung:** An den beiden medialen Dritteln der *Fossa infraspinata*, distal zur Spina scapulae.

**Distale Befestigung:** Posteriorer Aspekt des *Tuberculum majus humeri*, distal zur Verbindung mit dem Supraspinatus.

**Aktivität:** Außenrotation des Arms; trägt bei Aufwärtsbewegungen des Arms zur Stabilisierung des Humeruskopfes in der Gelenkpfanne bei, unterstützt vom Teres minor.

**Palpation:** Der Infraspinatus ist einer der vier Muskeln, die zusammen die Rotatorenmanschette bilden. Die übrigen drei sind der Supraspinatus, der Teres minor und der Subscapularis. Verspannungen und aktive Triggerpunkte im Supraspinatus zählen zu den häufigsten Ursachen von Schulterschmerzen. Dies ist die dritthäufigste Ursache von Problemen, bei denen Triggerpunkte eine Rolle spielen, nur übertroffen vom oberen Trapeziusteil und vom Levator scapulae.

Den Infraspinatus kann man mit Hilfe folgender Strukturen lokalisieren:

- *Fossa infraspinata* der Skapula – der distal zur Spina scapulae liegende Teil der Skapula.
- *Tuberculum majus humeri* – distal zum lateralen Teil des Akromions; am leichtesten zu ertasten, wenn sich der Arm in Außenrotation befindet. Lernen Sie, den Tuberculum majus humeri vom kleineren zu unterscheiden und die zwischen beiden liegende Bizepsrinne zu lokalisieren.

Der Infraspinatus läßt sich am besten durch Palpation mit flachen Fingern in der *Fossa infraspinata* ertasten. Man beginnt dazu an der medialen Grenze der Skapula und bewegt sich von dort lateral in Richtung des Muskelansatzes am Tuberculum majus humeri. Anspannungen und Triggerpunkte treten am häufigsten ca. 1,5–2,5 cm distal zur Spina scapulae auf.

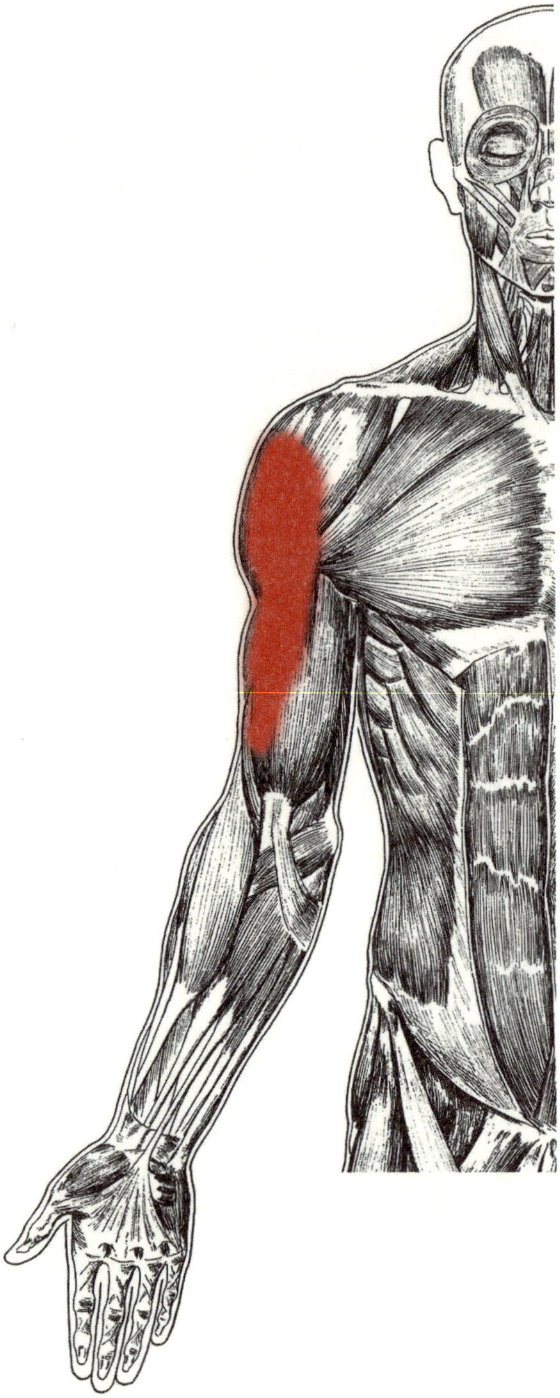

*Schmerzmuster des Infraspinatus*
*(Vorderansicht)*

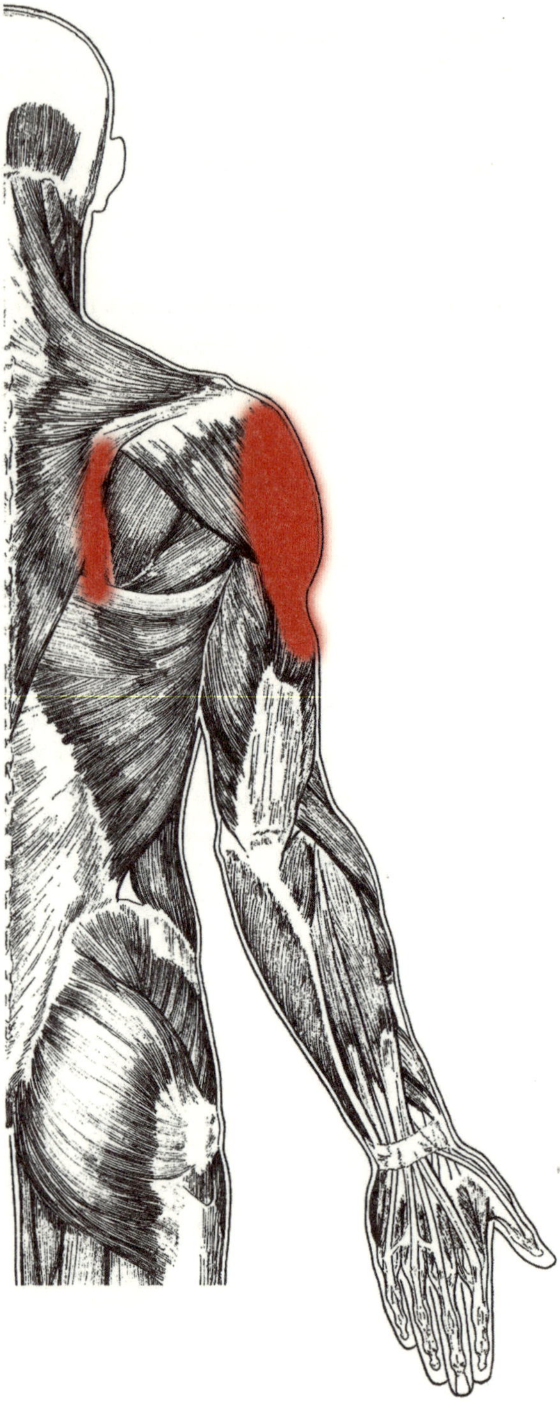

*Schmerzmuster des Infraspinatus*
*(Rückansicht)*

**Schmerzmuster:** Proximale Triggerpunkte übertragen Schmerzen tief in den vorderen Teil des Deltamuskels und in das Schultergelenk, die sich an der Vorderseite des lateralen Aspekts des Arms und manchmal des Unterarms bis in den radialen Teil der Hand erstrecken können. Auch bis in den Bereich unter dem Occiput und in den Nakken hinein können Schmerzen auftreten. Distale Triggerpunkte übertragen Schmerzen zwischen der Spina scapulae und der den Wirbeln zugewandten Seite der Skapula. Auch beim Schlaf in Seitenlage können Schmerzen auftreten. Manchmal sind die Betroffenen nicht in der Lage, hinter ihren Rücken zu greifen.

**Verursachende oder perpetuierende Faktoren:** Übermäßige Belastung beim Ausstrecken eines Arms nach hinten und oben.

**Satellitentriggerpunkte:** Teres minor, vorderer und hinterer Teil des Deltamuskels, Bizeps, Supraspinatus, Teres major, Latissimus dorsi.

**Betroffenes Organsystem:** Verdauungssystem

**Assoziierte Zonen, Meridiane und Punkte:** Dorsale Zone; Dünndarmmeridian (Hand Tai-Yang); Dü 9–11.

**Dehnübungen:**

1. Die Ausgangsposition ist eine horizontale Abduktion des betroffenen Arms im Winkel von 90 Grad; strecken Sie den Arm dann in Richtung Rücken aus, und rotieren Sie Ihre Schulter nach innen. Sobald die Extension ihre Extremposition erreicht hat, beugen Sie den Ellbogen und berühren den unteren Schulterblattwinkel der anderen Körperseite.
2. Ziehen Sie den betroffenen Arm über die Brust, und steuern Sie die Aktivität mit dem anderen, proximal zum Ellbogen plazierten Arm.

**Stärkungsübung:** Sie liegen auf dem Rücken und halten den Arm nah am Rumpf, wobei der Ellbogen im Winkel von 90 Grad gebeugt ist. Ohne Ellbogen und Arm vom Rumpf zu entfernen, drehen Sie den Unterarm, als wollten Sie den Handrükken auf den Boden setzen. Kehren Sie anschließend in die Ausgangsposition zurück.

Wiederholen Sie dies acht bis zehn Mal. Mit Hilfe von Handgewichten können Sie die Belastung des Muskels erhöhen, sobald Sie spüren, daß Sie über mehr Kraft verfügen.

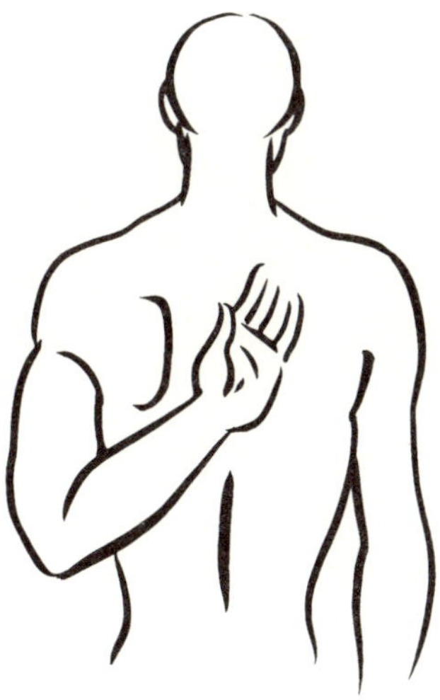

*Dehnübung 1: Infraspinatus*

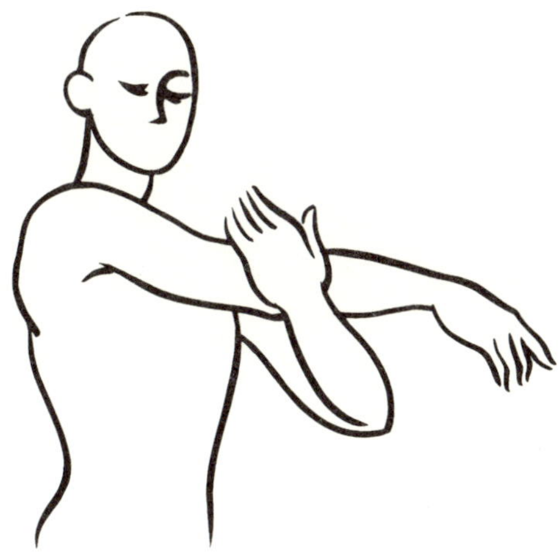

*Dehnübung 2: Infraspinatus*

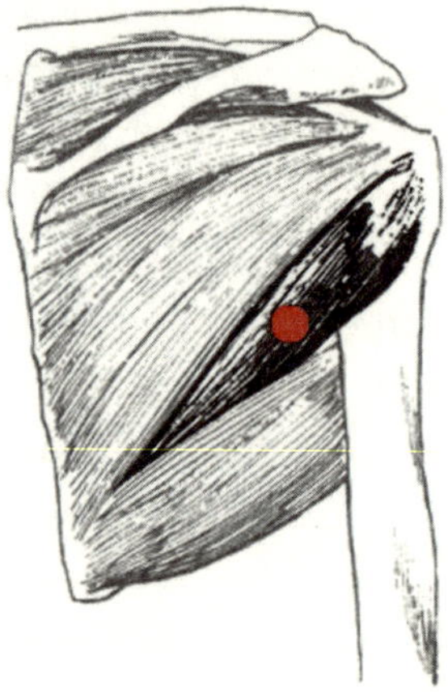

*Teres minor und Triggerpunkt*

# M. teres minor (Kleiner Rundmuskel)

**Proximale Befestigung:** An den proximalen beiden Dritteln des lateralen Schulterblattrandes auf dessen dorsaler Oberfläche.

**Distale Befestigung:** Am posterioren Aspekt des *Tuberculum majus humeri*, distal zur Ansatzstelle des Infraspinatus.

**Aktivität:** Außenrotation des Arms an der Schulter; stabilisiert zusammen mit dem Infraspinatus bei Armbewegungen den Humeruskopf.

**Palpation:** Der Teres minor ist einer der vier Muskeln der Rotatorenmanschette. Die übrigen drei sind der Supraspinatus, der Infraspinatus und der Subscapularis.

Der Teres minor läßt sich mit Hilfe folgender Strukturen identifizieren:

- *Infraspinatus* – siehe Muskelbeschreibung auf Seite 115.
- *Teres major* – siehe Muskelbeschreibung auf Seite 107.
- *Tuberculum majus humeri* (größerer Humerushöcker) – distal zum lateralen Aspekt des Akromion; leicht ertastbar, wenn der Arm sich in Außenrotation befindet. Zu unterscheiden ist das Tuberculum majus humeri vom kleinen, zwischen denen die Bizepsrinne verläuft.

Verspannungen im Teres minor finden Sie am lateralen Rand der Skapula zwischen Infraspinatus (der über dem Teres minor liegt) und Teres major (unter dem Teres minor). Der Teres minor setzt auf der Rückseite des Humerus an, der Teres major auf dessen Vorderseite.

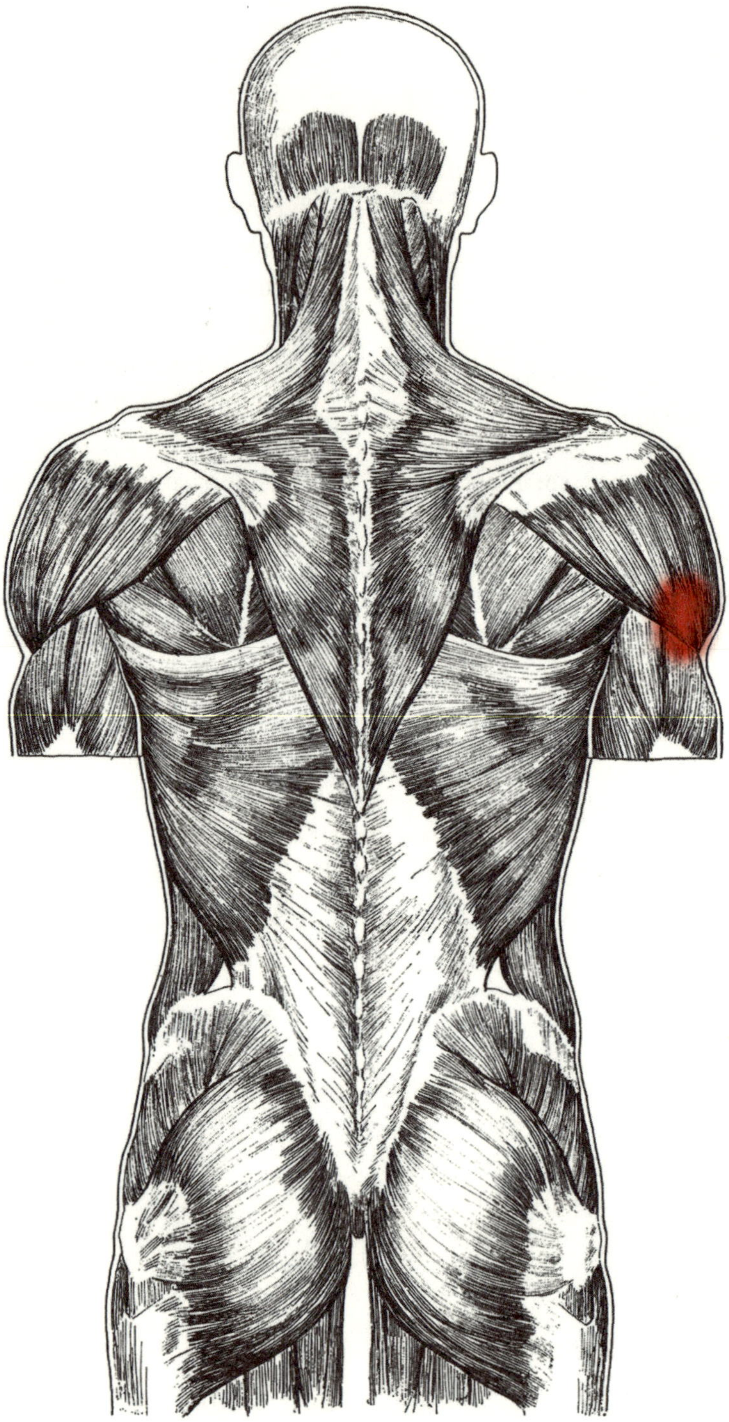

*Schmerzmuster des Teres minor*

**Schmerzmuster:** Schmerzen treten im distalen posterioren Teil des Deltamuskels auf und strahlen gelegentlich in den posterolateralen Oberarm aus. Manchmal sind sie sehr punktuell und tiefreichend, und sie werden deutlicher, wenn es gelingt, Schmerzen und Bewegungseinschränkungen im Bereich des Infraspinatus zu verringern. Bewegungseinschränkungen sind in diesem Fall selten.

**Verursachende oder perpetuierende Faktoren:** Überlastung beim Greifen nach rückwärts und oben.

**Satellitentriggerpunkte:** Infraspinatus

**Betroffenes Organsystem:** Verdauungssystem

**Assoziierte Zonen, Meridiane und Punkte:** Dorsale Zone; Dünndarmmeridian (Hand Tai-Yang); Dü 9.

**Dehnübungen:**

1. Versetzen Sie den Arm in die horizontale Abduktion im Winkel von 90 Grad, und drehen Sie ihn dann auf den Rücken, wozu Sie die Schulter innenrotieren müssen. Sobald Sie den äußersten Punkt der Extension erreicht haben, beugen Sie den Ellbogen und berühren den unteren Schulterblattwinkel auf der anderen Körperseite.
2. Ziehen Sie den betroffenen Arm über die Brust, und lenken Sie seine Bewegungen mit dem anderen Arm, den Sie in der Nähe des Ellbogens des ersteren aufsetzen.

**Stärkungsübung:** Sie liegen auf dem Rücken, halten den Arm in Rumpfnähe und den Ellbogen im Winkel von 90 Grad gebeugt. Ohne Ellbogen und Arm vom Rumpf zu entfernen, drehen Sie den Unterarm, als wollten Sie den Handrücken auf den Boden legen. Anschließend kehren Sie in die Ausgangsposition zurück.

Wiederholen Sie dies acht bis zehn Mal. Wenn Sie merken, daß Ihre Kraft zunimmt, können Sie Handgewichte verwenden, um den Muskel stärker zu belasten.

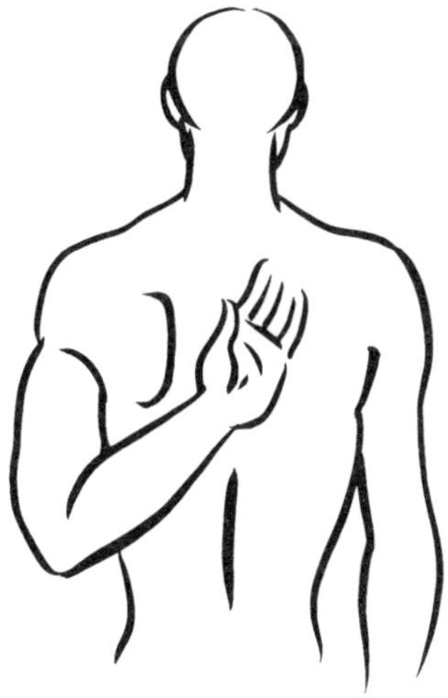

*Dehnübung 1: Teres minor*

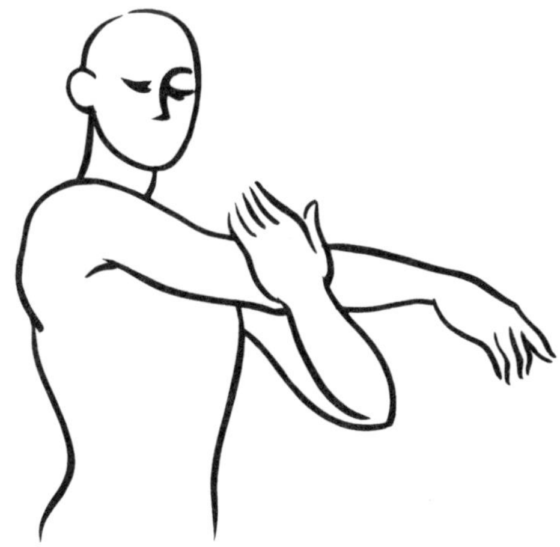

*Dehnübung 2: Teres minor*

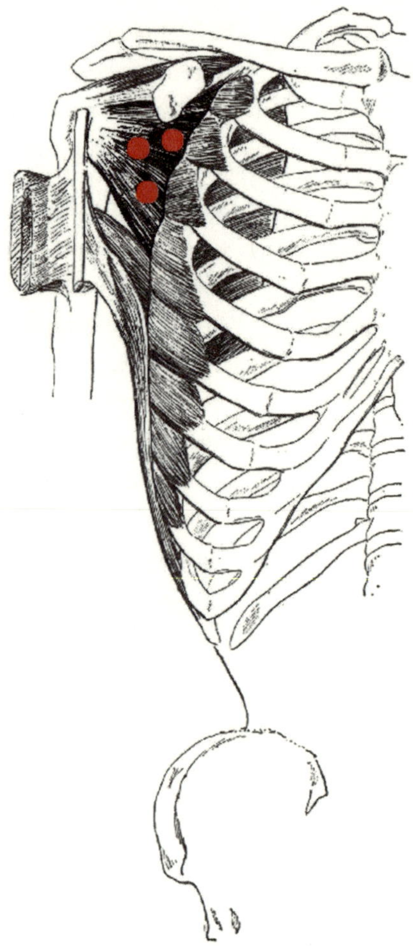

*Subscapularis und Triggerpunkte*

# M. subscapularis (Unterschulterblattmuskel)

**Proximale Befestigung:** *Fossa subscapularis* (costale Oberfläche der Skapula)

**Distale Befestigung:** *Tuberculum minus* auf der Vorderseite des Humerus

**Aktivität:** Innenrotation und Adduktion des Arms an der Schulter. Unterstützt bei Bewegungen des Arms die Stabilisierung des Humeruskopfes in der Gelenkpfanne.

**Palpation:** Der Subscapularis ist einer der vier Muskeln der Rotatorenmanschette. Die übrigen drei sind der Supraspinatus, der Infraspinatus und der Teres minor. Manchmal ist es schwierig, diesen Muskel zu ertasten, weil er auf der Vorderseite der Skapula liegt und an den Brustkorb angrenzt.

Den Subscapularis kann man mit Hilfe folgender Strukturen lokalisieren:

- *laterale Grenze der Skapula,*
- *Rückwand der Achselhöhle,* die der Latissimus dorsi bildet.

Beim Ertasten des Subscapularis sollte der Patient entweder auf dem Rücken oder auf dem Bauch liegen. Der Muskel ist nur bei abgespreiztem Arm erreichbar. Arbeiten Sie sich mittels flächigem Kontakt von vorne zur hinteren Achselhöhlenwand vor, und bewegen Sie sich medial zum Latissimus dorsi und zum Teres major. Spüren Sie mit den Fingerkuppen den harten lateralen Schulterblattrand. Dringen Sie weiter medial vor, und ertasten Sie den Subscapularis vor der Vorderseite der Skapula an deren lateralem Rand. Wie gut es gelingt, den Muskel zu ertasten, hängt von der Beweglichkeit der Skapula vor dem Brustkorb ab.

**Schmerzmuster:** Schmerzen konzentrieren sich auf den vorderen Teil des Deltamuskels, und sie können über die Skapula hinaus und abwärts bis zur Rückseite des Arms reichen. Manchmal bleibt dabei der Unterarm selbst schmerzfrei, und der Schmerz taucht bandförmig um das Handgelenk herum wieder auf. Symptome können eine schmerzhafte Einschränkung der Abduktion und der Außenrotation des Arms sein. Triggerpunkte in diesem Muskel können zur Subluxation (Ausrenkung) des Humeruskopfes beitragen.

**Verursachende oder perpetuierende Faktoren:** Häufig wiederholte Anstrengungen, die eine Innenrotation erfordern, so wie es beim Kraulschwimmen der Fall ist; plötzliches Schultertrauma.

**Satellitentriggerpunkte:** Pectoralis major, Teres major, Latissimus dorsi, langer Kopf des Trizeps, vorderer und hinterer Teil des Deltamuskels.

**Betroffenes Organsystem:** Atemsystem

**Assoziierte Zonen, Meridiane und Punkte:** Dorsale Zone; Dünndarmmeridian (Hand Tai-Yang); Dü 9 und 10.

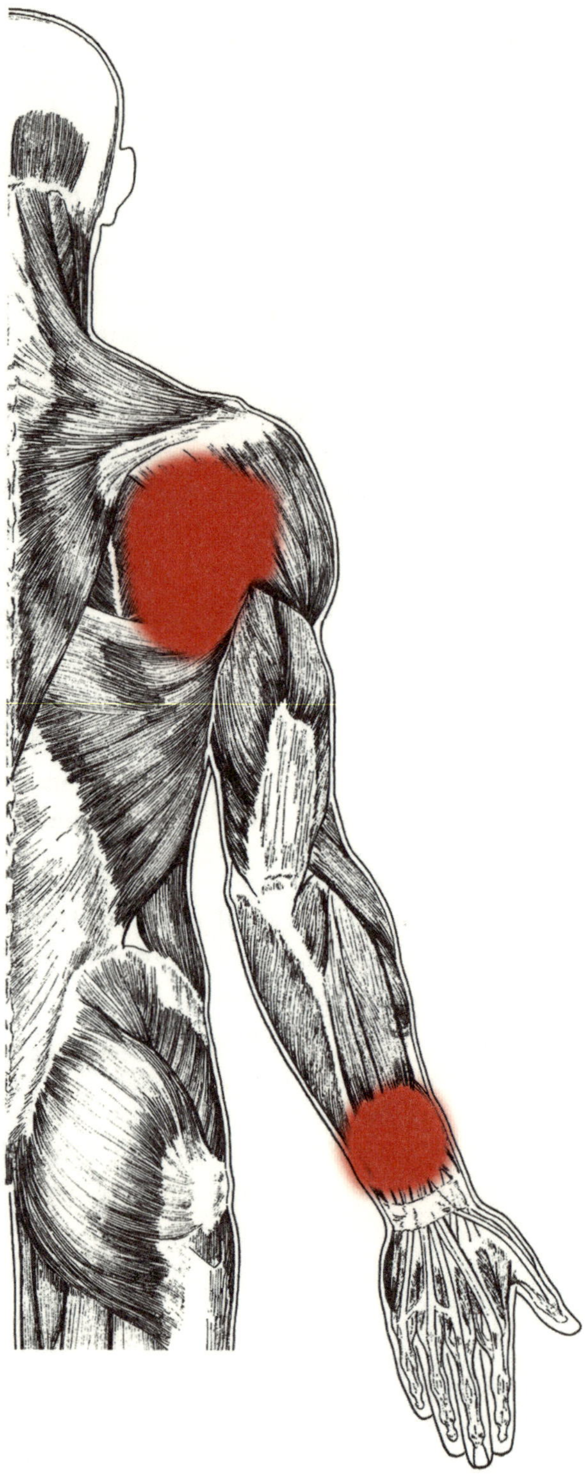

*Schmerzmuster des Subscapularis*

**Dehnübungen:**

1. In der Taille vorbeugen und einen Arm auf einem Tisch ruhen lassen, so daß der Rumpf eine Parallele zum Boden bildet. Den betroffenen Arm, der ein schweres Gewicht hält, gerade herunterhängen lassen und in kleinen Kreisen bewegen. Diese Technik wird auch benutzt, um die Funktionsfähigkeit des Schultergelenks wiederherzustellen.
2. Die beiden Unterarme fest auf die beiden Seiten eines Türrahmens auflegen und den Körper mit Hilfe der ausgebreiteten Arme dehnen. Dies weitet den Brustkorb und den vorderen Teil der Schulter. Die Ellbogen befinden sich bei dieser Übung zunächst auf Schulterhöhe; später die Arme vollständig nach oben ausstrecken, so daß sich die Hände hoch über dem Kopf befinden.
3. Die Ellbogen im Winkel von 90 Grad beugen, den betroffenen Arm abduzieren, und den Ellbogen auf Schulterhöhe heben. Dann den Unterarm hinter den Kopf zurückziehen. Man kann die Dehnung verstärken, indem man unmittelbar hinter dem Ellbogen von hinten leichten Druck auf den Arm ausübt.

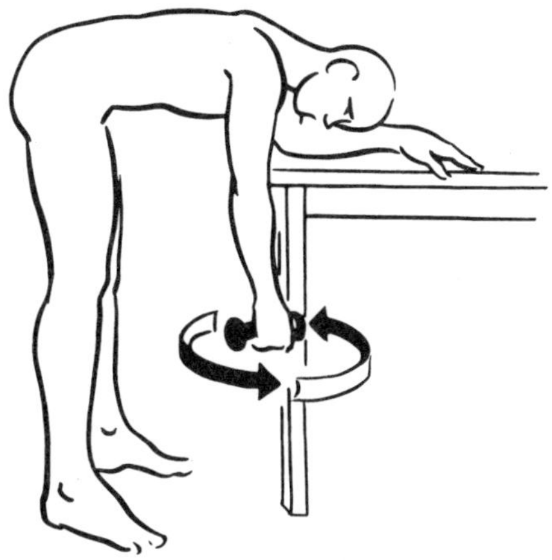

*Dehnübung 1: Subscapularis*

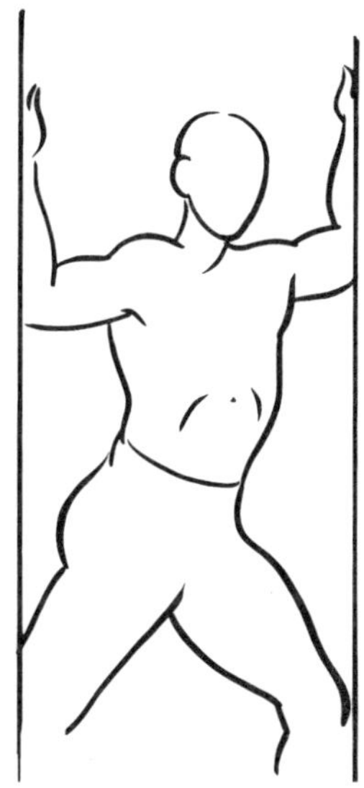

*Dehnübung 2: Subscapularis*

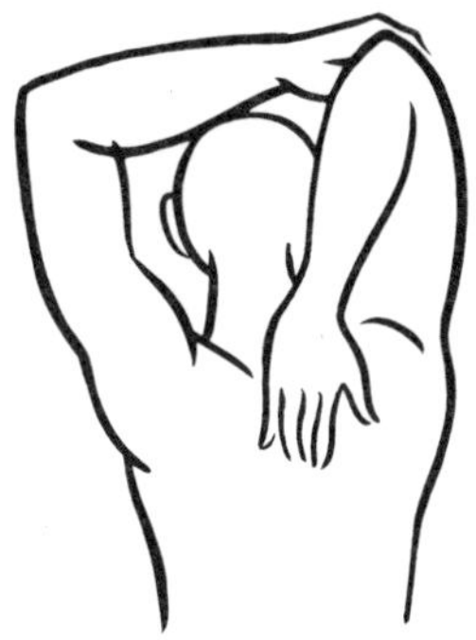

*Dehnübung 3: Subscapularis*

**Stärkungsübung:** Sie liegen auf dem Rücken, Ihr Arm befindet sich in der Nähe des Rumpfes, und der Ellbogen ist im Winkel von 90 Grad gebeugt. Ohne Ellbogen und Arm vom Rumpf zu entfernen, drehen Sie den Unterarm, als wollten Sie den Handrücken auf den Boden setzen. Kehren Sie anschließend in die Ausgangsposition zurück.

Wiederholen Sie dies acht bis zehn Mal. Wenn Sie stärker werden, können Sie zusätzlich Handgewichte benutzen, um die Muskeln zu stärkerer Anstrengung zu zwingen.

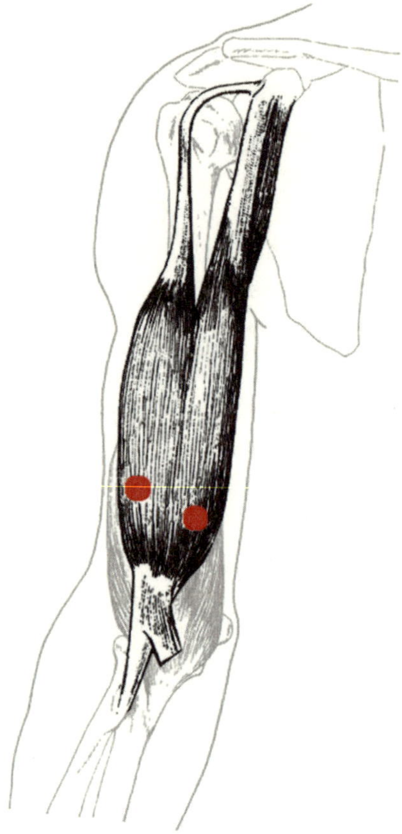

*Bizeps und Triggerpunkte*

# M. biceps brachii (Bizeps)

**Proximale Befestigung:** *Langer Muskelkopf:* Tuberculum supraglenoidale. *Kurzer Muskelkopf:* Processus coracoideus (Rabenschnabelfortsatz der Skapula).

**Distale Befestigung:** Tuberositas radii

**Aktivität:** Flexion des Unterarms am Ellbogen; unterstützt die Flexion des Arms an der Schulter. Ermöglicht Aufwärtsdrehung des Arms gegen Widerstand bei gebeugtem Ellbogen.

**Palpation:** Den Bizeps kann man mit Hilfe folgender Strukturen lokalisieren:

- *Sulcus intertubercularis* (Bizepsrinne des Humerus) – Identifizieren Sie die größere und die kleinere Erhebung auf dem Humerus distal zum lateralen Teil des Akromion. (Sie lassen sich am besten ertasten, wenn sich der Arm im Zustand der Außenrotation befindet.) Die Bizepsrinne liegt medial zur größeren und lateral zur kleineren Erhebung. Achten Sie darauf, daß die Sehne des langen Bizepskopfes durch die Bizepsrinne verläuft.
- *Processus coracoideus* – verläuft im lateralen Drittel vom oberen Rand der Skapula nach vorne. Suchen Sie den konkavsten Teil der lateralen Klavikula; tasten Sie distal etwa 2,5 cm in Richtung *Trigonum deltoideopectorale* (Mohrenheim-Grube). Wenn Sie posterolateral Druck ausüben, spüren Sie den Processus coracoideus als Knochenvorsprung. Dieser Bereich ist sehr empfindlich.

Den starken Bizepsmuskel kann man in seinem gesamten Verlauf ertasten. Beugen Sie den Arm im Winkel von 15 bis 45 Grad, um die Sehne zu lokalisieren, die ihn mit der Erhebung an der Speiche verbindet. Ertasten Sie den oberflächlich verlaufenden Bizeps. Den langen Muskelkopf findet man, indem man seiner Sehne auf ihrem Weg durch die Bizepsrinne folgt. Wenn sich der Arm in Außenrotation befindet, läßt sich die Sehne leichter in ihrer Rinne finden. Den kurzen Muskelkopf kann man erkennen, wo er medial seiner Befestigung am Processus coracoideus zustrebt.

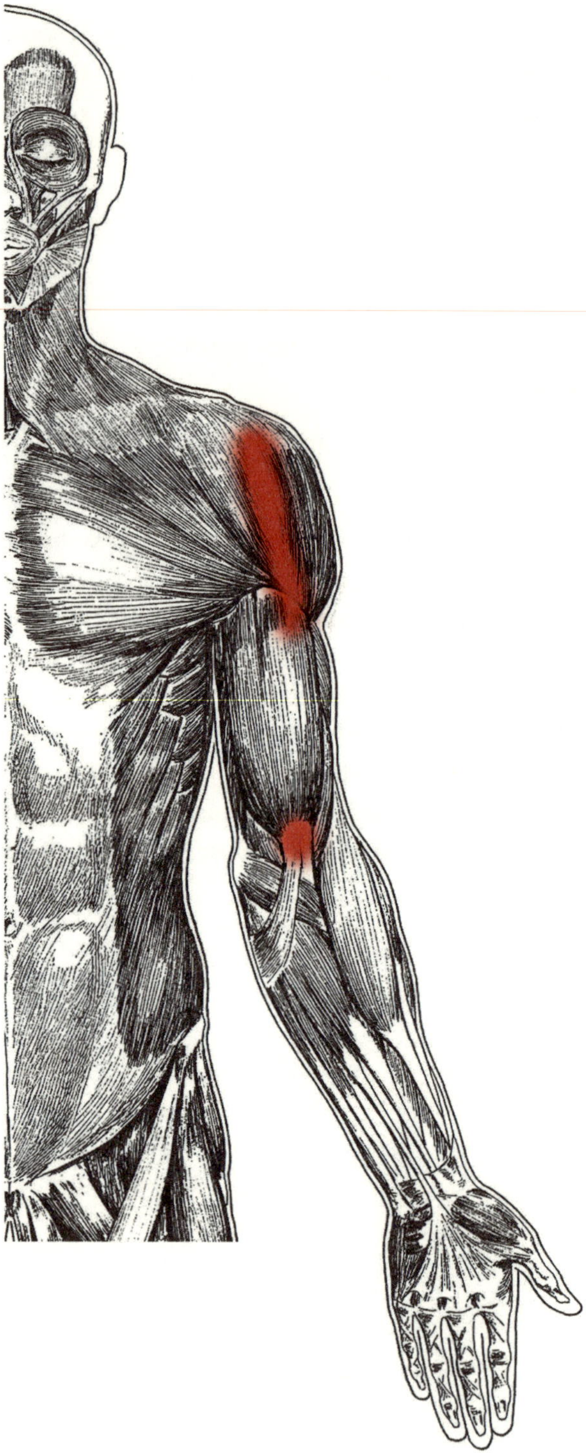

*Schmerzmuster des Bizeps*

**Schmerzmuster:** Oberflächliche Schmerzen im vorderen Bereich der Schulter und des Arms, verbunden mit gewissen Bewegungseinschränkungen.

**Verursachende oder perpetuierende Faktoren:** Länger anhaltende Flexion des Ellbogens; chronische oder akute Belastung durch Sport oder Heben schwerer Gegenstände.

**Satellitentriggerpunkte:** Brachialis, Supinator, Trizeps.

**Betroffenes Organsystem:** Atemsystem

**Assoziierte Zonen, Meridiane und Punkte:** Ventrale Zone; Lungenmeridian (Hand Tai-Yin), Herzbeutelmeridian (Hand Jue-Yin); Lu 3–5, Pe 2 und 3.

**Dehnübung:** Halten Sie sich mit dem betroffenen Arm an einem Türpfosten fest. Die Hand befindet sich dabei auf Schulterhöhe, der Ellbogen ist gerade ausgestreckt, und der Daumen weist zum Boden. Drehen Sie den Körper vom Arm weg, ohne dabei ein Gelenk zu beugen. Bleiben Sie in dieser Haltung, während Sie bis 15 oder 20 zählen.

**Stärkungsübung:** Sie stehen mit am Rumpf anliegenden Armen; die Handinnenflächen weisen zum Boden. Beugen Sie die Ellenbogen, und halten Sie sie eng am Körper. Die Handinnenflächen drehen sich dabei zur Schulter. Kehren Sie langsam in die Ausgangsposition zurück. Führen Sie die Beugung durch, während Sie bis zwei zählen; und zählen Sie während der Rückkehr in die Ausgangsposition weiter bis vier.

Sie stehen nun wieder mit am Rumpf anliegenden Armen, wobei die Handflächen diesmal nach außen weisen. Beugen Sie die Unterarme, und ziehen Sie die Handflächen in Richtung der Schultern, während Sie die Ellbogen nahe am Körper halten. Führen Sie die Beugung aus, während Sie bis zwei zählen, und zählen Sie weiter bis vier, während Sie sie wieder lösen.

Wiederholen Sie beide Übungen acht bis zehn Mal, und erhöhen Sie die Zahl der Wiederholungen, wenn Ihre Kraft es Ihnen erlaubt. Sie können Ihre Muskeln durch Handgewichte zu erhöhtem Kraftaufwand zwingen.

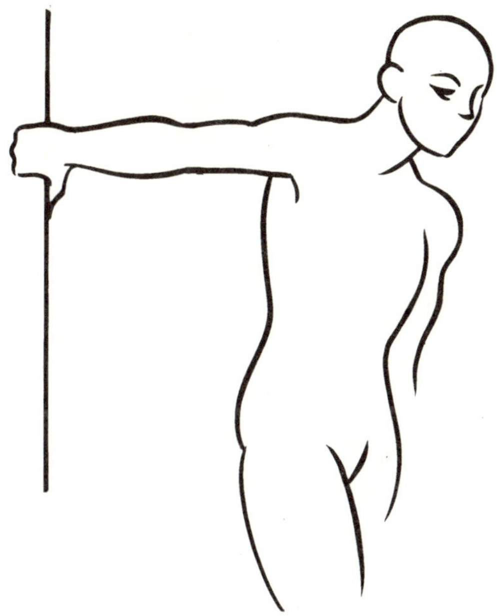

*Dehnübung für den Bizeps*

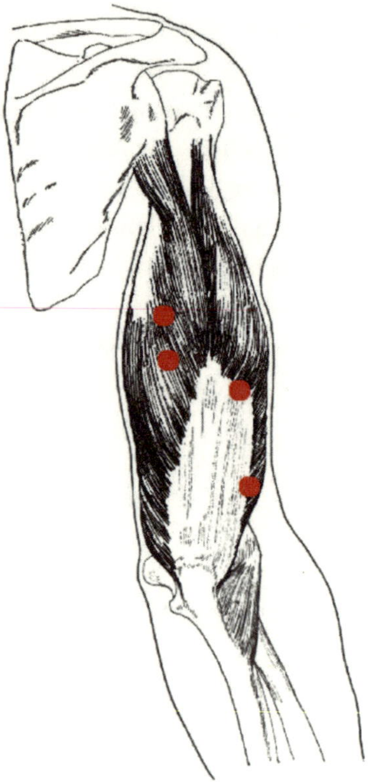

*Trizeps und Triggerpunkte*

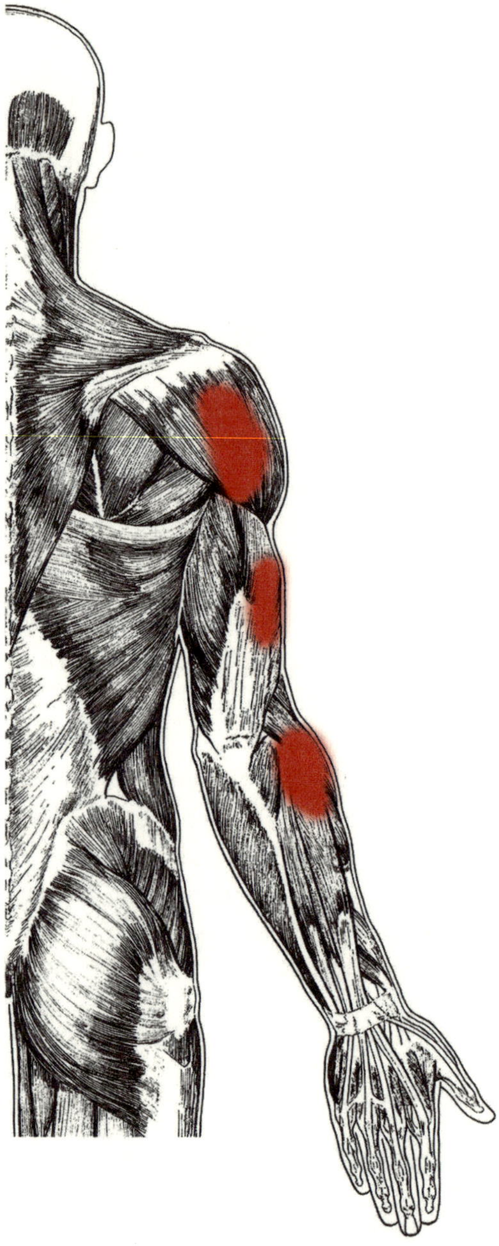

*Schmerzmuster des Trizeps*

# M. triceps brachii (Trizeps)

**Proximale Befestigung:** *Langer Kopf:* Unterhalb des Glenoid liegende Lippe der Skapula. *Lateraler Kopf:* Dorsale Fläche des Humerus, proximal zum Sulcus nervi radialis. *Medialer Kopf:* Dorsale Fläche des Humerus, distal zum Sulcus nervi radialis.

**Distale Befestigung:** Über die gemeinsame Sehne zum Olekranon (Hakenfortsatz der Elle).

**Aktivität:** Extension des Unterarms am Ellbogen. *Langer Muskelkopf:* Unterstützt die Extension und Adduktion des Armes in der Schulter.

**Palpation:** Zur Lokalisierung des Trizeps muß man folgende Strukturen finden:

- *Humeruskopf*
- *Olekranon* – großer Vorsprung am proximalen Ende der Elle

Ertasten Sie den Trizeps in seinem gesamten Verlauf, wobei Sie sich vom Olekranon proximal am hinteren Aspekt des Humerus entlang bewegen. Ertasten Sie den langen Muskelkopf bis zu seiner Befestigung an der Skapula, und kehren Sie dann zu der Stelle zurück, wo der Muskel mit seinem lateralen Kopf einen gemeinsamen Bauch bildet. Der mediale Kopf liegt tief unter dem langen Kopf, doch kann man ihn am distalen Teil des medialen Humerus ertasten. Untersuchen Sie sowohl den posterolateralen als auch den posteromedialen Aspekt des Arms auf verhärtete Faserbündel und angespannte Bereiche im Muskelbauch.

**Schmerzmuster:** Schmerzen im gesamten hinteren Bereich des Arms, einschließlich des lateralen Epicondylus. Schmerzen können im vierten und fünften Finger und/oder im Bereich über der Skapula auftreten. Weist der lange Kopf Verhärtungen oder Triggerpunkte auf, ist der Patient möglicherweise nicht in der Lage, seinen Arm vor dem Ohr vollständig auszustrecken, so daß er über den Kopf ragt.

**Verursachende oder perpetuierende Faktoren:** Überlastungen infolge des Wegdrückens von Objekten oder durch rasche Extension des Unterarms.

**Satellitentriggerpunkte:** Latissimus dorsi, Teres major und minor, Anconeus, Supinator, Brachioradialis, Extensor carpi radialis.

**Betroffenes Organsystem:** Verdauungssystem

**Assoziierte Zonen, Meridiane und Punkte:** Dorsale Zone; Dreifacher-Erwärmer-Meridian (Hand Shao-Yang); 3 E 10–13.

**Dehnübung:** Setzen Sie die Handfläche des betroffenen Arms auf die Spina scapulae der gleichen Körperseite. Ziehen Sie den Ellbogen in Richtung Ohr und hinter den Kopf zurück. Sanfter Druck von hinten auf den Bereich proximal zum Ellbogen verstärkt die Dehnung. Bleiben Sie in dieser Haltung, während Sie bis zehn oder fünfzehn zählen.

**Stärkungsübung:** Sie stehen oder sitzen in einer bequemen Haltung. Plazieren Sie die Hand in Höhe der Spina scapulae der gleichen Körperseite, und ziehen Sie den Ellbogen in Richtung Ohr. Strecken Sie nun den Ellbogen und damit den ganzen Arm, ohne den Oberarm zu bewegen. Zählen Sie bis zwei und dann weiter bis vier, während Sie in die Ausgangsposition zurückkehren.

Wiederholen Sie die Übung acht bis zehn Mal, und erhöhen Sie die Zahl der Wiederholungen, wenn der Muskel stärker wird. Sie können auch Handgewichte benutzen, um die muskuläre Anstrengung zu intensivieren.

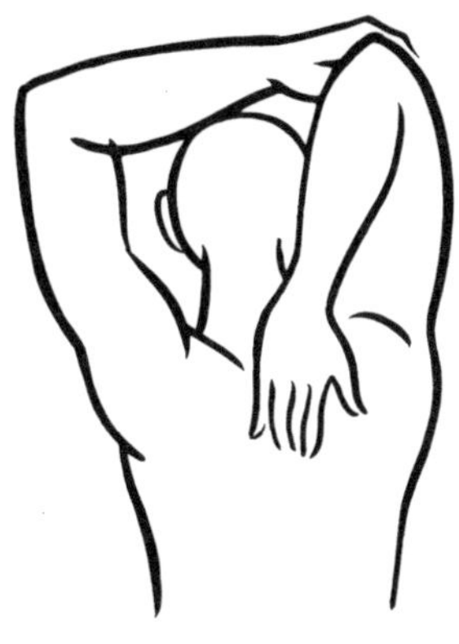

*Dehnübung für den Trizeps*

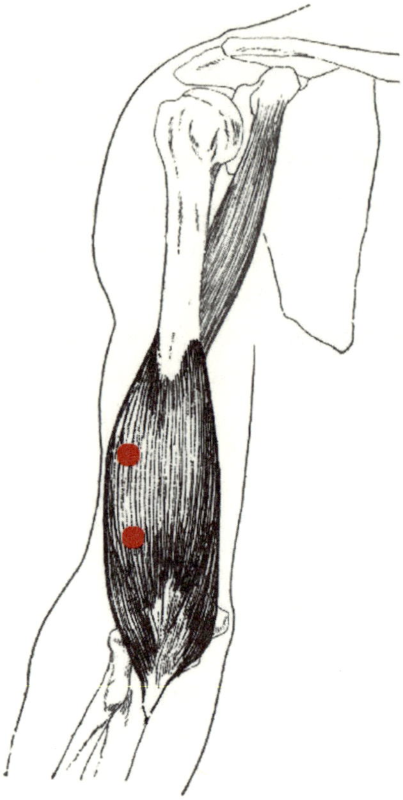

*Brachialis und Triggerpunkte*

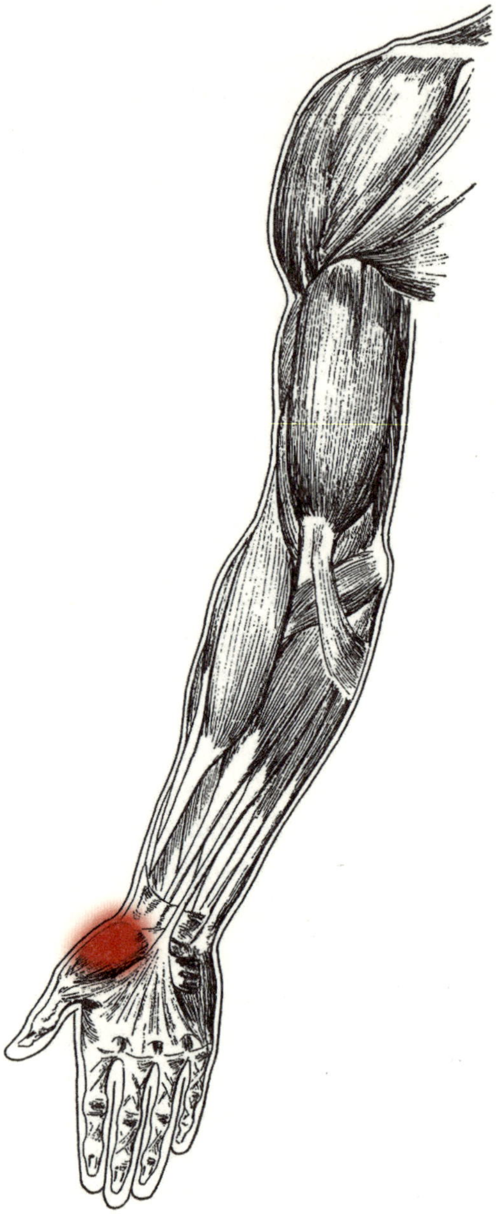

*Schmerzmuster des Brachialis*

# M. brachialis (Oberarmmuskel)

**Proximale Befestigung:** Distale Hälfte der Vorderseite des Humerusschafts

**Distale Befestigung:** *Processus coronoideus ulnae*

**Aktivität:** Flexion des Unterarms am Ellenbogen

**Palpation:** Weil der Brachialis an den anterioren Aspekten von Humerus und Elle liegt, ist er der wichtigste Beuger des Unterarms.

Um den Brachialis zu finden, muß man die Lage des Bizeps kennen – siehe Muskelbeschreibung auf Seite 127.

Ertasten kann man den Brachialis, indem man den Unterarm des Patienten in Supination bringt. Der Arm muß ungefähr im Winkel von 30 Grad gebeugt sein, und man muß die Muskelmasse des Bizeps medial mit den Fingerkuppen zur Seite schieben. Drücken Sie tief in den verschobenen Bizeps, um den Brachialis auf dem distalen Drittel des Humerus zu ertasten.

**Schmerzmuster:** Schmerzen und Empfindlichkeit an der Daumenbasis

**Verursachende oder perpetuierende Faktoren:** Heben schwerer Gegenstände mit gebeugtem Ellbogen

**Satellitentriggerpunkte:** Brachioradialis, Bizeps

**Betroffene Organsysteme:** Atemsystem und Herz-Kreislauf-System

**Assoziierte Zonen, Meridiane und Punkte:** Ventrale Zone; Lungenmeridian (Hand Tai-Yin), Herzbeutelmeridian (Hand Jue-Yin), Herzmeridian (Hand Shao-Yin); Lu 5, Pe 3, He 3.

**Dehnübung:** Überstrecken Sie den supinierten Arm, wobei Sie Hand und Finger vollständig extendieren, um die Dehnung des Unterarms zu verstärken. Plazieren Sie die Hand neben dem Körper des Sitzenden, wobei die Handflächen abwärts und die Finger rückwärts weisen; dies verstärkt die Dehnung erheblich. Bleiben Sie in dieser Position, während Sie bis 10 oder 15 zählen.

**Stärkungsübung:** Sie stehen, Ihre Arme befinden sich an den Körperseiten, und die Handflächen weisen nach außen. Beugen Sie die Unterarme, und ziehen Sie die Handflächen in Richtung Schultern, während die Ellbogen nahe am Körper bleiben. Kehren Sie anschließend allmählich in die Ausgangsposition zurück. Begeben Sie sich in die Beugung, während Sie bis zwei zählen, und lösen Sie sich wieder daraus, während Sie weiter bis vier zählen.

Wiederholen Sie die Übung acht bis zehn Mal, und steigern Sie die Zahl der Wiederholungen, sobald Ihre Kraft dies zuläßt. Durch Benutzung von Handgewichten können Sie die Belastung der Muskeln erhöhen.

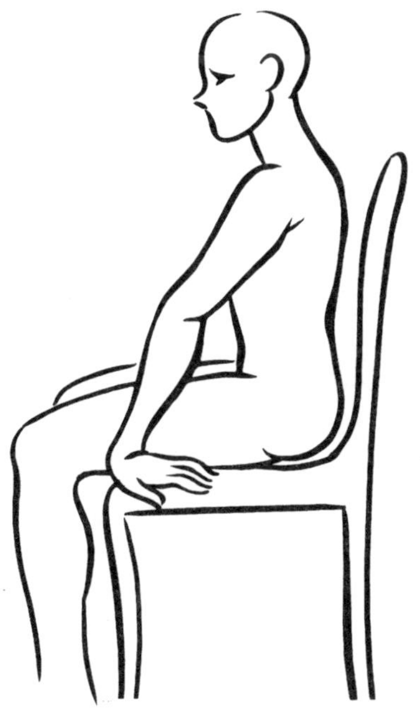

*Dehnübung für den Brachialis*

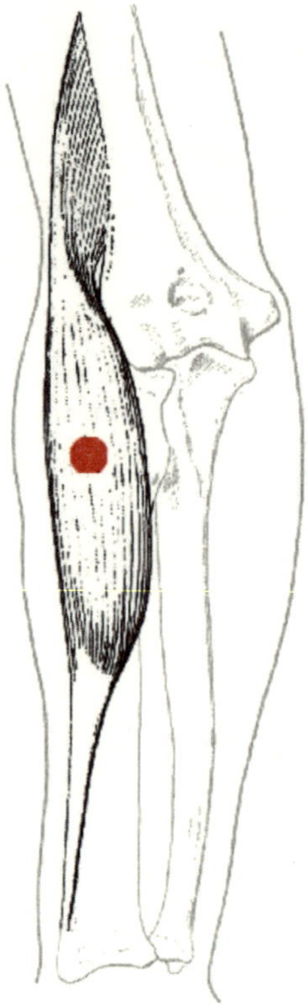

*Brachioradialis und Triggerpunkt*

# M. brachioradialis (Oberarmspeichenmuskel)

**Proximale Befestigung:** Laterale Suprakondylarleiste des Humerus und *Septum intermusculare laterale*.

**Distale Befestigung:** *Processus styloideus radii*

**Aktivität:** Flexion des Unterarms am Ellbogen, insbesondere wenn der Arm sich in einer neutralen Haltung befindet; unterstützt die Pronation und Supination des Unterarms gegen Widerstand.

**Palpation:** Der Brachioradialis ist der oberflächlichste Muskel am seitlichen Unterarm. Er gibt dem oberen Teil des Unterarms seine charakteristische Form. Man kann ihn mit Hilfe folgender Strukturen identifizieren:

- *Laterale Suprakondylarleiste des Humerus* – der vertikale Rand des lateralen Humerusteils, unmittelbar über dem seitlichen *Epicondylus lateralis humeri* (Gelenkknorren)
- *Processus styloideus radii* – das laterale, distale Ende des Radius

Um den Brachioradialis zu lokalisieren, muß der Ellbogen gegen Widerstand gebeugt sein, wobei sich der Unterarm in der neutralen (halbgebeugten) Position befindet – lassen Sie den Patienten eine Faust ballen (aber nicht zu fest!), und mit dem Zeigefinger-Daumen-Teil der Faust von unten gegen eine Tischplatte drücken. Dadurch wird der Brachioradialis deutlich sichtbar. Tasten Sie, während sich der Unterarm in der neutralen Position befindet, den Brachioradialis von seinem Ansatz am Humerus aus durch den Muskelbauch bis zu seiner Befestigung am *Processus styloideus radii* ab.

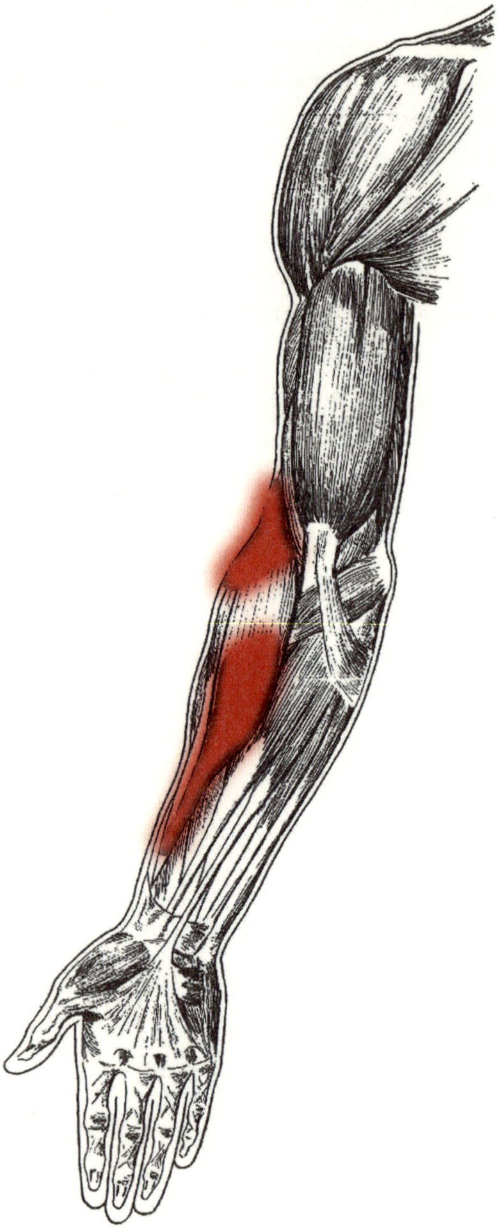

*Schmerzmuster des Brachioradialis (Vorderansicht)*

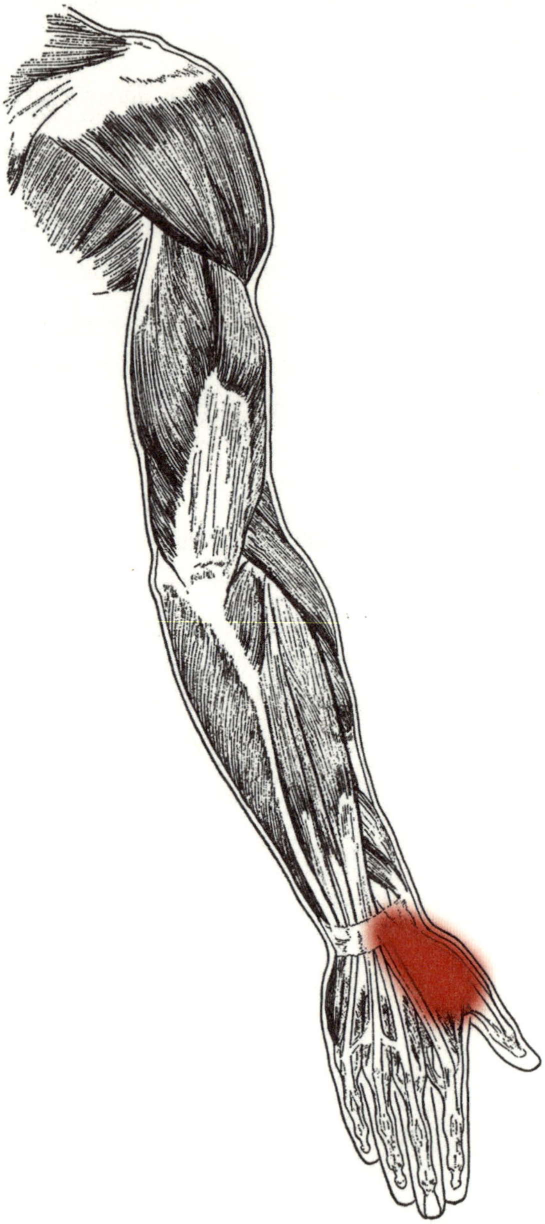

*Schmerzmuster des Brachioradialis (Rückansicht)*

**Schmerzmuster:** Schmerzen können vom lateralen Epicondylus aus auf der gesamten Länge des Muskels bis zur Daumenfalte auf dem dorsalen Teil der Hand auftreten. Der Schmerz wird oft »Tennisellbogen« genannt, und er ist mit einer Schwächung oder mit Unzuverlässigkeit der Greifkraft verbunden.

**Verursachende oder perpetuierende Faktoren:** Energisches oder häufiges Ergreifen großer oder breiter Gegenstände

**Satellitentriggerpunkte:** Extensoren der Hand

**Betroffenes Organsystem:** Atemsystem

**Assoziierte Zonen, Meridiane und Punkte:** Ventrale Zone; Lungenmeridian (Hand Tai-Yin); Lu 4–6.

**Dehnübung:** Extendieren Sie mit ausgestrecktem Ellenbogen und supiniertem Arm das Handgelenk, und versetzen Sie die Hand in Ulnardeviation.

**Stärkungsübung:** Sie stehen, die Arme seitlich am Rumpf, die Handflächen nach außen gewandt. Beugen Sie die Unterarme, und ziehen Sie die Handflächen in Richtung Schulter, wobei Sie die Ellbogen in Rumpfnähe halten. Kehren Sie langsam in die Ausgangsposition zurück. Zählen Sie während der Beugung bis zwei und während ihrer Auflösung weiter bis vier.

Wiederholen Sie diese Übung acht bis zehn Mal, und erhöhen Sie die Zahl der Wiederholungen, sobald Ihre Kraft dies zuläßt. Durch Handgewichte können Sie den Kraftaufwand der Muskeln erhöhen.

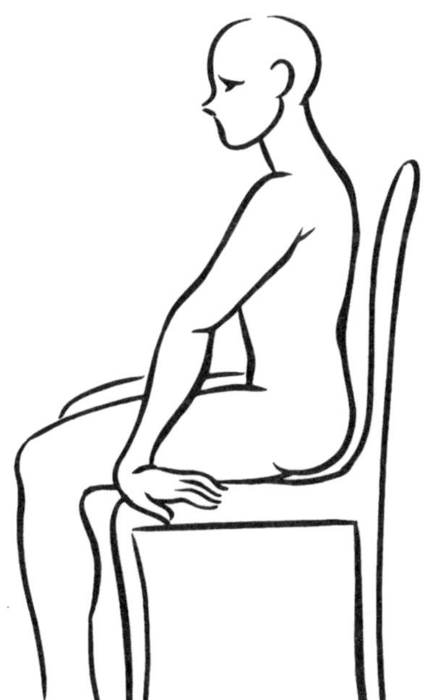

*Dehnübung für den Brachioradialis*

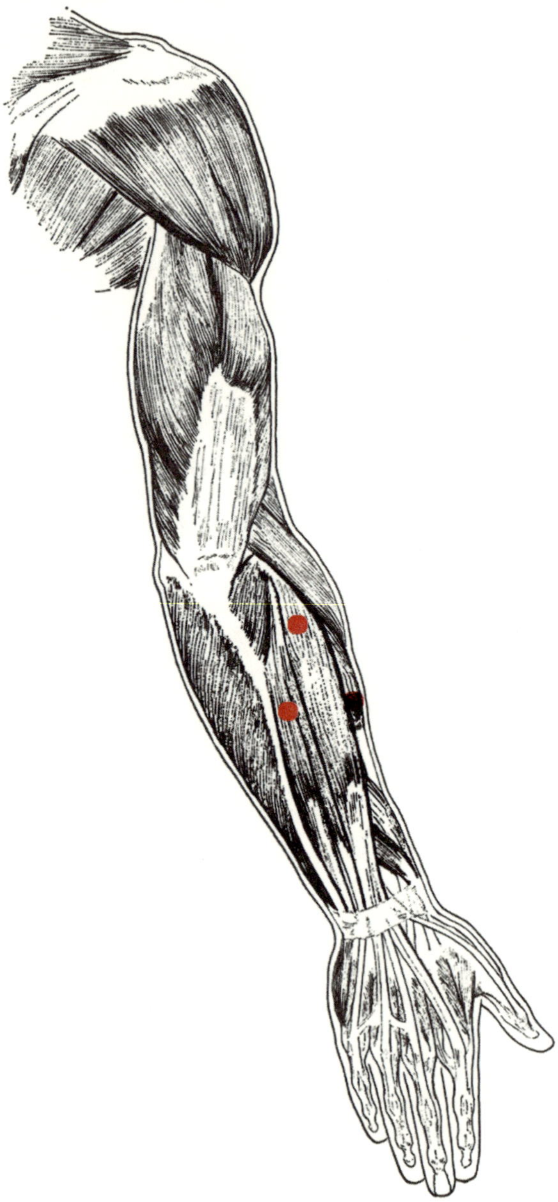

*Extensoren der Hand und der Finger und ihre Triggerpunkte*

# Hand- und Fingerstrecker

## Extensor carpi radialis longus und brevis (Langer und kurzer radialer Handstrecker), Extensor digitorum (Fingerstrecker), Extensor digiti minimi (Kleinfingerstrecker), Extensor carpi ulnaris (ulnarer Handstrecker)*

**Proximale Befestigung:** *Extensor carpi radialis longus:* Lateraler Epicondylus des Humerus über die gemeinsame Extensorsehne und die laterale Suprakondylarleiste des Humerus. *Extensor carpi radialis brevis:* Lateraler Epicondylus des Humerus über die gemeinsame Extensorsehne. *Extensor digitorum:* Lateraler Epicondylus des Humerus, Intermuskularseptum und Unterarmfaszie. *Extensor digiti minimi:* Lateraler Epicondylus des Humerus über die gemeinsame Extensorsehne. *Extensor carpi ulnaris:* Seitlicher Gelenkknorren des Humerus über die gemeinsame Extensorsehne und die proximale Ulna.

**Distale Befestigung:** *Extensor carpi radialis longus:* Basis des zweiten Mittelhandknochens. *Extensor carpi radialis brevis:* Basis des dritten Mittelhandknochens. *Extensor digitorum:* mittlere und distale Glieder aller vier Finger. *Extensor digiti minimi:* mittleres und distales Glied des kleinen Fingers. *Extensor carpi ulnaris:* Basis des fünften Mittelhandknochens.

**Aktivität:** *Extensor carpi radialis longus:* Extension und radiale Deviation der Hand. *Extensor carpi radialis brevis:* Extension der Hand. *Extensor digitorum:* Extension der vier Finger. *Extensor digiti minimi:* Extension und Abduktion des kleinen Fingers. *Extensor carpi ulnaris:* Extension und ulnare Deviation der Hand.

**Palpation:** Jeder dieser oberflächlichen Muskeln des dorsalen Unterarms kann Verhärtungen aufweisen, die Myofaszialschmerzen verursachen können. Es wird empfohlen, besonders angespannte Bereiche durch Ertasten mit den Fingern auf dem dorsalen Teil des Unterarms zu identifizieren, wobei man beim lateralen Epicondylus des Humerus beginnt und sich bis zum Handgelenk und zur Hand vorarbeitet. Um die verschiedenen Muskeln zu identifizieren, sollte der Patient Hand und Finger so bewegen, wie es ihrer Funktion entspricht, während Sie die Muskeln abtasten.

* Bewegt sich lateral bis medial auf der dorsalen (posterioren) Oberfläche des Unterarms.

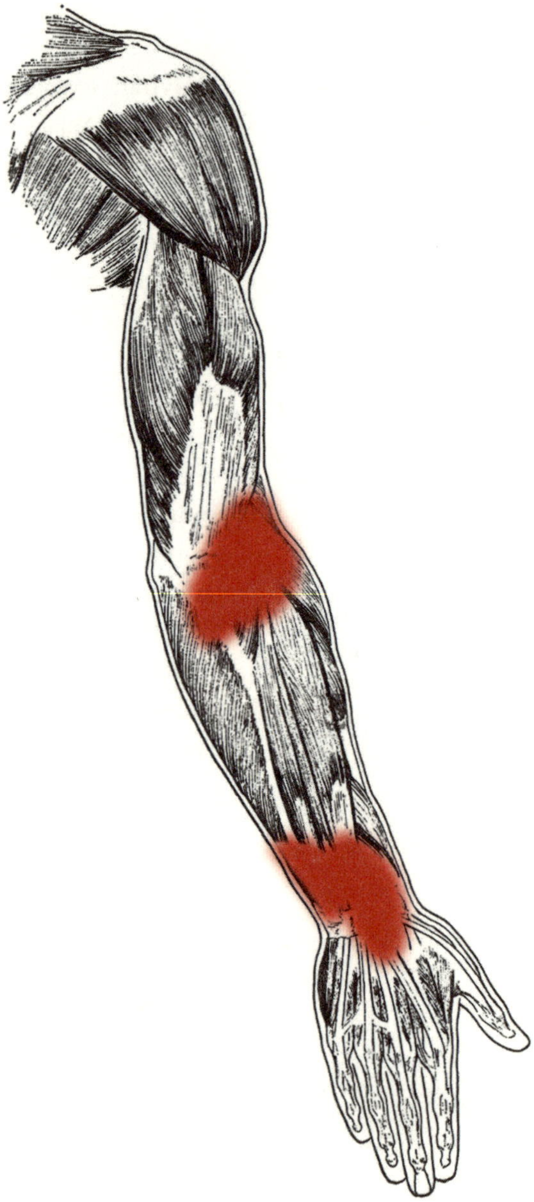

*Schmerzmuster der Extensoren der Hand und der Finger*

**Schmerzmuster:** Schmerzen können über dem lateralen Epicondylus, auf der Rückseite von Unterarm und Hand und manchmal auch in den Fingern auftreten. Man kann die Schmerzen als »Tennisarm« bezeichnen, und sie können mit einer Schwächung oder Unzuverlässigkeit des Greifvermögens verbunden sein. Die Schwäche tritt besonders deutlich hervor, wenn sich die Hand in der Ulnardeviation befindet.

**Verursachende oder perpetuierende Faktoren:** Häufig wiederholtes oder besonders anstrengendes Greifen; »Schreibkrampf«

**Satellitentriggerpunkte:** Brachioradialis

**Betroffenes Organsystem:** Verdauungssystem

**Assoziierte Zonen, Meridiane und Punkte:** Dorsale Zone; Dünndarmmeridian (Hand Tai-Yang), Dickdarmmeridian (Hand Yang-Ming), Dreifacher-Erwärmer-Meridian (Hand Shao-Yang); Dü 6–8, Di 5–11, 3 E 4–10.

**Dehnübung:** Beugen Sie bei vollständig gestrecktem Ellbogen das Handgelenk. Während der Ellbogen ausgestreckt bleibt, legen Sie den Handrücken auf eine Tischplatte, um die Dehnung zu verstärken, oder Sie stabilisieren die gebeugte Hand mit Hilfe der anderen Hand.

**Stärkungsübung:** Ballen Sie eine nicht zu feste Faust, während sich das Handgelenk in neutraler oder leicht gebeugter Haltung befindet. Halten Sie den Ellbogen vollständig gestreckt, und strekken Sie das Handgelenk. Kehren Sie anschließend in die neutrale Position zurück. Wiederholen Sie dies acht bis zehn Mal. Mit Hilfe leichter Handgewichte kann der Kraftaufwand der Extensoren der Hand vergrößert werden.

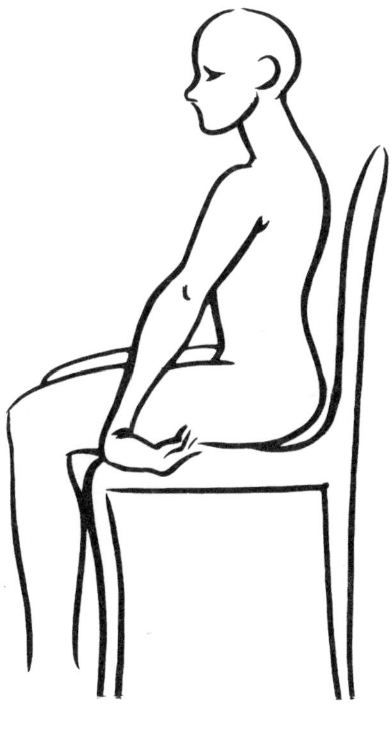

*Dehnungsübung: Extensoren der Hand*

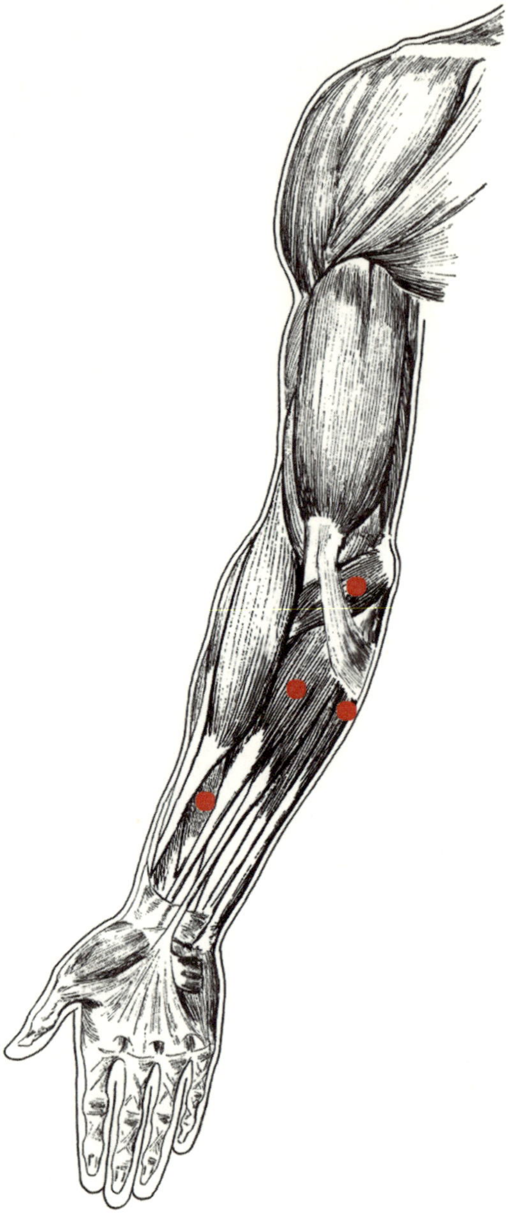

*Hand- und Fingerflexoren und Triggerpunkte*

# Hand- und Fingerbeuger

**_Flexor carpi radialis (radialer Handbeuger), Palmaris longus (langer Hohlhandmuskel), Flexor digitorum superficialis (oberflächlicher Fingerbeuger), Flexor carpi ulnaris (Handbeuger)*_**

**Proximale Befestigung:** *Flexor carpi radialis:* Medialer Epicondylus des Humerus über die gemeinsame Flexorensehne. *Palmaris longus:* Medialer Epicondylus des Humerus über die gemeinsame Flexorensehne. *Flexor digitorum superficialis:* Medialer Epicondylus des Humerus über die gemeinsame Flexorensehne. Medialer Teil des Processus coronoideus ulnae und proximale Hälfte des Radius. *Flexor carpi ulnaris:* Medialer Epicondylus des Humerus über die gemeinsame Flexorensehne und proximale zwei Drittel der posterioren Ulna.

**Distale Befestigung:** *Flexor carpi radialis:* Basis des zweiten und eventuell dritten Mittelhandknochens. *Palmaris longus:* Palmarfaszie. *Flexor digitorum superficialis:* mittleres Glied aller vier Finger. *Flexor carpi ulnaris:* Os pisiforme (Erbsenbein – ein Handwurzelknochen).

**Aktivität:** *Flexor carpi radialis:* Flexion und Radialdeviation der Hand. *Palmaris longus:* Flexion der Hand. *Flexor digitorum superficialis:* Flexion des mittleren Glieds aller vier Finger. *Flexor carpi ulnaris:* Flexion und Ulnardeviation der Hand.

**Palpation:** Jeder der oberflächlichen Muskeln des ventralen Unterarms kann Verhärtungen aufweisen, die Myofaszialschmerzen verursachen können. Ertasten Sie diese Muskeln, während der Unterarm vollständig supiniert ist und Hand und Finger gestreckt sind. Lokalisieren Sie die angespannten Bereiche durch Abtasten des ventralen Unterarms. Folgen Sie zu diesem Zweck dem Verlauf der verschiedenen Muskeln von ihrer proximalen Position auf dem Unterarm bis zum Handgelenk und zur Hand. Bewegen Sie, um die verschiedenen Muskeln zu identifizieren, beim Abtasten Hand und Finger ihrer jeweiligen Funktion entsprechend. Während der Flexor carpi radialis, der Palmaris longus und der Flexor carpi ulnaris in ihrem gesamten Verlauf ertastet werden können, läßt sich der Flexor digitorum superficialis im distalen Drittel des Unterarms ertasten, zwischen den Sehnen des Brachioradialis und des Flexor carpi radialis auf der radialen Seite und zwischen den Sehnen des Palmaris longus und des Flexor carpi ulnaris auf der ulnaren Seite.

* Ermöglicht laterale bis mediale Bewegung auf der ventralen (anterioren) Oberfläche des Unterarms.

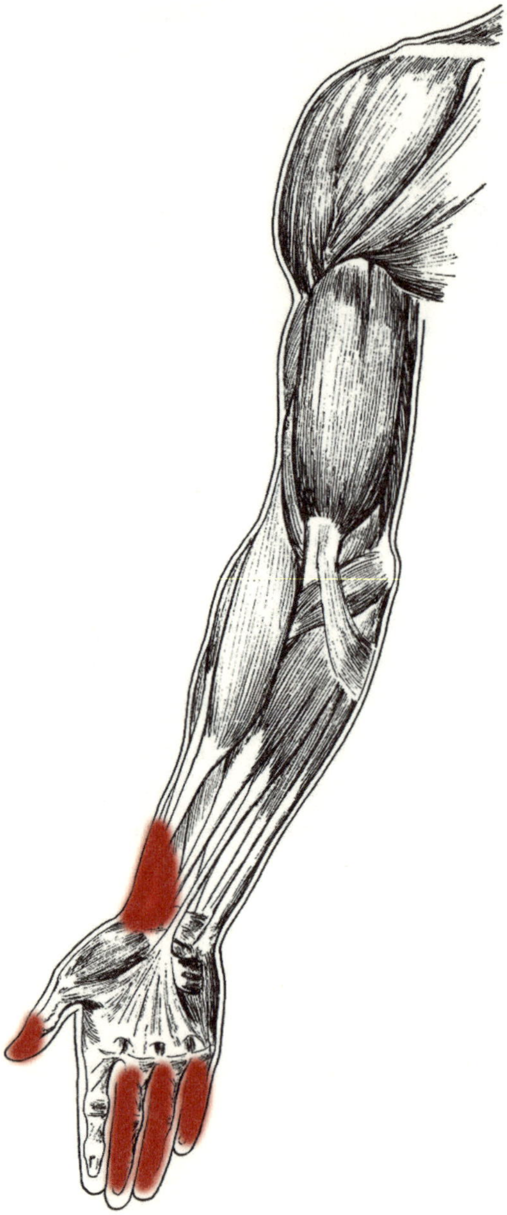

*Schmerzmuster der Hand- und Fingerflexoren*

**Schmerzmuster:** Fingerschmerzen; eventuell ein »Abzugsfinger«, in dem das Interphalangealgelenk im Zustand der Flexion blockiert; Schmerzen bei häufig wiederholter kräftiger Flexion der Hand und der Finger; *Palmaris longus:* Schmerz strahlt bis ins Zentrum der Handfläche aus.

**Verursachende oder perpetuierende Faktoren:** Häufig wiederholte und längere Greif-, Dreh- oder Ziehbewegungen der Hand und der Finger.

**Satellitentriggerpunkte:** In jedem der Hand- und Fingerflexoren können Satellitentriggerpunkte entstehen, wenn in einem anderen Muskel dieser Gruppe Triggerpunkte existieren.

**Betroffene Organsysteme:** Atem- und Herz-Kreislauf-System

**Assoziierte Zonen, Meridiane und Punkte:** Ventrale Zone; Lungenmeridian (Hand Tai-Yin), Herzbeutelmeridian (Hand Jue-Yin), Herzmeridian (Hand Shao-Yin); Lu 5–9, He 3–7, Pe 3–7.

**Dehnübung:** Drücken Sie Finger und Handgelenk langsam mit der Hand der anderen Körperseite oder durch Herabdrücken von Handfläche und Fingern in eine flache Oberfläche in die Extension, während Sie den Ellbogen gestreckt gehalten. Bleiben Sie in dieser Haltung, während Sie bis fünf oder zehn zählen.

**Stärkungsübung:** Ballen Sie eine Hand locker zur Faust, und bringen Sie das Handgelenk in eine neutrale oder leicht gedehnte Haltung. Halten Sie den Ellbogen vollständig gestreckt, und beugen Sie das Handgelenk. Kehren Sie anschließend in die neutrale Position zurück.

Wiederholen Sie die Übung acht bis zehn Mal. Leichte Handgewichte können benutzt werden, um die Leistung der Handflexoren zu verbessern.

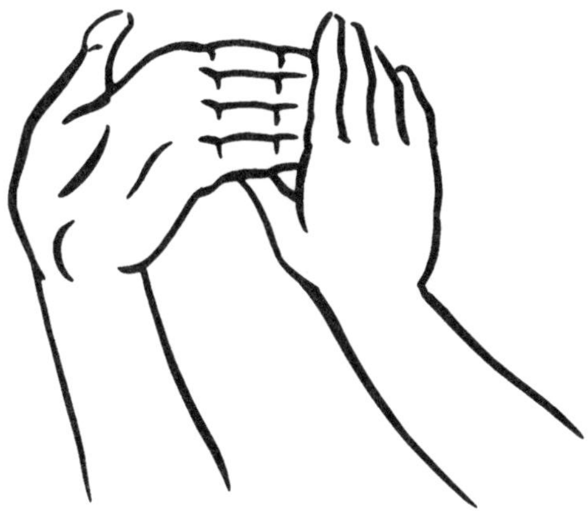

*Dehnübung: Hand- und Fingerflexoren*

# Die Rumpfmuskeln

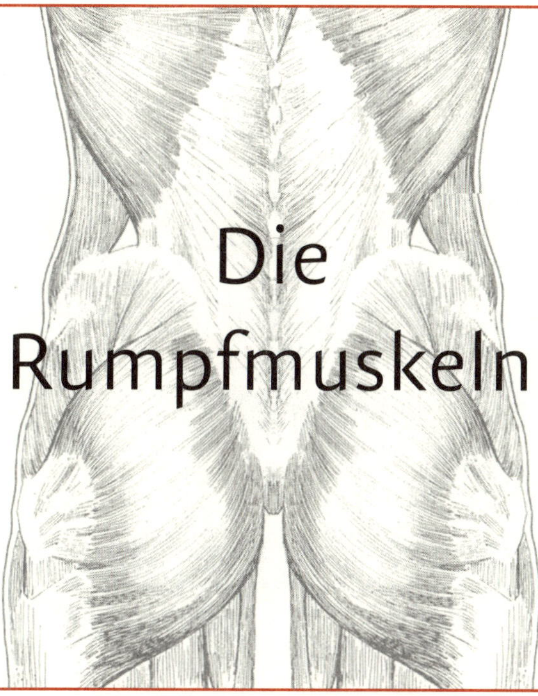

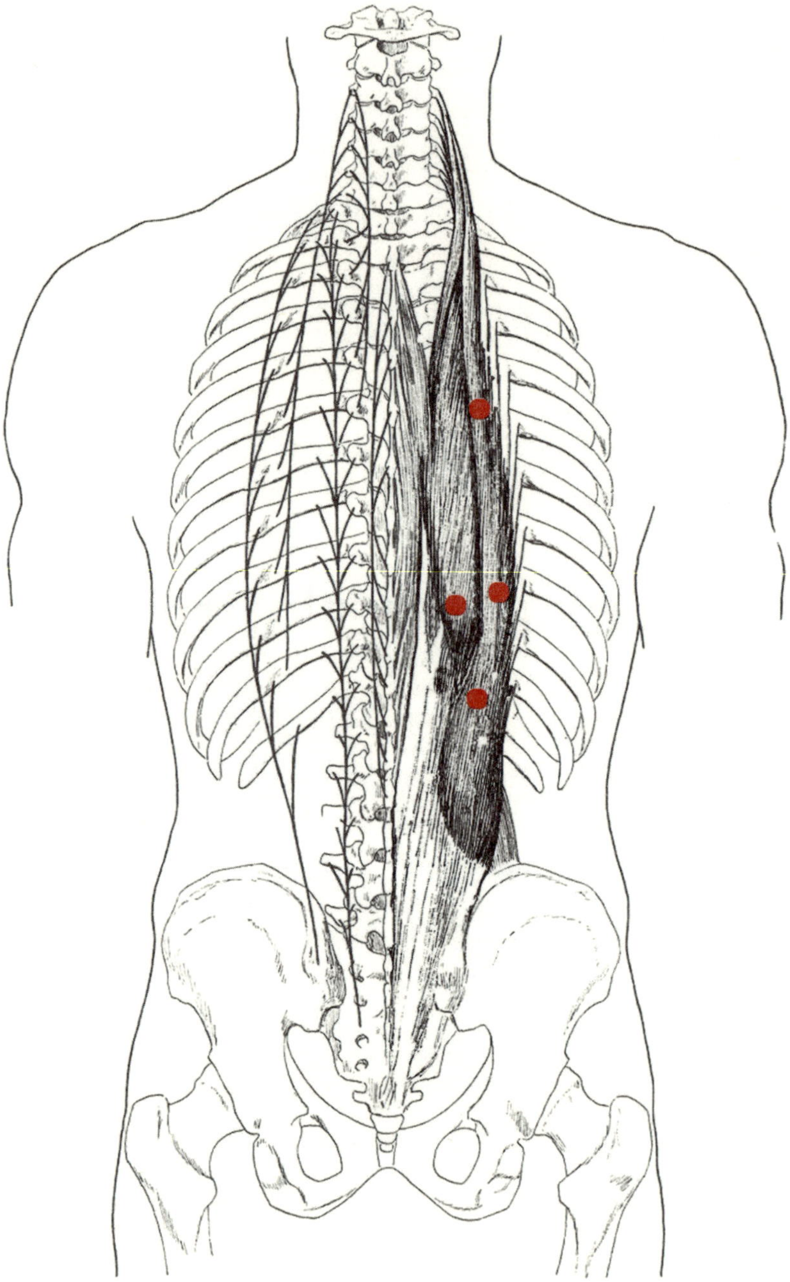

*Erector spinae und Triggerpunkte*

# M. erector spinae (Rückenstrecker)

## M. iliocostalis thoracis, M. iliocostalis lumborum, M. longissimus thoracis (Langmuskel des Brustkorbs), M. spinalis (Dornmuskel)

Von den drei Muskeln, die als Bestandteile der Muskelgruppe des Rückenstreckers identifiziert wurden (*Mm. iliocostalis*, *longissimus* und *spinalis*), werden der Iliocostalis und der Longissimus als in der Regel klinisch am wichtigsten angesehen. Der Spinalis ist der am stärksten medial plazierte Muskel der Gruppe. Er ist meist schlecht entwickelt und klinisch von geringer Bedeutung; deshalb wird er in unserer Darstellung nicht berücksichtigt.

**Proximale Befestigung:** *Iliocostalis thoracis*: Winkel der oberen sechs Rippen. *Iliocostalis lumborum*: Winkel der unteren sechs Rippen. *Longissimus thoracis:* Querfortsätze aller Brustwirbel und an sie angrenzende Rippen.

**Distale Befestigung:** *Iliocostalis thoracis*: Winkel der unteren sechs oder sieben Rippen. *Iliocostalis lumborum* und *Longissimus thoracis:* über die gemeinsame lumbokostale Faszie des Rückenstrekkers, der mit den Querfortsätzen der Lendenwirbel (L 1–L 5) verbunden ist, und bis zum Steißbein, zur Crista iliaca und zu den Dornfortsätzen der Lendenwirbel.

**Aktivität:** *Bilaterale Aktivität:* Extension des Rumpfes. *Unilaterale Aktivität:* Seitneigung zur gleichen Seite. Die Erector-spinae-Muskeln kontrahieren stark beim Husten und wenn man sie belastet, um die Defäkation zu erzwingen.

**Palpation:** Die Rückenstrecker bilden die oberflächliche Schicht der paraspinalen Muskeln. Sie werden die »wahren« Rückenmuskeln genannt, weil sie die Körperhaltung stabilisieren und sich unmittelbar auf Bewegungen der Wirbelsäule auswirken.

Bei der Palpation sollte man den Iliocostalis und den Longissimus als eine Gruppe ansehen. Um den Ilicostalis und den Longissimus zu lokalisieren, muß man folgende Strukturen finden:

- *Dornfortsätze von Th 1–12*
- *Dornfortsätze von L 1–5* – Man beachte die Unterschiede hinsichtlich Form und Größe zwischen den Dornfortsätzen der Lendenwirbel und denjenigen der Brustwirbel.
- *Sakrum* (Kreuzbein)
- *Crista iliaca* – liegt auf Höhe der Grenze zwischen L 4 und L 5.

Um den Erector spinae zu ertasten, setzen Sie Ihre Hände parallel zur Wirbelsäule auf, wobei die Finger zusammengehalten werden und die Hände flach und entspannt aufliegen; der Zeigefinger befindet sich zwar in der Nähe der Dornfortsätze, berührt diese aber nicht. Dringen Sie mit festem, aber gleichzeitig sanftem Druck durch die über dem Erector spinae liegenden Muskeln, den Trapezius und den Latissimus dorsi. Die Bewegungen Ihrer Hände folgen dem vertikalen Verlauf der Muskelfasern. Wenn Sie dem Muskel in seinem gesamten Verlauf folgen, stoßen Sie in bestimmten Bereichen möglicherweise auf Faserbündel von schnur- oder seilartiger Konsistenz. Dies weist auf myofasziale Verhärtung hin.

Sie können am oberen oder unteren Ende der Wirbelsäule beginnen, doch sollten Sie in jedem Fall beidseitig und über den gesamten Verlauf des Muskels tasten, um den Zustand der ganzen Muskelgruppe zu untersuchen. Unterscheiden Sie zwischen der oberflächlichen Muskulatur und dem tief liegenden Erector spinae, indem Sie auf die Richtung der Muskelfasern achten. Bedenken Sie, daß es schwierig sein kann, zwischen dem

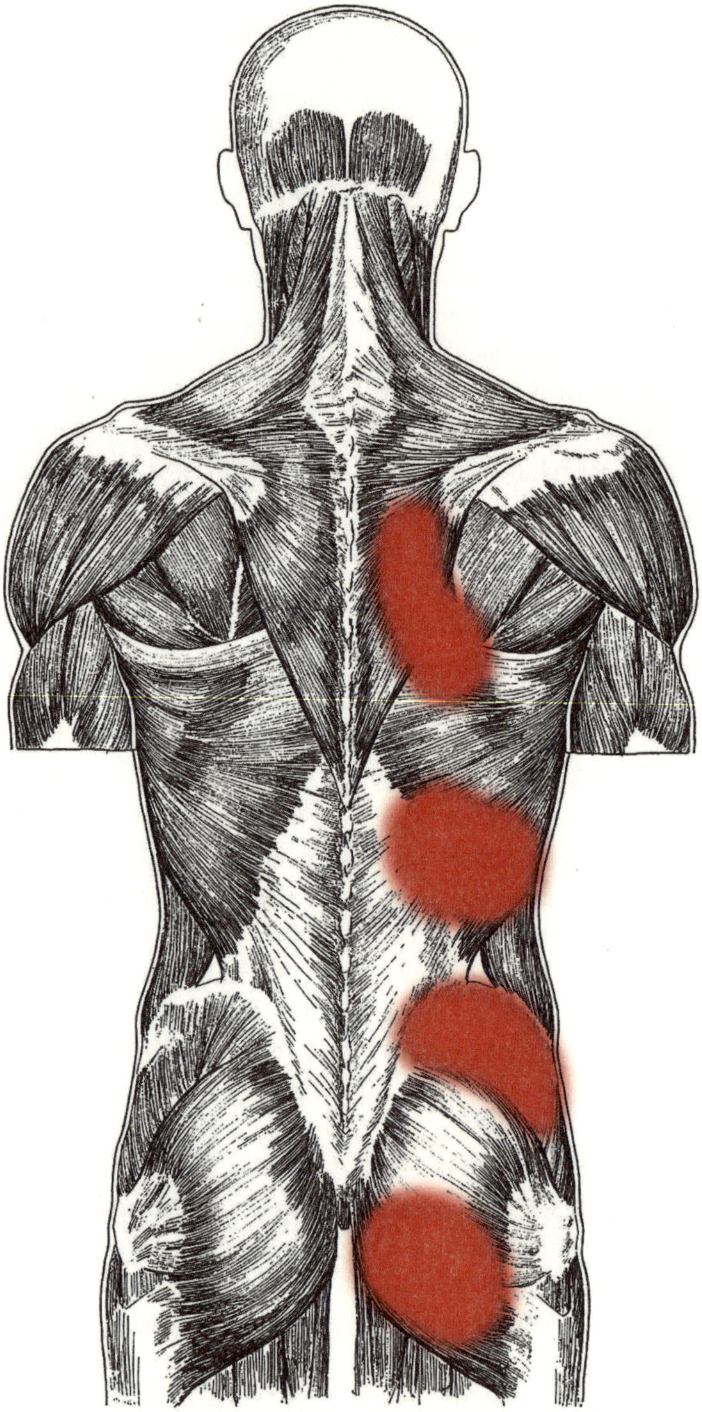

*Schmerzmuster des Erector spinae*

Iliocostalis lumborum und dem Longissimus thoracis zu unterscheiden.

Konzentrieren Sie sich darauf, den Iliocostalis thoracis abzutasten, indem Sie den Zustand der am weitesten seitlich liegenden vertikalen Bänder des Muskels (auf Höhe von Th 1–12) untersuchen. Fokussieren auf die Palpation des Iliocostalis lumborum, indem Sie den Zustand der am weitesten seitlich liegenden vertikalen Bänder des Muskels untersuchen, die auf Höhe von Th 7–12 liegen und sich abwärts über den Bereich der Lendenwirbel bis zum Sakrum und zur Crista iliaca erstrecken.

Um den Longissimus thoracis zu ertasten, beginnen Sie in der Nähe der Querfortsätze der Brustwirbel und der angrenzenden Rippen. Folgen Sie dem Faserverlauf in Richtung Lendenbereich, wo die lumbokostale Muskelfaszie mit dem Sakrum und der Crista iliaca verbunden ist. Versuchen Sie, durch fokussierte Palpation die lateralen Ausläufer des Iliocostalis und die eher medial zu findenden Ausläufer des Longissimus thoracis zu unterscheiden. Manchmal ist es schwierig, diese beiden Gruppen voneinander zu trennen.

**Schmerzmuster:** *Iliocostalis thoracis:* Schmerzen auf der Rückseite des Brustkorbs und manchmal in der Bauchregion, verbunden mit Einschränkungen der Beweglichkeit der Wirbelsäule. *Iliocostalis lumborum:* Schmerz wird abwärts übertragen, und zwar in den unteren Gesäßbereich und an der Crista iliaca entlang. *Longissimus thoracis:* Schmerz wird in den unteren Gesäßbereich übertragen. Wenn in Höhe von L 1 beidseitig Triggerpunkte vorliegen, hat der Patient Schwierigkeiten, von einem Stuhl aufzustehen und/oder Treppen zu steigen.

**Verursachende oder perpetuierende Faktoren:** Plötzliche Überlastung von Muskeln durch falsches Heben; anhaltende Überlastung aufgrund von Fehlhaltungen (Hyperlordose); Immobilität über längere Zeitspannen.

**Satellitentriggerpunkte:** Jeder Muskel der Erector-spinae-Gruppe kann in Reaktion auf die Existenz von Triggerpunkten in einem anderen Muskel der Gruppe ebenfalls Triggerpunkte erzeugen. Weitere Triggerpunkte können im Latissimus dorsi und im Quadratus lumborum gefunden werden.

**Betroffene Organsysteme:** Weil sich in diesem Bereich Punkte befinden, die für chronische Krankheiten *(shu)* wichtig sind, können Verhärtungen von Teilen dieses Muskels den Zustand der im folgenden aufgeführten Organe spiegeln. *Iliocostalis thoracis:* Lunge, Magen, Gallenblase, Leber und Milz. *Iliocostalis lumborum:* Magen, Gallenblase, Leber, Milz, Nieren und Dickdarm. *Longissimus thoracis:* Lunge, Magen, Gallenblase, Leber, Milz, Nieren und Dickdarm. Wir haben bei Patienten, die unter Diabetes litten, Verhärtungen in diesem Muskel zwischen Th 6 und Th 12 beobachtet.

**Assoziierte Zonen, Meridiane und Punkte:** Dorsale Zone; Blasenmeridian (Fuß Tai-Yang); *Iliocostalis thoracis:* Bl 11–21, Bl 41–50; *Iliocostalis lumborum:* Bl 16–26, Bl 45–52; *Longissimus thoracis:* Bl 11–25, Bl 41–52.

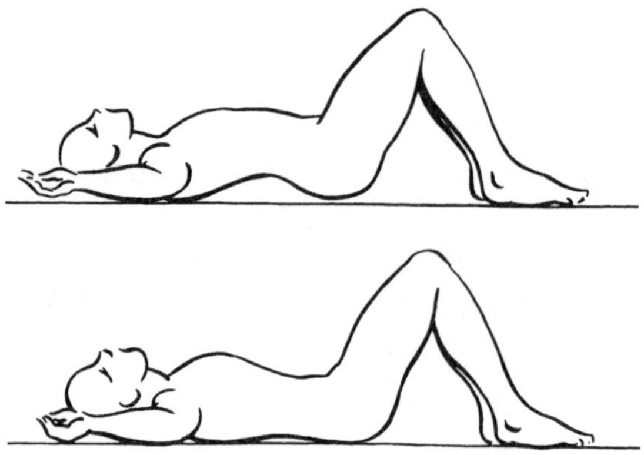

*Dehnübung 2 für den Erector spinae*

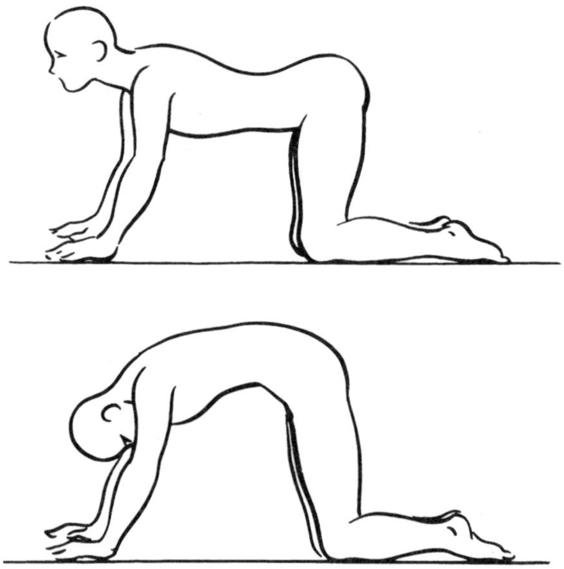

*Dehnübung 3 für den Erector spinae*

**Dehnübungen:**

1. *Vorwärtsdehnung im Sitzen:* Sie sitzen bequem auf einem Stuhl, die Füße flach auf dem Boden. Beugen Sie den Rumpf so weit wie möglich in Richtung Boden, und greifen Sie mit den Armen nach vorne und abwärts. Lassen Sie Kopf und Hals locker herunterhängen. Bleiben Sie in dieser Position, während Sie bis 20 oder 30 zählen. Kehren Sie anschließend langsam in die aufrechte Sitzhaltung zurück.
2. *Kippen des Beckens:* Sie liegen auf dem Rücken. Ihre Knie sind gebeugt, und die Fußsohlen stehen flach auf dem Boden. Atmen Sie aus, und lassen Sie die natürliche Lendenlordose der Wirbelsäule langsam auf den Boden sinken. Bleiben Sie in dieser Haltung, während Sie bis fünf zählen, und lösen Sie sich dann wieder vom Boden. Stellen Sie sicher, daß das Herabsinken der Lendenlordose durch die Entspannung der Rückenmuskeln erfolgt, nicht durch das Kippen des Beckens nach vorne infolge einer Kontraktion der Gesäßmuskeln.
3. *Katzenbuckel:* Stützen Sie den Rumpf mit Händen und Knien ab. Formen Sie den Rücken zu einem konvexen Bogen, wozu Sie Kopf und Gesäß in Richtung Decke bewegen. Bleiben Sie in dieser Position, während Sie bis fünf zählen. Runden Sie dann den Rücken (konkave Haltung), wobei Kopf und Steißbein nach unten streben. Bleiben Sie in dieser Haltung, bis Sie bis fünf gezählt haben. Wechseln Sie viermal zwischen den beiden Positionen hin und her.

**Stärkungsübung:**

Sie liegen auf dem Bauch, die Hände hinter dem Kopf verschränkt. Heben Sie den oberen Teil des Körpers vom Boden ab, und achten Sie darauf, daß Gesäß und Beine entspannt bleiben. Bleiben Sie in dieser Position, während Sie bis drei zählen.

Wiederholen Sie die Übung zwei oder drei Mal, und steigern Sie die Häufigkeit und Dauer der Wiederholungen, wenn Ihr Rücken allmählich kräftiger wird.

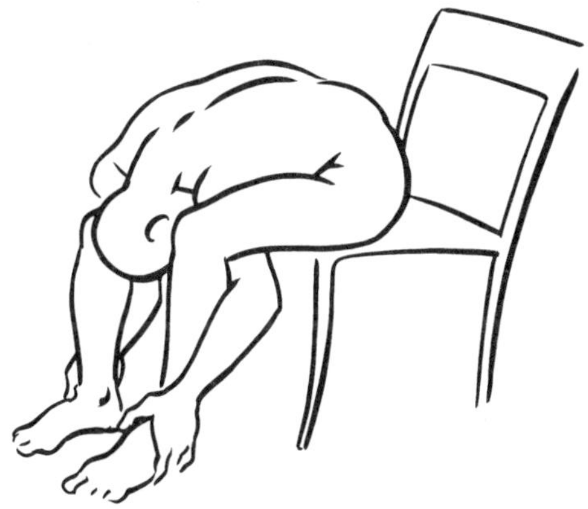

*Dehnübung 1 für den Erector spinae*

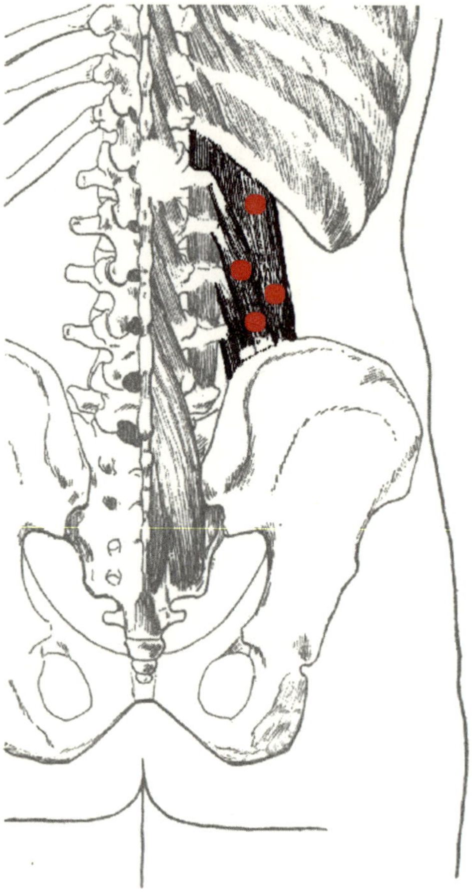

*Quadratus lumborum und Triggerpunkte*

# M. quadratus lumborum (Viereckiger Lendenmuskel)

**Proximale Befestigung:** Mediale Hälfte der zwölften Rippe und Querfortsätze von L 1–4.

**Distale Befestigung:** Oberster posteriorer Teil der Crista iliaca.

**Aktivität:** *Einseitig:* Stabilisiert die Lendenwirbelsäule in aufrechter Haltung; bewegt die Lendenwirbelsäule in Seitneigung (daher der Spitzname »hip hiker«) *Beidseitig:* Extendiert die Lendenwirbelsäule; spielt beim forcierten Ausatmen eine Rolle, etwa bei Hustenanfällen; ist an der zwölften Rippe befestigt, fördert die Kontraktion des Zwerchfells.

**Palpation:** Der Quadratus lumborum ist einer der am häufigsten an der Entstehung von Unterrückenschmerzen beteiligten Muskeln, wird aber meist als deren Ursache übersehen.

Um den Quadratus lumborum lokalisieren zu können, muß man folgende Strukturen identifizieren:

- *Rippe 12* – die unterste oder »schwebende« Rippe ist die kürzeste der zwölf Rippen. Ihre frei stehende vordere Grenze finden Sie hinter der mittleren Axillarlinie, auf Höhe des Wirbelkörpers von L 2.
- *Querfortsätze von L 1–5*
- *Crista iliaca* – auf einer horizontal verlaufenden Linie zur Verbindung zwischen den Wirbeln L 4 und L 5.

Ertasten Sie den Quadratus lumborum, während der Patient auf dem Bauch liegt. Drücken Sie sanft den Bereich zwischen der Crista iliaca und der zwölften Rippe durch den weichen lateralen Teil des Rumpfes, indem Sie medial und schräg in Richtung der Querfortsätze der Lendenwirbel drücken (nicht sagittal in den Körper hinein). Wenn Sie sich die Lage des Quadratus lumborum vorstellen, stößt Ihre Hand auf die lateralen Bänder dieses Muskels.

**Schmerzmuster:** Oberflächliche Triggerpunkte übertragen Schmerz zum lateralen Rand der Crista iliaca und über den Trochanter major. Tief liegende Triggerpunkte übertragen Schmerz in den Bereich des Sakroiliakralgelenks und tief in das Gesäß. Manche Patienten können es aufgrund tiefer Schmerzen im Unterrücken nicht ertragen, aufrecht zu stehen oder zu gehen. Manchmal können sie sich auch im Bett nicht drehen, ohne Schmerzen zu bekommen. Triggerpunkte können weiterhin bewirken, daß die Beine als unterschiedlich lang erscheinen.

**Verursachende oder perpetuierende Faktoren:** Überlastung durch gleichzeitiges Beugen und Heben; ungeschicktes Heben schwerer Objekte; anhaltende und wiederholte Überanstrengung; plötzlich auftretende Unterschiede der Beinlänge, wie ein Stützverband für einen Fußknöchel sie bewirken kann.

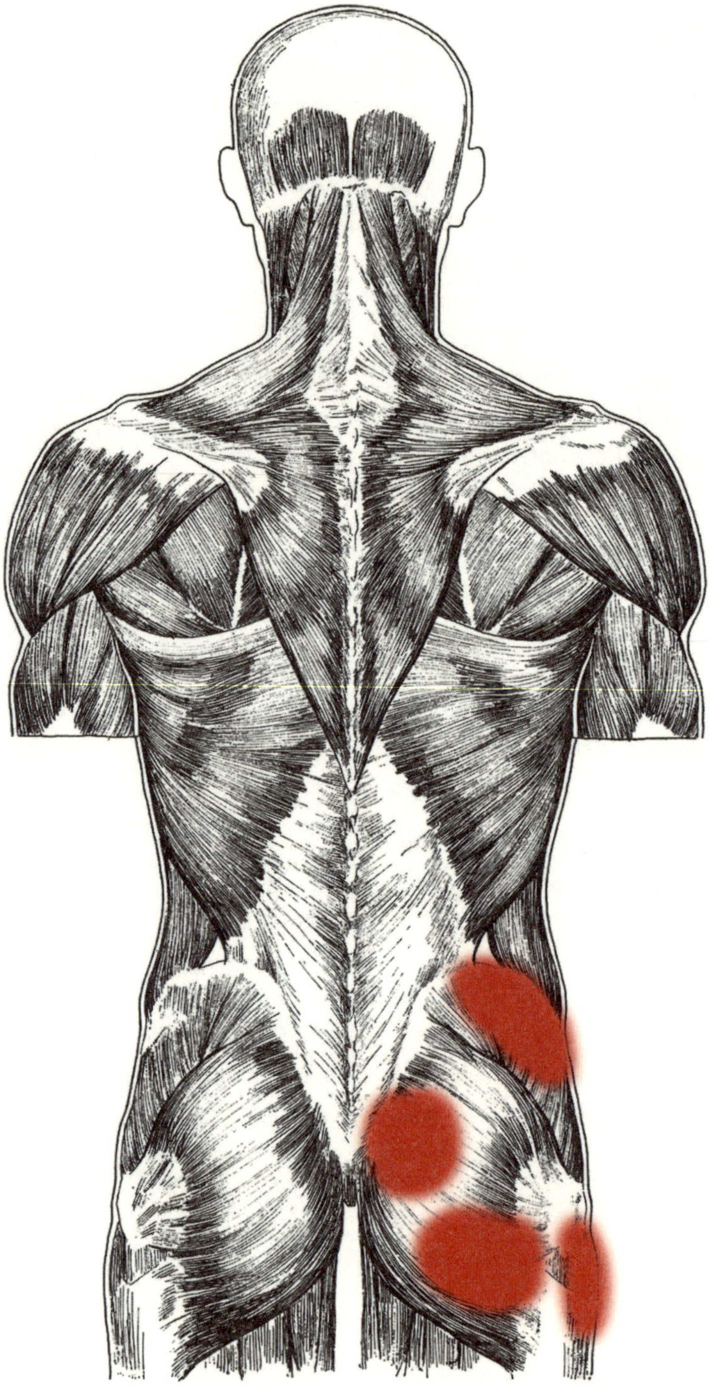

*Schmerzmuster des Quadratus lumborum*

**Satellitentriggerpunkte:** Glutaeus minimus und medius, thorakulumbare paraspinale Muskeln, Piriformis

**Betroffenes Organsystem:** Nieren/Urogenitalsystem

**Assoziierte Zonen, Meridiane und Punkte:** Dorsale Zone; Blasenmeridian (Fuß Tai-Yang), Bl 21–24, Bl 51 und 52.

**Dehnübungen:**

1. Sie liegen auf dem Rücken, die Füße auf dem Boden aufgesetzt, die Knie gebeugt. Legen Sie das Bein der gesunden Körperseite über das Bein der betroffenen Seite. Ziehen Sie das untere Bein mit Hilfe des oberen sanft in Richtung Boden. Bleiben Sie in dieser Position, während Sie bis 15 oder 20 zählen.
2. Sie stehen mit dem Rücken ca. 30 cm von einer Wand entfernt. Drehen Sie den Oberkörper so, daß Sie beide Handflächen auf die Wand setzen können. Bleiben Sie in dieser Position, während Sie bis 15 oder 20 zählen.
3. Überkreuzen Sie das betroffene Bein hinter dem gesunden, und verlagern Sie so Ihr Körpergewicht in Richtung der betroffenen Hüfte. Strecken Sie beide Arme über den Kopf, und ergreifen Sie das Handgelenk mit dem Arm auf der betroffenen Körperseite mit der anderen Hand. Beugen Sie den Rumpf seitlich in Richtung der gesunden Körperseite. Bleiben Sie in dieser Haltung, während Sie bis 10 oder 15 zählen.

**Stärkungsübung:** Weil der Quadratus lumborum für die aufrechte Haltung sehr wichtig ist, sind Stärkungsübungen hier meist nicht notwendig.

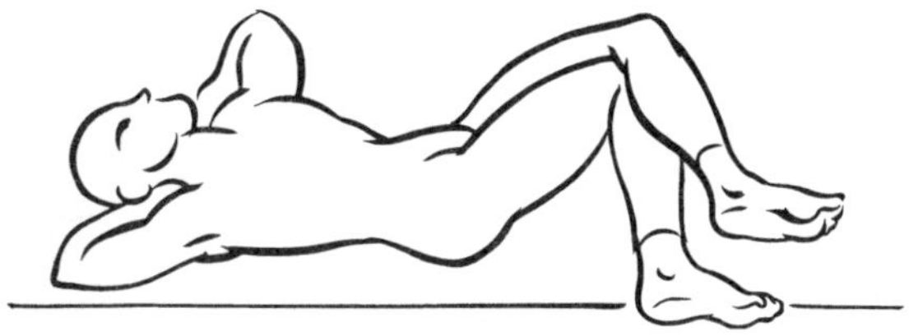

*Dehnübung 1 für den Quadratus lumborum*

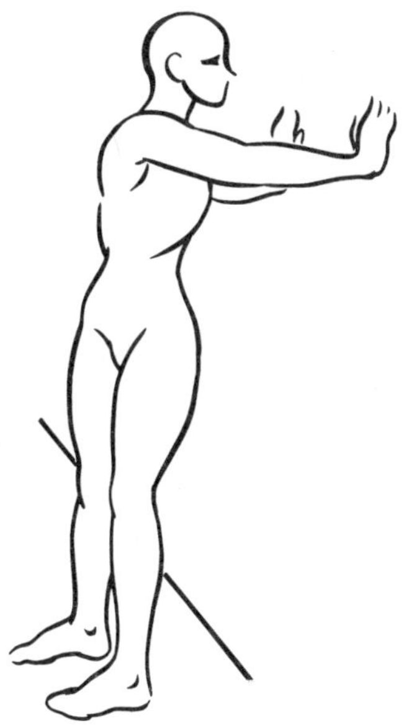

*Dehnübung 2 für den Quadratus lumborum*

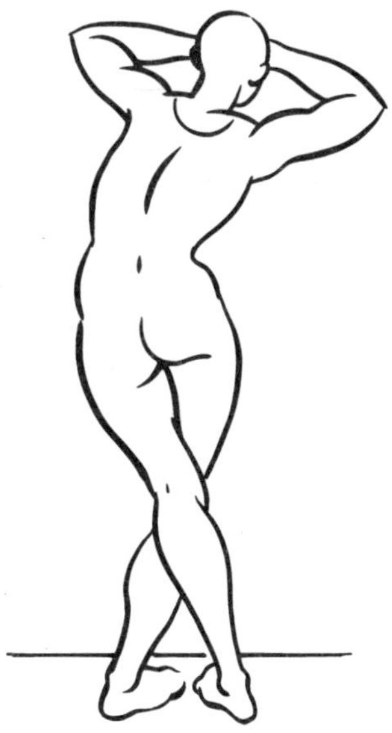

*Dehnübung 3 für den Quadratus lumborum*

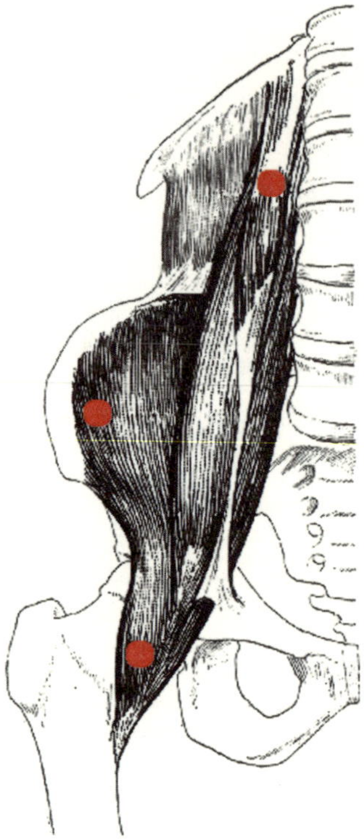

*Iliopsoas und Triggerpunkte*

# M. iliopsoas (Hüft-Lenden-Muskel)

**Proximale Befestigung:** Vordere Wirbelkörper und Zwischenwirbelscheiben von Th 12–L 5; obere beide Drittel der *Fossa iliaca* (Darmbeingrube).

**Distale Befestigung:** Trochanter minor des Oberschenkelknochens

**Aktivität:** Flexion des Oberschenkels bei fixiertem Rumpf; Flexion der Hüfte am fixierten Oberschenkel; unterstützt die Extension der Lendenwirbel (Verstärkung der Lordose) im Stehen.

**Palpation:** Der Iliopsoas besteht aus drei Muskeln: dem *M. iliacus* sowie dem *M. psoas major* und *minor*. Sie alle sind der hinteren Bauchwand zuzurechnen. Zusammen bilden sie den stärksten Beuger im Hüftgelenk. Aufgrund der tiefen Lage des Iliopsoas ist es extrem schwierig, die in ihm vereinten Muskeln in ihrem gesamten Verlauf zu ertasten; allerdings kann man in der Regel einen kleinen Teil ihrer Befestigung am Trochanter minor identifizieren.

Der Iliopsoas läßt sich mit Hilfe folgender Strukturen zu lokalisieren:

- *Spina iliaca anterior superior* (Vorderer oberer Darmbeinstachel) – ein Knochenvorsprung, der etwas unterhalb des Crista iliaca liegt und leicht ertastbar ist. Er fungiert als proximale Befestigung des *Ligamentum inguinale* (Leistenband).
- *M. rectus abdominis* – siehe die Muskelbeschreibung auf Seite 163.
- *Trigonum femorale* (Femoralisdreieck) – nach oben begrenzt durch das Ligamentum inguinale, medial durch den Adductor longus (siehe Muskelbeschreibung auf Seite 205) und lateral durch den Sartorius (siehe Muskelbeschreibung auf Seite 215). Den Boden des Femoraldreiecks bildet medial der *M. pectineus* und lateral der Iliopsoas. Innerhalb dieses Dreiecks läßt sich 2–3 cm unterhalb des Leistenbandes an der Mittellinie der Basis des Femoralisdreiecks der Femoralispuls ertasten. Sowohl die *Arteria femoralis* als auch die Lymphdrüsen in diesem Bereich liegen über dem Iliopsoas und dem Pectineus, die ihrerseits über dem Hüftgelenk liegen. Die Arteria femoralis befindet sich unmittelbar über dem Femurkopf. Ihren Pulspunkt kann man unterhalb der Mitte des Ligamentum inguinale, direkt über dem Oberschenkelkopf ertasten.

Stellen Sie sich die Lage des Iliopsoas tief im Bauch vor, unmittelbar seitlich der Wirbelkörper von Th 12–L 5, entlang der inneren Fläche des Darmbeins verlaufend und befestigt am Trochanter minor. Um die distalsten Fasern des Iliopsoas zu ertasten, sollte der Patient den Oberschenkel abduzieren und den Unterschenkel beugen. Lokalisieren Sie das Femoralisdreieck. Ertasten Sie den Iliopsoas am lateralen Aspekt der Basis des Dreiecks, medial zum Sartorius und leicht distal zum Ligamentum inguinale.

Weil der Muskel so tief liegt, ist es ziemlich schwierig, Verhärtungen im Iliopsoas zu ertasten und zu behandeln. Allerdings haben wir festgestellt, daß man bezüglich dieses Muskels deutliche Veränderungen erzielen kann, indem man an der lateralen Hälfte des Ligamentum inguinale auf die Iliopsoasfaszie einwirkt. Durch Setzen von Akupunkturnadeln oder durch direkten Fingerdruck in der Nähe des distalen Teils der Befestigungen dieses Muskels an der *Spina iliaca anterior superior* und des lateralen Aspekts des Leistenbandes kann man den Iliopsoas der betreffenden Körperseite deutlich lockern.

Verhärtungen in den oberen Fasern des Iliopsoas kann man lösen, indem man auf Höhe des Nabels seitlich der Grenze des Rectus abdominis durch den Bauch Druck oder Nadeltechniken anwendet. Der Druck sollte medial und schräg in Richtung der Mittellinie des Körpers angewandt werden.

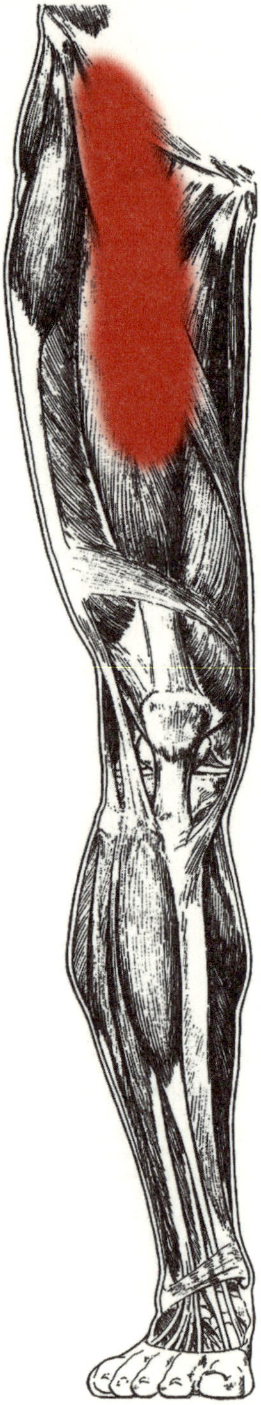

*Schmerzmuster des Iliopsoas (Vorderansicht)*

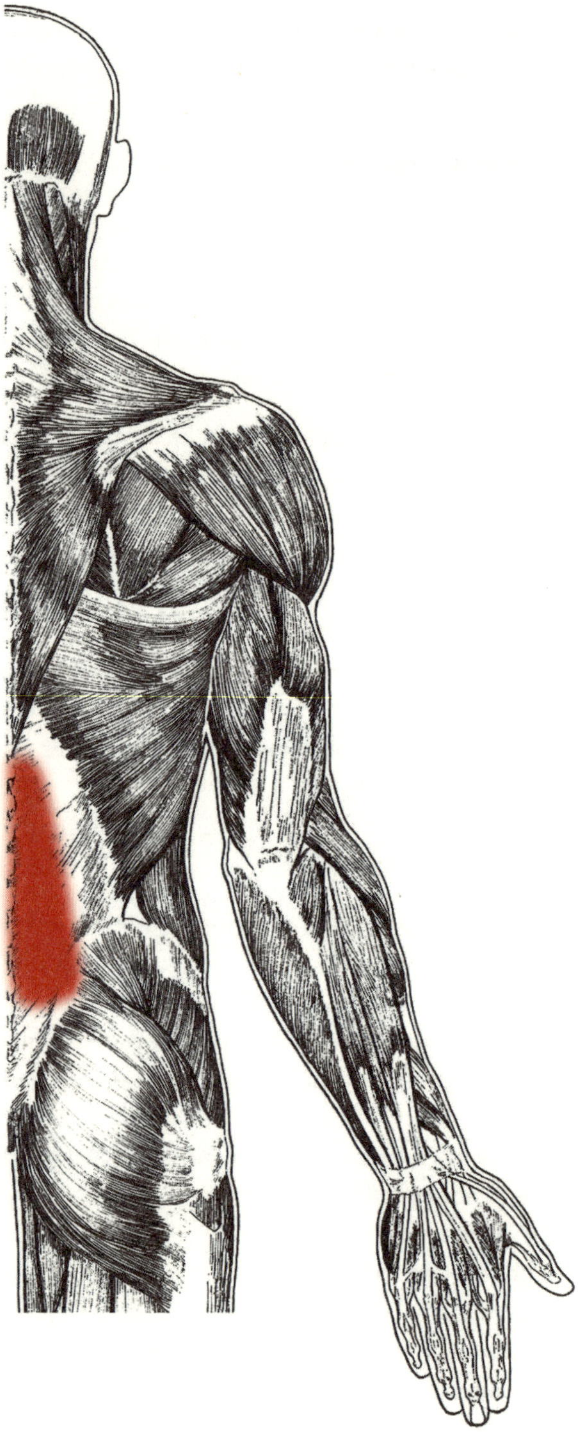

*Schmerzmuster des Iliopsoas (Rückansicht)*

**Schmerzmuster:** Vertikaler Schmerz, der beim Tragen schwerer Lasten verschlimmert und durch Ausruhen verringert wird; die stärkste Linderung tritt bei gebeugter Hüfte ein. Der obere Triggerpunkt strahlt Schmerzen ausschließlich auf die gleiche Körperseite aus, und zwar vom Th 12 bis zum Ilium und zum oberen Teil des Gesäßes; weiter unten liegende Triggerpunkte übertragen Schmerzen in die Leiste und in den vorderen Aspekt des oberen Oberschenkelteils. Ein Symptom kann sein, daß der Patient nicht aufrecht stehen kann.

**Verursachende oder perpetuierende Faktoren:** Langes Sitzen mit stark gebeugten Hüften

**Satellitentriggerpunkte:** Quadratus lumborum, Rectus abdominis, Tensor fasciae latae, Gluteus maximus, medius und minimus, thorakolumbale Paraspinalmuskulatur, Piriformis.

**Betroffene Organsysteme:** Urogenitalsystem und Verdauungssystem

**Assoziierte Zonen, Meridiane und Punkte:** Ventrale Zone; Magenmeridian (Fuß Yang-Ming), Gallenblasenmeridian (Fuß Shao-Yang); Ma 25, Gb 27 und 28.

**Dehnübungen:**

1. Auf einem Massagetisch oder Bett liegend Oberschenkel und Bein der betroffenen Körperseite abspreizen und seitlich vom Tisch oder Bett herabhängen lassen. Oberschenkel und Bein der gesunden Körperseite beugen, um das Becken zu fixieren, wobei die Lendenwirbel flach auf dem Tisch oder Bett verbleiben. Der obere Lendenbereich wird so durch die Schwerkraft gedehnt. Bleiben Sie in dieser Position, bis Sie bis zwanzig oder dreißig gezählt haben.
2. Kobra: Sie liegen auf dem Bauch und setzen die Hände mit nach unten gewandten Handflächen in Höhe der Brust auf den Boden. Heben Sie dann den Oberkörper an, und stützen Sie sich dabei auf die Arme. Heben Sie Kopf und Hals zur Decke. Hüften, Beine und Füße bleiben entspannt auf dem Boden. Bleiben Sie in dieser Position, bis Sie bis zwanzig oder dreißig gezählt haben.
   Lösen Sie die Dehnung auf, indem Sie Ihre Arme entspannen, die Ellbogen beugen, um das Gewicht des Rumpfes abzufangen, und den Körper allmählich wieder in die Bauchlage zurückbringen.

**Stärkungsübung:** Beinheben: Sie liegen in Rükkenlage auf dem Boden. Setzen Sie die Hände mit abwärts gerichteten Handflächen unter das Gesäß, verringern Sie den Lendenbogen, so daß die Lendenwirbel den Boden berühren. (Bei dieser Übung ist es wichtig, daß der Lendenbereich mit dem Boden in Kontakt bleibt, um die Gefahr einer Rückenverletzung zu verringern.) Heben Sie in dieser Position die Beine ca. 30 cm vom Boden, wobei die Knie leicht gebeugt bleiben, und kehren Sie danach in die Ausgangsposition zurück.

Wiederholen Sie dies acht bis zehn Mal.

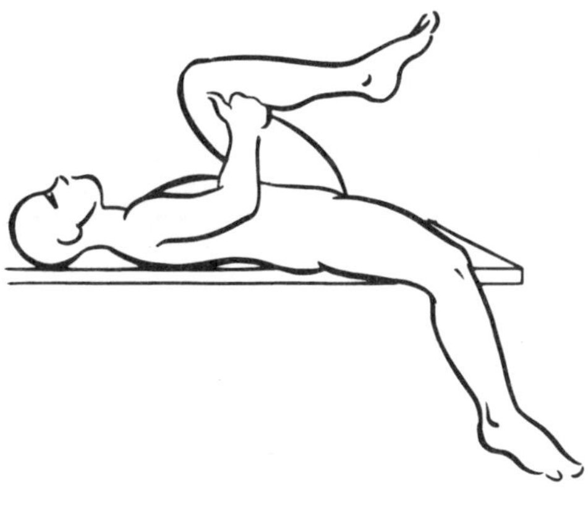

*Dehnübung 1: Iliopsoas*

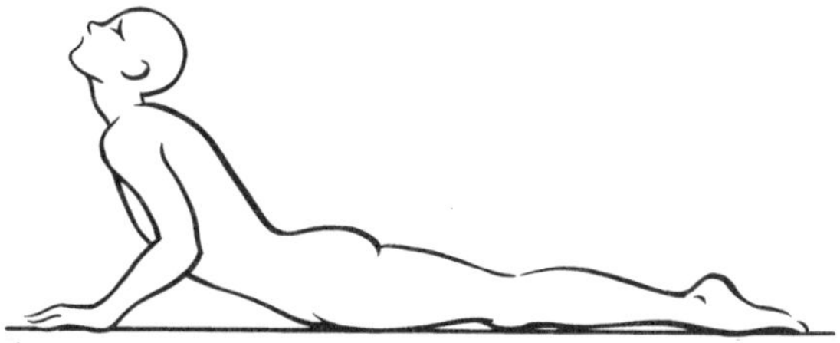

*Dehnübung 2: Iliopsoas*

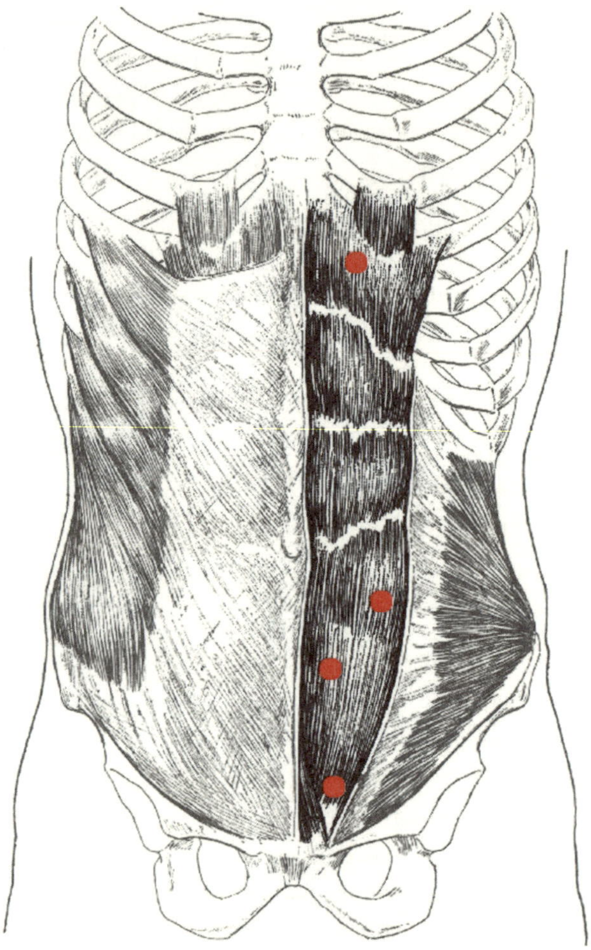

*M. rectus abdominis und Triggerpunkte*

# M. rectus abdominis (Gerader Bauchmuskel)

**Proximale Befestigung:** Knorpel der fünften bis siebten Rippe; *Processus xiphoideus* (Schwertfortsatz).

**Distale Befestigung:** Kamm des Schambeins

**Aktivität:** Flexion des Rumpfes; Aufwärtsdrehung des Beckens.

**Palpation:** Die Bauchmuskeln bilden eine geschlossene Hülle, in der die Bauchorgane liegen. Diese Hülle wird nach oben durch das Zwerchfell und nach hinten durch den Psoas begrenzt; posterolateral bildet der Quadratus lumborum die Grenze, anterolateral der Transversus abdominis sowie der Obliquus internus und externus abdominis (die von tief nach oberflächlich verlaufen) und anterior der Rectus abdominis. Die Muskeln des Beckenbodens bilden die untere Begrenzung dieser Hülle.

Der Rectus abdominis und die übrigen Bauchmuskeln – Obliquus internus und externus und Transversus abdominis – lassen sich nur schwer voneinander unterscheiden, sofern sie nicht kontrahiert sind und keine verhärteten Faserbündel enthalten. Bei der Behandlung myofaszialer Verhärtungen innerhalb dieser Gruppe empfiehlt es sich, sich vom Patienten aufgrund seines Schmerzempfindens zu den Bereichen leiten zu lassen, in denen Verhärtungen bestehen. Deshalb sollte die Palpation dort ansetzen, wo der Patient über Schmerzen oder Unbehagen klagt. Man sollte beim Untersuchen der Bauchmuskeln so vorsichtig tasten, daß man den Zugang zu den darunter liegenden Organen nicht erzwingt.

Den Rectus abdominis kann man mit Hilfe folgender Strukturen lokalisieren:

- *Processus xiphoideus*
- *Knorpel der fünften bis siebten Rippe*
- *Cresta iliaca*
- *Linea alba* (weiße Linie) – Vereinigung der Muskelfaszien des Obliquus internus und externus und des Transversus abdominis in der Mitte des Rumpfes tief unter der Haut.

Ertasten Sie den Rectus abdominis von der proximalen Befestigung an den Rippenknorpeln bis zur distalen Befestigung am Schambein, wobei Sie dem vertikalen Verlauf der Muskelfasern folgen können. Setzen Sie beide Hände flach und entspannt auf den Bauch, wobei die Finger parallel zum Verlauf des Rectus abdominis stehen; achten Sie auf die Linea alba in der Mitte. Die laterale Grenze des Rectus abdominis läßt sich bei Menschen, deren Muskulatur voll entwickelt ist, leicht ertasten. Achten Sie auf die segmentale Unterteilung des Rectus abdominis. Tasten Sie den Muskel in seinem ganzen Verlauf auf verhärtete Faserbündel ab.

**Schmerzmuster:** Triggerpunkte im proximalen Aspekt des Muskels können beidseitig Schmerzen im mittleren Rücken hervorrufen; Triggerpunkte im distalen Aspekt des Muskels können Schmerzen horizontal im unteren Rücken produzieren und einseitig Schmerzen im Unterbauch. Begleitende Symptome können Reflux, ein Völlegefühl, Verdauungsstörungen, Übelkeit und Erbrechen sein; ist der Bereich des Nabels betroffen, können Bauchkrämpfe auftreten. Triggerpunkte im unteren Teil des Muskels können Menstruationsschmerzen erzeugen.

**Verursachende oder perpetuierende Faktoren:** Akute oder chronische Überlastung; Überbeanspruchung von Muskeln; Erkrankungen der Bauchorgane; Operationsnarben am Bauch; paradoxe Atmung; schlechte Haltungsgewohnheiten.

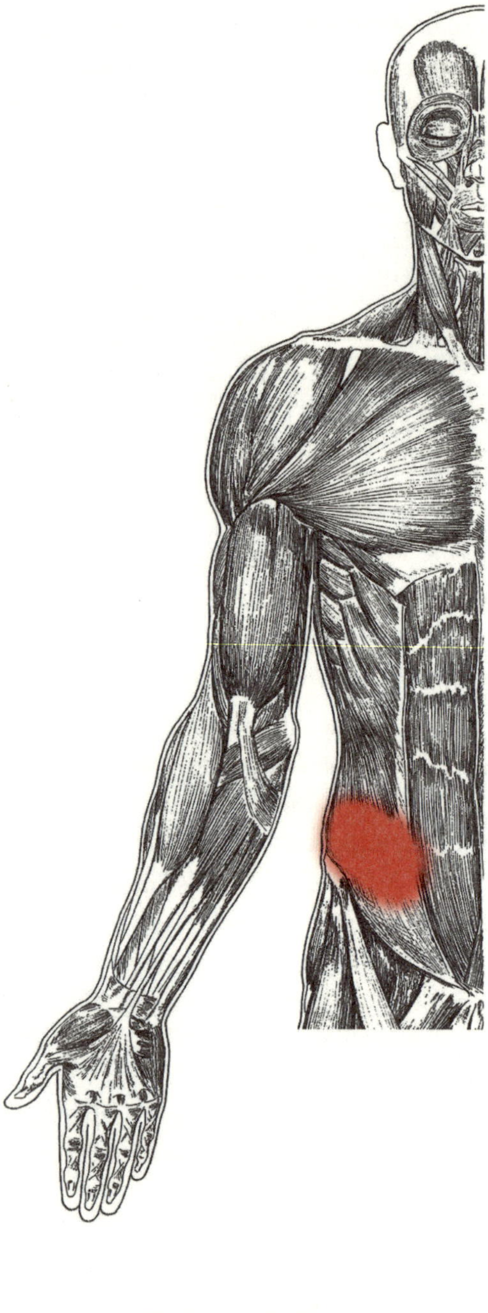

*Schmerzmuster des Rectus abdominis (Vorderansicht)*

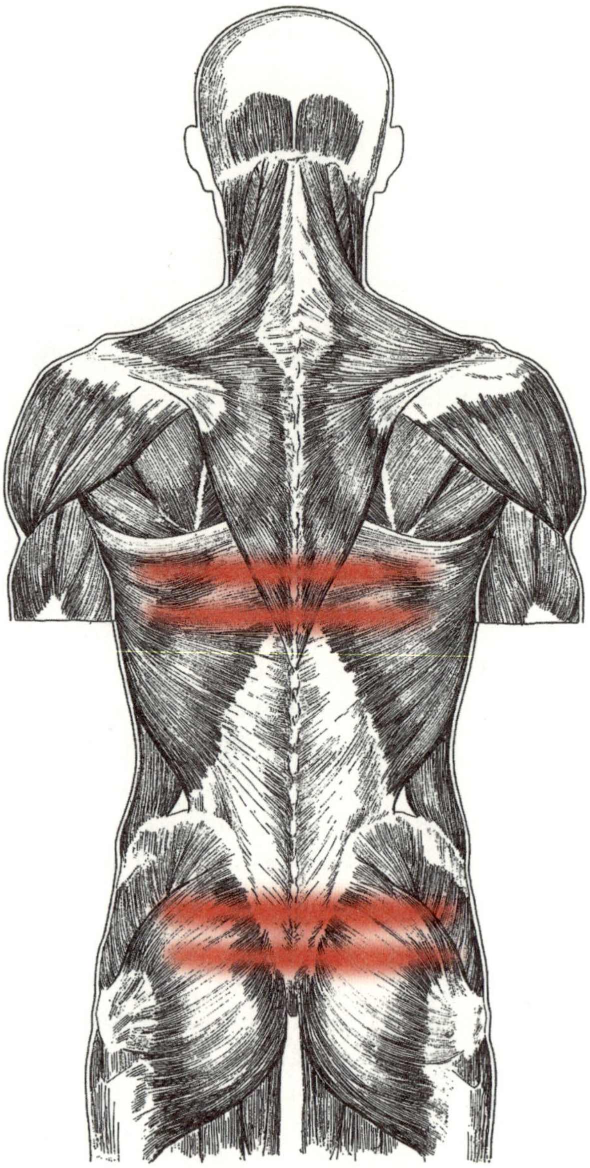

*Schmerzmuster des Rectus abdominis (Rückansicht)*

**Satellitentriggerpunkte:** Obliquus internus und externus und Transversus abdominis ; Iliocostalis thoracis und lumborum; Longissimus thoracis; Iliopsoas.

**Betroffene Organsysteme:** Verdauungssystem und Urogenitalsystem

**Assoziierte Zonen, Meridiane und Punkte:** Ventrale Zone; Magenmeridian (Fuß Yang-Ming), Nierenmeridian (Fuß Shao-Yin); Ma 19–30, Ni 11–21.

**Dehnübung:**
*Kobra*: Sie liegen auf dem Bauch und setzen die Hände mit nach unten gewandten Handflächen in Höhe der Brust auf den Boden. Heben Sie dann den Oberkörper an, und stützen Sie sich auf die Arme. Erheben Sie Kopf und Hals zur Dekke. Hüften, Beine und Füße bleiben entspannt auf dem Boden. Bleiben Sie in dieser Position, bis Sie bis fünfzehn oder zwanzig gezählt haben. Lösen Sie die Dehnung auf, indem Sie die Arme entspannen, die Ellbogen beugen, um das Gewicht des Rumpfes abzufangen, und den Körper langsam wieder in die Bauchlage zurückbringen.

**Stärkungsübungen:**

1. *Roll-down*: Beginnen Sie im Sitzen, wobei Sie die Beine vor dem Körper ausstrecken. Beugen Sie die Knie, und belassen Sie die Fußsohlen auf dem Boden. Einatmen, Ausatmen, das Kinn auf die Brust sinken lassen, die Lendenwirbelsäule runden, und dann den Rumpf langsam rückwärts auf den Boden rollen lassen. Zuerst berühren die Lendenwirbel den Boden, dann die Brustwirbel, dann der Oberrücken, dann der Kopf. Nötigenfalls können Sie die Rückwärtsbewegung Ihres Körpergewichts steuern, indem Sie beim Zurückrollen Ihre Beine festhalten. Je langsamer Sie sich nach hinten rollen lassen, um so stärker werden die Bauchmuskeln belastet. Führen Sie die Übung anschließend in umgekehrter Reihenfolge durch, um wieder in die Ausgangsposition zurückzukehren.
2. *Bauch-Crunches*: Sie liegen auf dem Rücken, beugen die Knie und setzen dabei die Fußsohlen fest auf den Boden. Verschränken Sie die Hände hinter dem Kopf, oder überkreuzen Sie die Arme auf der Brust. Atmen Sie tief ein. Atmen Sie aus, und konzentrieren Sie sich darauf, den Nabel möglichst nahe an die Wirbelsäule heranzuführen. Rollen Sie sich anschließend zusammen, indem Sie das Kinn zur Brust bringen, den Oberkörper erheben und die Skapula vom Boden entfernen. Kehren Sie anschließend langsam wieder in die Ausgangsposition zurück. Wiederholen Sie den Vorgang drei bis fünf Mal, und steigern Sie die Zahl der Wiederholungen, wenn Ihre Kraft es zuläßt.

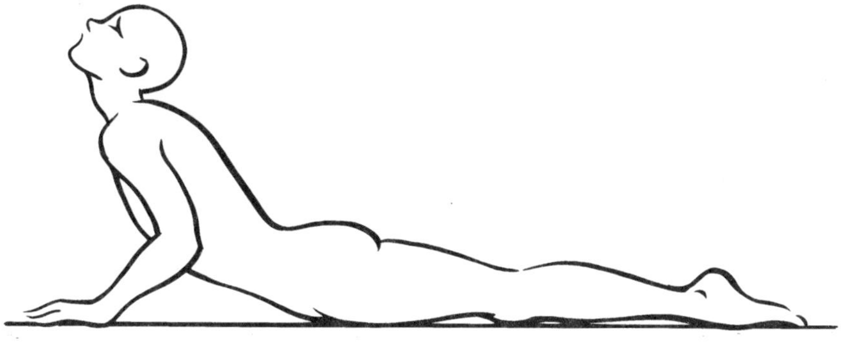

*Dehnübung: Rectus abdominis*

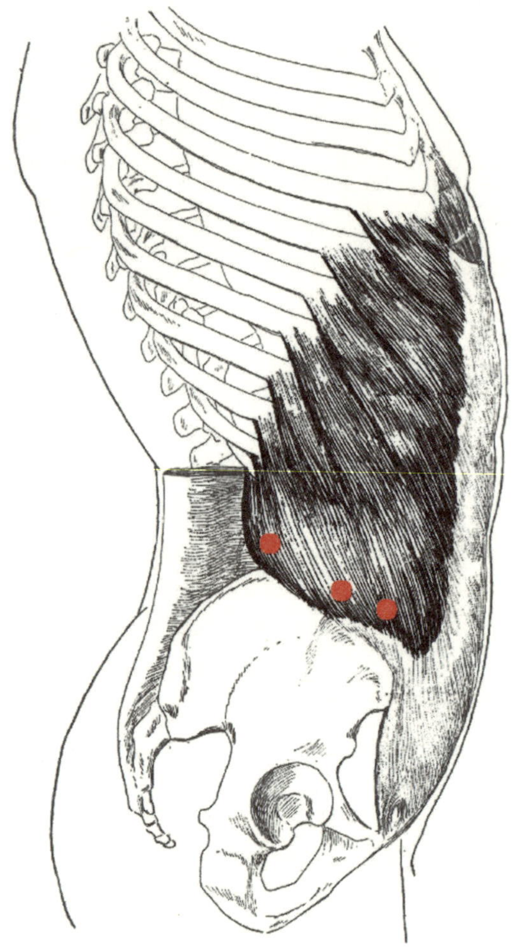

*M. obliquus externus und Triggerpunkte*

# Bauchmuskeln

## M. obliquus externus und internus abdominis (äußere und innere schräge Bauchmuskeln), M. transversus abdominis (quer verlaufender Bauchmuskel)

**Proximale Befestigung:** *M. obliquus externus*: an den sechs unteren Rippen. *M. obliquus internus*: an der Faszie des Iliopsoas, angrenzend an die laterale Hälfte des Ligamentum inguinale, an der Vorderseite der Crista iliaca, an den Dornfortsätzen und Querfortsätzen der fünf Lendenwirbel über die thorakolumbale Faszie, an den Knorpeln der neunten bis zwölften Rippe. *M. transversus*: an den Lendenwirbeln über die thorakolumbale Muskelfaszie, an den unteren sechs Rippen, an der Vorderseite der Crista iliaca, an der Faszie des Iliopsoas, angrenzend an den seitlichen Aspekt des Ligamentum inguinale.

**Distale Befestigung:** *M. obliquus externus:* An der Linea alba über die Bauchmuskelfaszie, die das vordere Blatt der Rektusscheide *(Lamina anterior)* bildet (welche den geraden Bauchmuskel bedeckt); an der Vorderseite der Crista iliaca, am Schambein. *M. obliquus internus:* An der Linea alba über die Bauchmuskelfaszie, die das vordere Blatt der Rektusscheide bildet. *M. transversus:* An der Linea alba über die Bauchmuskelfaszie, die das hintere Blatt der Rektusscheide bildet (die tief unter dem Rectus abdominis verläuft), Schambein.

**Aktivität:** Bauchpresse. *M. obliquus externus:* Drehung des Rumpfes zur entgegengesetzten Seite. Zusammen mit dem Obliquus internus laterale Flexion des Rumpfes zur gleichen Seite. *M. obliquus internus:* Zusammen mit dem kontralateralen Obliquus externus laterale Flexion und Rotation des Rumpfes zur gleichen Seite.

**Palpation:** Allgemeine Empfehlungen für die Palpation der Bauchmuskeln finden Sie auf Seite 163.

Zur Lokalisierung des Obliquus externus und internus sowie des Transversus abdominis muß die Lage folgender Strukturen bekannt sein:

- *Rippen 7–12*
- *vorderer Aspekt der Crista iliaca*
- *Schambein*
- *Linea alba* – Vereinigung der Muskelfaszien des Obliquus externus und internus sowie des Transversus abdominis, die in der Mitte des Rumpfes tief unter der Haut liegt.

Ertasten Sie den Obliquus externus auf dem lateralen Aspekt des Rumpfes. Beachten Sie, daß die Fasern dieses Muskels schräg abwärts und medial verlaufen. Beginnen Sie mit der Palpation am lateralen Aspekt des unteren Thorax, und lassen Sie die Hände der Faserrichtung des Muskels folgen. Von dort bewegen sie sich abwärts und medial zur Crista iliaca und in Richtung Schambein. Tasten Sie so sanft, daß Sie die Muskulatur untersuchen können, ohne zuviel Kraft auf die darunter liegenden Bauchorgane einwirken zu lassen.

Manchmal ist es schwierig, den Obliquus externus vom Obliquus internus und vom Transversus abdominis zu unterscheiden; doch läßt sich der rechte Obliquus externus ertasten, wenn Widerstand gegen die Rotation nach links ausgeübt wird, und umgekehrt. Bitten Sie den Patienten, die rechte Schulter in Richtung seiner linken Hüfte zu drehen. Bauen Sie gegen diese Bewegung an der Schulter Widerstand auf, während Sie die tastende Hand proximal zur Crista iliaca aufsetzen. Der Obliquus externus läßt sich ertasten, wenn er kontrahiert, um diese Bewegung ausführen zu können.

Ertasten Sie den Obliquus internus durch den darüber liegenden Obliquus externus hindurch auf dem lateralen Aspekt des Rumpfes. Beachten

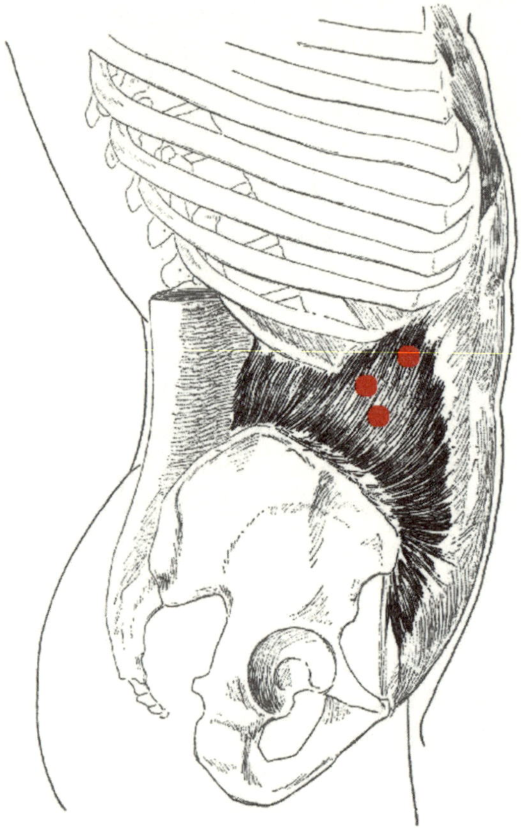

*M. obliquus internus und Triggerpunkte*

Sie, daß die Fasern dieses Muskels schräg nach oben und lateral verlaufen. Beginnen Sie mit der Palpation auf dem lateralen Aspekt des unteren Thorax, und tasten Sie in Richtung der Crista iliaca und des Ligamentum inguinale. Es kann schwierig sein, den Obliquus internus vom darüber liegenden Obliquus externus zu unterscheiden; doch läßt sich der linke Obliquus internus ertasten, wenn man Widerstand gegen eine Drehung nach links aufbaut, und umgekehrt. Bitten Sie den Patienten, die rechte Schulter in Richtung der linken Hüfte zu drehen. Bauen Sie gegen diese Bewegung an der Schulter Widerstand auf, während Sie die tastende Hand proximal zur Crista iliaca aufsetzen. Der Obliquus internus läßt sich ertasten, wenn er kontrahiert, um diese Bewegung auszuführen.

Der Transversus abdominis entzieht sich der Palpation aufgrund seiner Lage tief unter dem Obliquus externus und internus.

**Schmerzmuster:** *Obliquus externus*: Sodbrennen, Schmerz im Oberbauch (Magenbereich), Schmerzen in der Flanke, in der Leiste und im Hodenbereich, wenn Triggerpunkte sowohl im Transversus abdominis als auch im Obliquus internus vorliegen. Viszerale Dysfunktion zählt in vielen Fällen zu den Symptomen, die mit Triggerpunkten in diesen beiden Muskeln verbunden sind, was eine bildliche Darstellung der entsprechenden Schmerzmuster überflüssig macht. *Obliquus internus:* Symptome sind hier Reizbarkeit und Krämpfe im Harnröhrenschließmuskel, Harnverhaltung und Schmerzen in der Leiste. *Transversus abdominis:* Wenn Triggerpunkte im Obliquus externus und internus vorliegen, sind Schmerzen in der Leiste und im Bereich der Hoden häufig auftretende Symptome.

**Verursachende oder perpetuierende Faktoren:** Akute oder chronische Überlastung; muskuläre Überanstrengung; Operationsnarben am Bauch; Erkrankungen innerer Organe; paradoxe Atmung; dysfunktionale Körperhaltung; anhaltende oder kräftige Drehung des Rumpfes.

**Satellitentriggerpunkte:** In jedem Bauchmuskel können Satellitentriggerpunkte entstehen, wenn in einem anderen Muskel dieser Gruppe Triggerpunkte existieren. Außerdem können sie im Iliopsoas, im M. iliocostalis thoracis und im Longissimus thoracis auftreten.

**Betroffene Organsysteme:** Verdauungssystem, Urogenitalsystem und Fortpflanzungsorgane

**Assoziierte Zonen, Meridiane und Punkte:** Ventrale und laterale Zone, Magenmeridian (Fuß Yang-Ming), Gallenblasenmeridian (Fuß Shao-Yang), Lebermeridian (Fuß Jue-Yin), Milzmeridian (Fuß Tai-Yin); Mi 14–16; Le 13, Gb 25–28.

**Dehnübungen:**

1. *Kobra*: Sie liegen auf dem Bauch und setzen die Hände mit nach unten gewandten Handflächen in Höhe der Brust auf den Boden. Heben Sie dann den Oberkörper an, und stützen Sie sich dabei auf die Arme. Erheben Sie Kopf und Hals zur Decke. Hüften, Beine und Füße ruhen entspannt auf dem Boden. Bleiben Sie in dieser Position, bis Sie bis fünfzehn oder zwanzig gezählt haben. Lösen Sie die Dehnung auf, indem Sie Ihre Arme entspannen, die Ellbogen beugen, damit sie das Gewicht des Rumpfes abfangen, und den Körper langsam wieder in die Bauchlage zurückbringen.
2. Sie stehen mit dem Rücken ca. 30 cm von einer Wand entfernt. Drehen Sie den Oberkörper so, daß Sie beide Handflächen auf die Wand setzen können. Bleiben Sie in dieser Position, während Sie bis 15 oder 20 zählen. Achtung: Um den rechten Obliquus *externus* zu dehnen, muß der Patient sich nach rechts drehen; geht es um den rechten Obliquus *internus*, muß die Drehung nach links erfolgen.

**Stärkungsübungen:**

*Diagonale Crunches*: Sie liegen auf dem Rücken, beugen die Knie und stellen die Fußsohlen fest auf den Boden. Verschränken Sie die Hände hinter dem Kopf oder die Arme vor der Brust. Atmen Sie tief ein. Konzentrieren Sie sich beim Ausat-

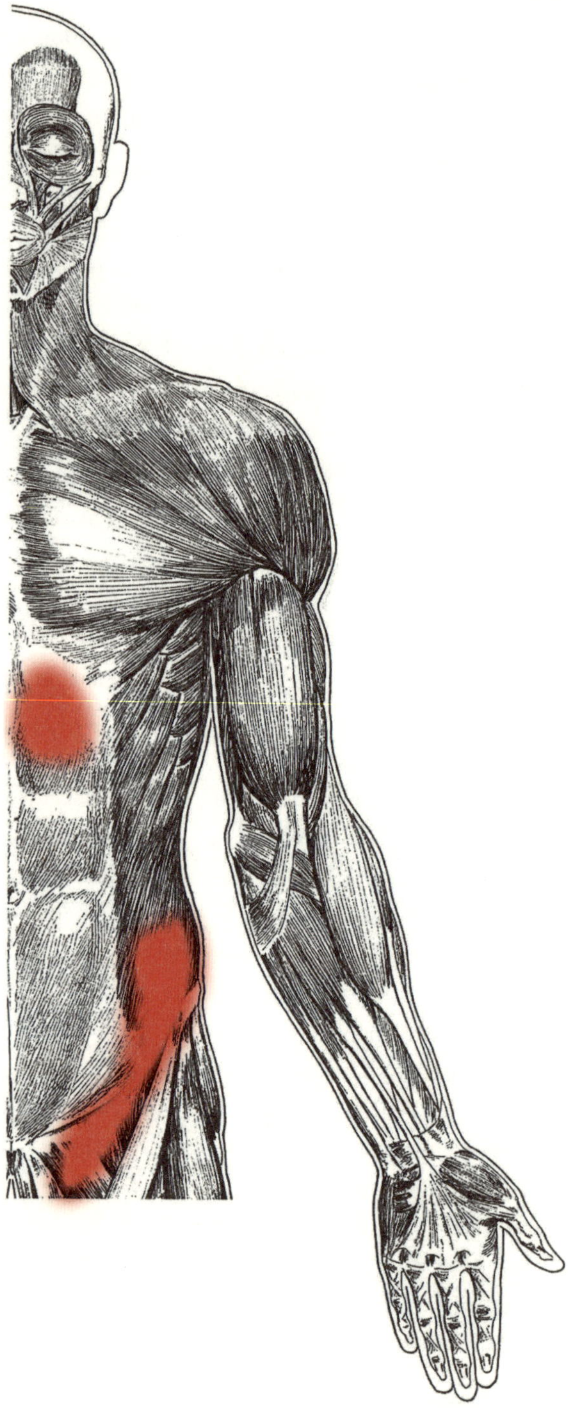

*Schmerzmuster der Bauchmuskeln*

men darauf, den Nabel möglichst nahe an die Wirbelsäule heranzubringen, und rollen Sie sich zusammen, indem Sie das Kinn zur Brust führen, dabei gleichzeitig den Oberkörper anheben und die Skapula vom Boden entfernen. Bewegen Sie die rechte Schulter in Richtung linker Hüfte. Kehren Sie anschließend langsam wieder in die Ausgangsposition zurück. Wiederholen Sie die Übung, wobei Sie diesmal die linke Schulter in Richtung rechter Hüfte bewegen.

Wiederholen Sie die vollständige Übung (also die Drehung nach links und nach rechts) drei bis fünf Mal, und erhöhen Sie die Zahl der Wiederholungen, sobald Ihre Kraft dies zuläßt.

Um die Bauchmuskeln insgesamt zu stärken, können Sie auch die folgenden beiden Übungen ausführen.

1. *Roll-down*: Sie sitzen auf dem Boden, die Beine vor dem Körper ausgestreckt. Beugen Sie dann die Knie, und stellen Sie die Fußsohlen fest auf den Boden. Atmen Sie ein, und lassen Sie beim Ausatmen das Kinn auf die Brust sinken. Rollen Sie dann allmählich die Lendenwirbel ein, und lassen Sie sich langsam zum Boden rollen. Zuerst berühren die Lendenwirbel den Boden, dann die Brustwirbel, dann der Oberrücken und schließlich der Kopf. Nötigenfalls können Sie die Rückwärtsbewegung Ihres Gewichts kontrollieren, indem Sie beim Zurückrollen mit den Händen die Beine festhalten. Die Bauchmuskeln werden einer um so größeren Belastung ausgesetzt, je langsamer Sie sich zurückrollen lassen. Anschließend können Sie die Übung in umgekehrter Richtung ausführen.

2. *Bauch-Crunches*: Sie liegen auf dem Rücken, beugen die Knie und setzen die Fußsohlen fest auf den Boden. Verschränken Sie die Hände hinter dem Kopf, oder überkreuzen Sie die Arme auf der Brust. Atmen Sie tief ein. Atmen Sie aus, und konzentrieren Sie sich darauf, den Nabel möglichst nahe an die Wirbelsäule heranzubringen. Rollen Sie sich dann zusammen, indem Sie das Kinn zur Brust bringen, den Oberkörper erheben und die Skapula vom Boden lösen. Kehren Sie anschließend langsam in die Ausgangsposition zurück. Wiederholen Sie den Vorgang drei bis fünf Mal, und steigern Sie die Zahl der Wiederholungen, wenn Ihre Kraft es zuläßt.

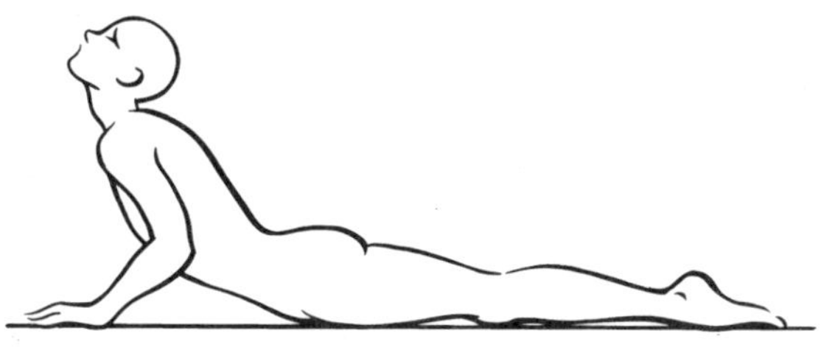

*Dehnübung 1: Bauchmuskeln*

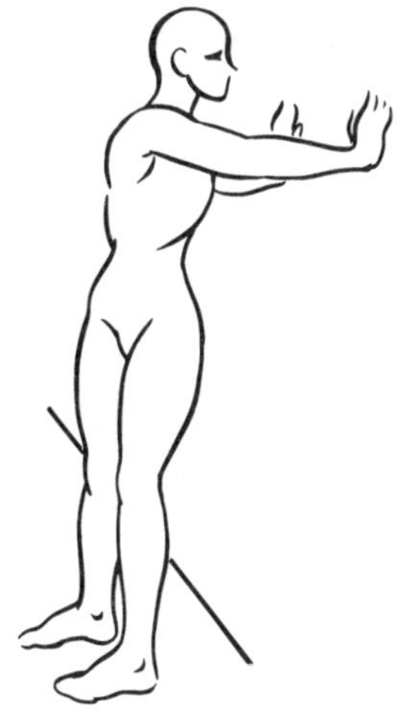

*Dehnübung 2: Bauchmuskeln*

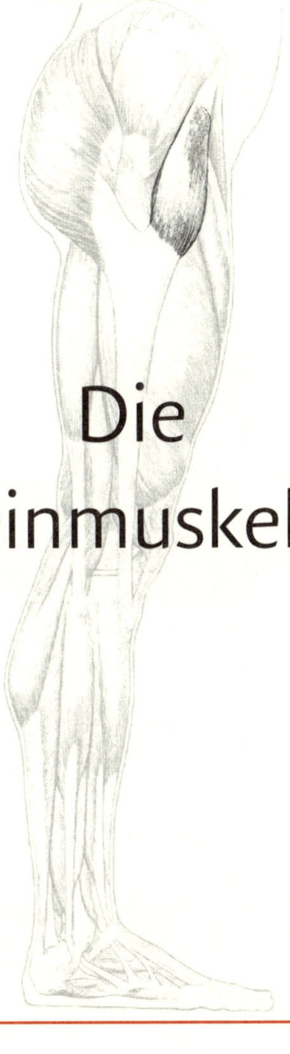

# Die Beinmuskeln

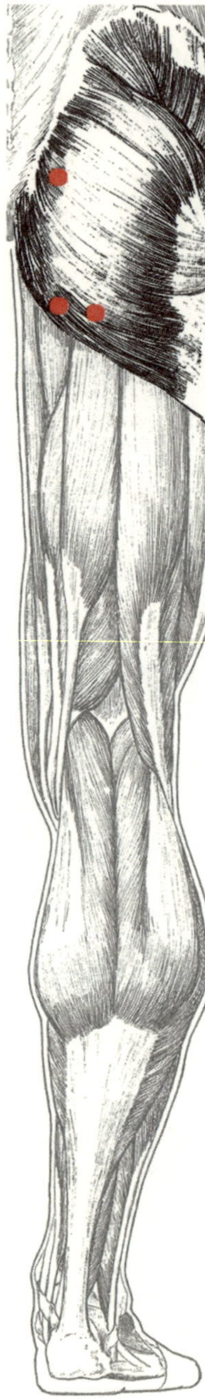

*M. glutaeus maximus und Triggerpunkte*

# M. glutaeus maximus (Größter Gesäßmuskel)

**Proximale Befestigung:** Rückseite der Crista iliaca, laterales Sakrum und Coccygis

**Distale Befestigung:** *Tractus iliotibialis* des Tensor fasciae latae und *Tuberositas glutaea* des Femur

**Aktivität:** Kraftvolle Extension des Oberschenkels an der Hüfte während anstrengender Aktivitäten wie Laufen, Springen, Treppensteigen und Aufstehen vom Sitzen; unterstützt die aufrechte Haltung und die Außenrotation der Hüfte. *Obere Fasern:* Abduktion des Oberschenkels. *Untere Fasern:* Adduktion des Oberschenkels.

**Palpation:** Um den Gluteaeus maximus zu lokalisieren, muß man die Lage folgender Strukturen kennen:

- *Spina iliaca posterior superior* (SIPS – Darmbeinstachel) – Knochenvorsprung tief unter den charakteristischen Grübchen über dem Gesäß. Die SIPS liegen auf Höhe des zweiten Kreuzbeinsegments. Beide liegen etwa 2 cm unter der Obergrenze des Sakrum.
- *Crista iliaca* – auf Höhe der Verbindung zwischen L 4 und L 5.
- *Sakrum*
- *Coccygis*
- *Trochanter major* – Knochenvorsprung am lateralen Aspekt des Oberschenkelknochens, etwa eine Handlänge unter der Crista iliaca. Von vorne betrachtet liegt der Trochanter major auf Höhe des Schambeinkamms.
- *Tuber ischiadicum* (Sitzbeinhöcker) – Dieser Knochenvorsprung ist leicht ertastbar, wenn der Patient sitzt; er trägt in Sitzhaltung den größten Teil des Rumpfgewichts. Der Höcker liegt im Zentrum des Gesäßes, ungefähr auf Höhe der Gesäßfalte.

Um den Glutaeus maximus zu lokalisieren, sollte man sich ihm wie folgt nähern: Stellen Sie sich die obere Begrenzung des Muskels vor, indem Sie eine Linie von der SIPS zu einem Punkt etwas über dem Trochanter major imaginieren; die untere Begrenzung des Muskels können Sie sich entsprechend durch Visualisieren einer Linie vom Coccygis bis zum *Tuber ischiadicum* vorstellen. Um den Glutaeus maximus zu ertasten, folgen Sie der Richtung der Muskelfasern schräg und seitlich, wobei Sie sich vom lateralen Rand des Sakrums zum Trochanter major bewegen.

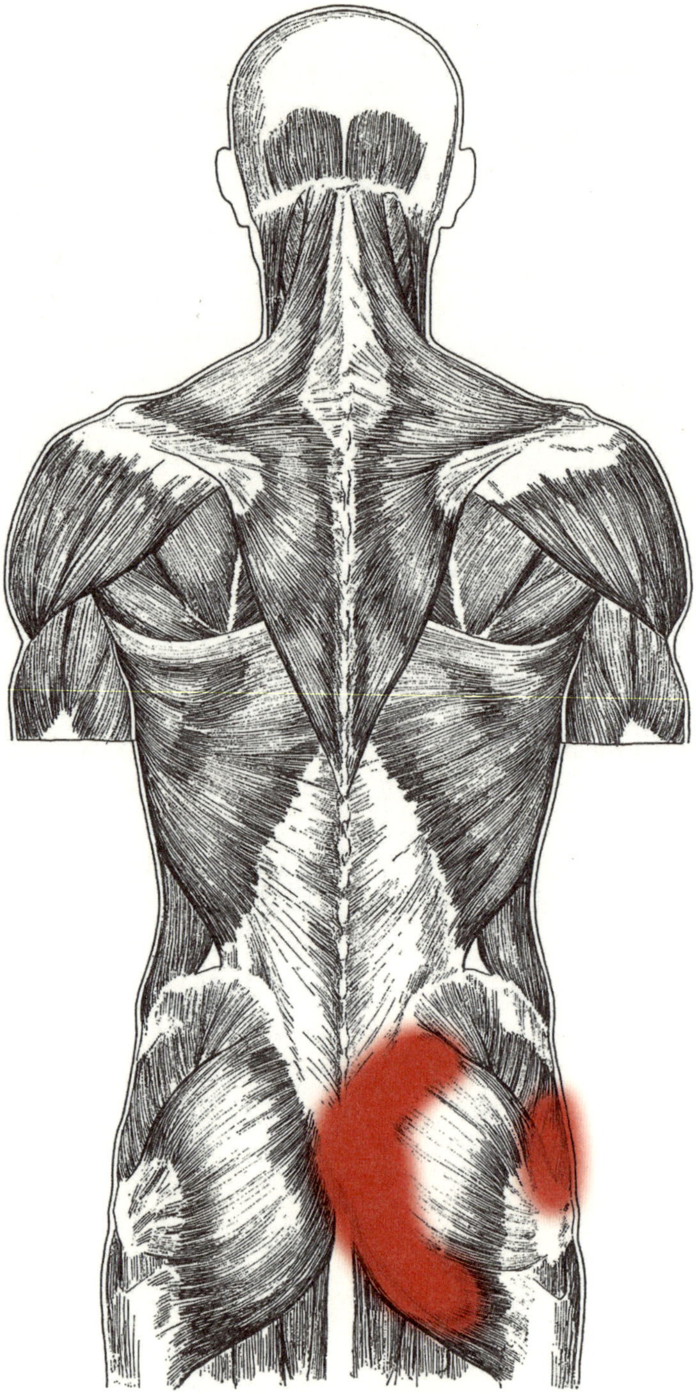

*Schmerzmuster des Glutaeus maximus*

**Schmerzmuster:** Mediale Triggerpunkte, die an das Sakrum angrenzen, übertragen Schmerzen in den Bereich neben der Gesäßfalte einschließlich des Iliosakralgelenks. Distale Triggerpunkte, die über dem *Tuber ischiadicum* liegen, übertragen Schmerzen ins gesamte Gesäß, was auch Druckempfindlichkeit tief im Gesäß einschließt. Zu den Symptomen zählen lokale Schmerzen infolge längeren Sitzens und verstärkte Schmerzen beim Aufwärtsgehen in vorgelehnter Haltung.

**Verursachende oder perpetuierende Faktoren:** Übermäßiger Streß oder die Wirkung eines physischen Traumas oder eines Sturzes; längeres Gehen in vorgelehnter Haltung; Injektionen.

**Satellitentriggerpunkte:** Posteriorer Glutaeus medius und minimus, ischiokrurale Muskeln *(Hamstrings)*, Iliopsoas, Rectus femoris.

**Betroffene Organsysteme:** Ausscheidungsaspekt des Verdauungssystems; Dickdarm.

**Assoziierte Zonen, Meridiane und Punkte:** Dorsale und laterale Zone; Blasenmeridian (Fuß Tai-Yang), Gallenblasenmeridian (Fuß Shao-Yang); Bl 26–30, 35 und 36, 53 und 54, Gb 30.

**Dehnübung:** Sie liegen auf dem Rücken und ziehen das Knie in Richtung der gleichseitigen Schulter, wobei Sie den Oberschenkel an seiner Rückseite ergreifen und ihn und damit das Bein insgesamt in Richtung Schulter ziehen; so wird der Glutaeus maximus gedehnt. Bleiben Sie in dieser Dehnhaltung, bis Sie bis zehn oder fünfzehn gezählt haben. Lösen Sie die Dehnung dann auf, und ziehen Sie das Knie in Richtung Schulter der anderen Körperseite. Bleiben Sie auch in dieser Haltung, bis Sie bis zehn oder fünfzehn gezählt haben, und entspannen Sie sich dann.

**Stärkungsübung:** Mit gebeugtem Knie: Beugen Sie das Bein der betroffenen Körperseite. Kontrahieren Sie den Glutaeus maximus, um den Oberschenkel zu strecken. Wiederholen Sie dies zehn bis zwölf Mal.

Welche Position der Patient einnehmen sollte, hängt davon ab, wie stark der Muskel belastet wird. *Phase I (ein Patient im schwächstmöglichen Zustand)*: Fordern Sie den Patienten auf, diese Übung im Stehen auszuführen, wobei er sich an einer Wand oder einem Stuhl festhalten kann, um nicht das Gleichgewicht zu verlieren. *Phase II:* Der Patient kann bei der Übung auch auf der Seite liegen, und der Therapeut kann den Gesäßmuskel des oben liegenden Beins bearbeiten. *Phase III:* Man kann den Patienten auch auffordern, sich auf seine Hände und Knie zu stützen. Die Muskelaktivität wirkt in diesem Fall gegen die Schwerkraft und erfordert einen größeren Kraftaufwand.

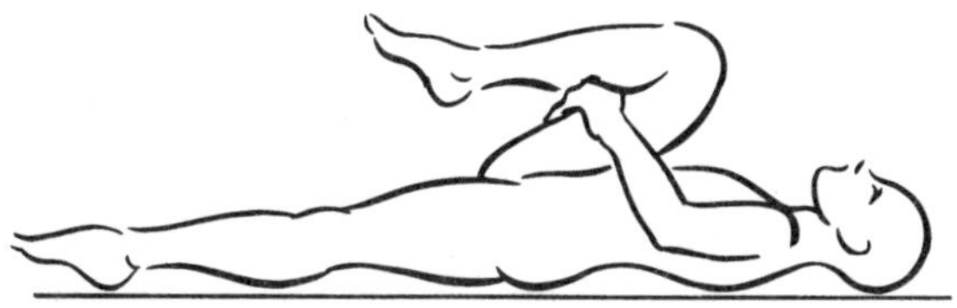

*Dehnübung: Glutaeus maximus*
*(Knie in Richtung der gleichseitigen Schulter)*

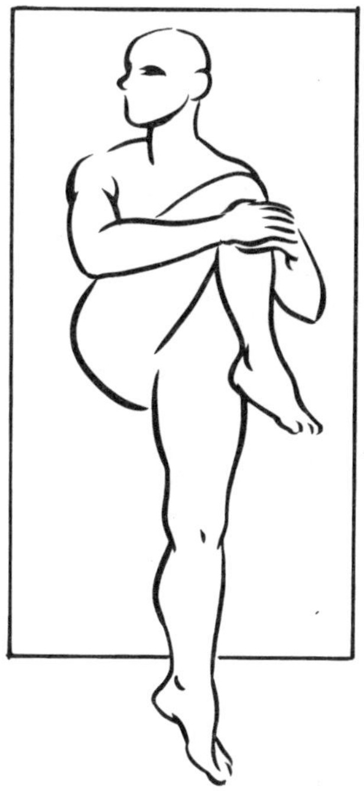

*Dehnübung: Glutaeus maximus*
*(Knie in Richtung der entgegengesetzten Schulter)*

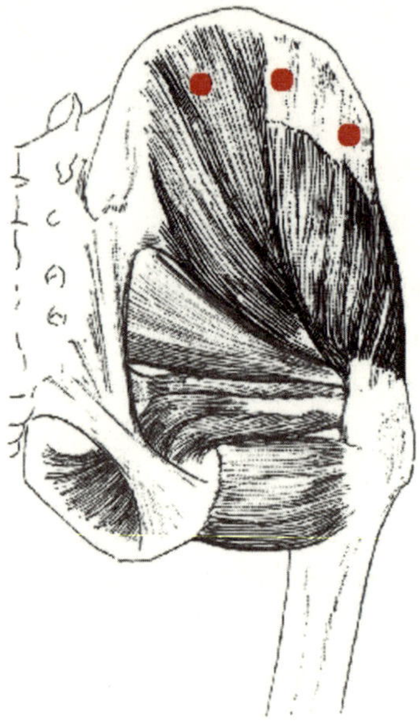

*Glutaeus medius und Triggerpunkte*

# M. glutaeus medius (Mittlerer Gesäßmuskel)

**Proximale Befestigung:** Vordere drei Viertel der Crista iliaca

**Distale Befestigung:** Trochanter major des Femur

**Aktivität:** Abduktion des Oberschenkels; unterstützt die Innenrotation des Oberschenkels. Die anterioren Fasern des Muskels beugen den Oberschenkel und drehen ihn nach innen; die posterioren Fasern strecken den Oberschenkel und drehen ihn nach außen. Stabilisiert beim Gehen das Becken.

**Palpation:** Der posteriore Teil dieses Muskels liegt tief unter dem Glutaeus maximus; der vordere Teil liegt vor dem Glutaeus maximus und verläuft oberflächlich. Teile dieses Muskels liegen sowohl vor als auch hinter dem Hüftgelenk. Der Glutaeus medius wird als Ursache für Rückenschmerzen häufig übersehen.

Man kann den Glutaeus medius mit Hilfe folgender Strukturen lokalisieren:

- *Crista iliaca* – liegt auf der gleichen Höhe wie die Verbindung zwischen L 4 und L 5.
- *Trochanter major* – Knochenvorsprung am lateralen Aspekt des Femur, etwa eine Handlänge unter dem Crista iliaca. Von vorne betrachtet liegt der Trochanter major auf Höhe der *Crista pubica* (Schambeinkamm).
- *Spina iliaca anterior superior* (SIAS) – ein Knochenvorsprung, etwas unterhalb der Crista iliaca und leicht ertastbar, fungiert als proximale Befestigung des Ligamentum inguinale.
- *Piriformis-Linie* – eine imaginäre Linie, die zwischen dem zweiten Segment des Sakrum (medial zur *Spina iliaca anterior superior*) bis zur Obergrenze des M. piriformis und zur hinteren Begrenzung des Glutaeus medius verläuft.

Beim Ertasten des Glutaeus medius kann der Patient entweder auf dem Bauch oder auf der Seite liegen. Tasten Sie mit flächigem Fingerdruck distal zur Crista iliaca, und folgen Sie dem Verlauf des Muskels zu beiden Seiten des Hüftgelenks. Verhärtungen in diesem Muskel können an der gesamten Außenseite des Ilium auftreten.

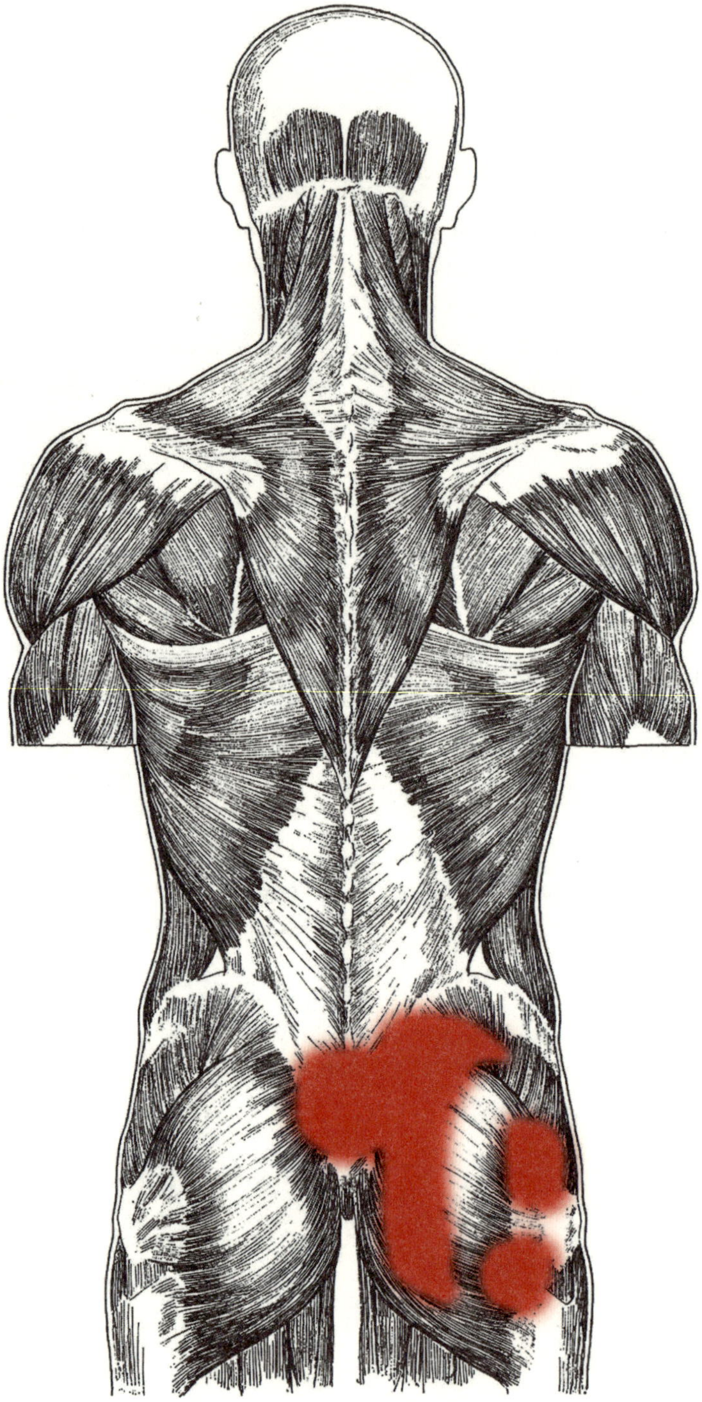

*Schmerzmuster des Glutaeus medius*

**Schmerzmuster:** Mediale Triggerpunkte übertragen Schmerzen zum Crista iliaca, zum Iliosakralgelenk und zum Kreuzbein. Laterale Triggerpunkte übertragen Schmerzen zum Gesäß und eventuell zum oberen posterolateralen Oberschenkel. Anteriore Triggerpunkte können Schmerzen beidseitig in den Bereich über dem Sakrum und in den unteren Lendenbereich übertragen. Zu den Symptomen zählen Schmerzen beim Gehen, beim Liegen auf dem Rücken oder der betroffenen Körperseite und beim zusammengesunkenen Sitzen.

**Verursachende oder perpetuierende Faktoren:** Verletzungen infolge von Überlastung; chronische Überlastung infolge langer Flexion der Hüfte; unterschiedliche Beinlänge; Dysfunktion des Iliosakralgelenks.

**Satellitentriggerpunkte:** Quadratus lumborum, Glutaeus minimus, Piriformis, Tensor fasciae latae.

**Betroffenes Organsystem:** Urogenitalsystem

**Assoziierte Zonen, Meridiane und Punkte:** Laterale Zone; Gallenblasenmeridian (Fuß Shao-Yang); Gb 29 und 30.

**Dehnübungen:**

1. Führen Sie das betroffene Bein rückwärtig über das gesunde, wodurch das Körpergewicht auf die betroffene Hüfte verlagert wird. Strecken Sie beide Arme über den Kopf aus, und ergreifen Sie das Handgelenk des gleichseitigen Arms mit der anderen Hand. Beugen Sie den Rumpf lateral in Richtung der gesunden Seite. Bleiben Sie in dieser Haltung, während Sie bis zehn oder fünfzehn zählen.
2. Stützen Sie sich an einer Mauer oder einem Tisch ab, um das Gleichgewicht nicht zu verlieren. Führen Sie das betroffene Bein hinter dem gesunden her zur anderen Körperseite. Beugen Sie das Knie des gesunden Beins, während Sie das betroffene Bein vom Rumpf weg führen und vollständig ausstrecken, wobei die Hüfte sich dem Boden nähert. Bleiben Sie in dieser Haltung, während Sie bis zehn oder fünfzehn zählen.

**Stärkungsübung:** Verlagern Sie, auf Hände und Knie gestützt, Ihr Gewicht auf ein Knie, und geben Sie dem aktiven Oberschenkel und Bein Bewegungsfreiheit. Halten Sie das Knie des aktiven Beins gebeugt, und spreizen Sie das aktive Bein ab, um die Innenseite des Oberschenkels parallel zum Boden zu positionieren. Bringen Sie das aktive Bein in die Ausgangsposition zurück. Wiederholen Sie diesen Vorgang fünf bis zehn Mal.

Gehen ist eine der besten Übungen für diesen Muskel.

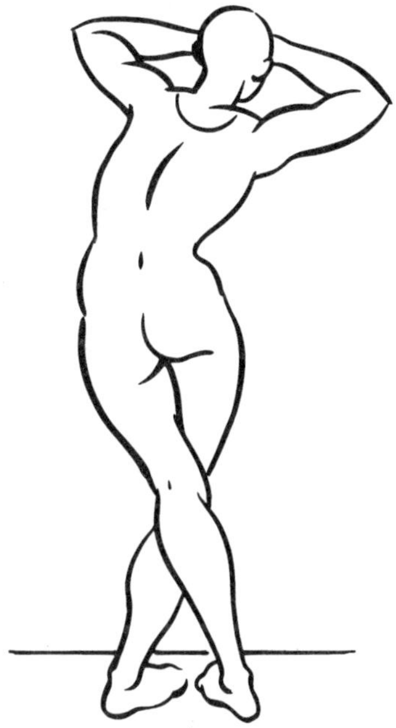

*Dehnübung 1: Glutaeus medius*

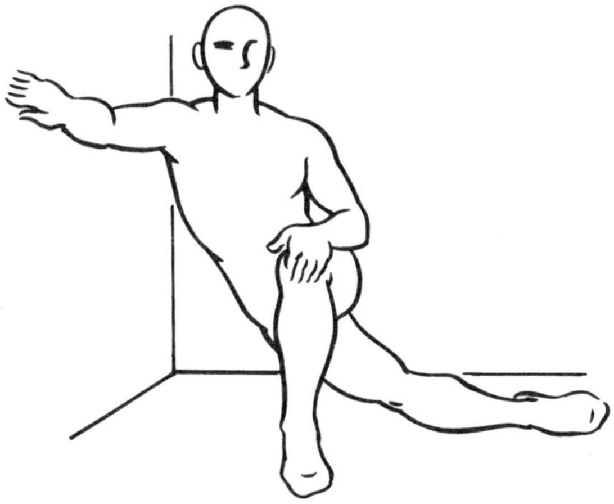

*Dehnübung 2: Glutaeus medius*

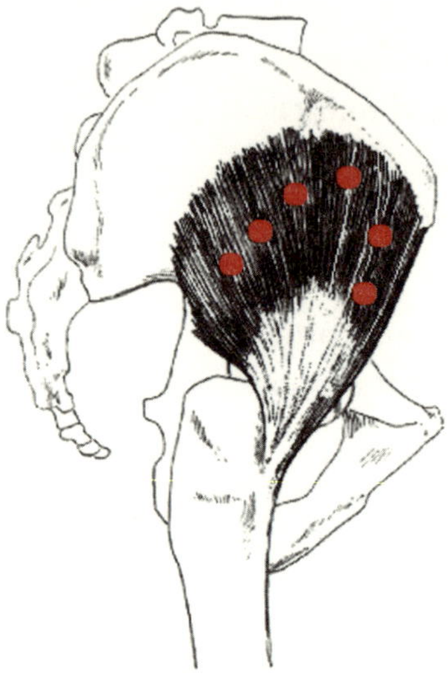

*Glutaeus minimus und Triggerpunkte*

# M. glutaeus minimus (Kleiner Gesäßmuskel)

**Proximale Befestigung:** Auf dem Ilium zwischen der *Linea glutaea anterior* und der *Linea inferior*, tief unter dem Glutaeus medius.

**Distale Befestigung:** Oberer Aspekt des Trochanter major femuris

**Aktivität:** Abduktion und Innenrotation des Oberschenkels. Stabilisiert beim Gehen das Bekken.

**Palpation:** Der Glutaeus minimus, der kleinste der drei Gesäßmuskeln, liegt tief unter dem Glutaeus medius und dem Tensor fasciae latae. Die Fasern des Glutaeus medius und minimus verlaufen sehr ähnlich; und dementsprechend sind auch ihre Aktivitäten sowie die zu ihrer Gesunderhaltung erforderlichen Dehn- und Stärkungsübungen praktisch die gleichen.

Um den Glutaeus minimus zu lokalisieren, muß man die Lage folgender Strukturen kennen:

- *Crista iliaca* – liegt auf Höhe des Übergangs von L 4 zu L 5.
- *Spina iliaca anterior superior* (SIAS) – ein Knochenvorsprung, der etwas unterhalb des Crista iliaca liegt und sich leicht ertasten läßt. Er fungiert als proximale Befestigung des Ligamentum inguinale.
- *Glutaeus medius* – siehe Muskelbeschreibung auf Seite 179.
- *Tensor fasciae latae* – siehe die Muskelbeschreibung auf Seite 187.
- *Piriformis-Linie* – eine imaginäre Linie, die zwischen dem zweiten Segment des Sakrum (medial zur SIAS) bis zur Obergrenze des Trochanter major verläuft. Diese Linie repräsentiert die obere Begrenzung des Piriformis und die untere hintere Begrenzung des Glutaeus medius.

Bei der Lokalisierung der anterioren Fasern des Glutaeus minimus sollte der Patient auf dem Rükken liegen. Tasten Sie distal und lateral zur Spina iliaca anterior superior, und dringen Sie sowohl vor als auch hinter dem Tensor fasciae latae tief in das Gewebe ein. Verfestigte Faserbündel kontrahierter Muskeln, die unter der oberflächlichen Muskulatur verborgen liegen, kann man eventuell durch tief eindringende Palpation erreichen.

Um die posterioren Fasern des Glutaeus zu lokalisieren, bitten Sie den Patienten, sich auf den Bauch zu legen. Angespannte Bänder kontrahierter Muskeln kann man möglicherweise tief unter dem Glutaeus medius ertasten, und zwar über dem und seitlich vom Mittelpunkt der Piriformis-Linie. Bei der tief eindringenden Palpation ist es wichtig, dem Patienten keine unnötigen Schmerzen oder Verletzungen in der oberflächlichen Muskulatur zuzufügen.

**Schmerzmuster:** Anteriore Triggerpunkte übertragen Schmerzen in den unteren lateralen Teil des Gesäßes sowie in den lateralen Aspekt von Oberschenkel und Knie und des ganzen Beins bis zum Fußknöchel. Posteriore Triggerpunkte übertragen Schmerzen in das Gesäß, in die Rückseite des Oberschenkels und in die Wade und manchmal auch in die Kniekehle. Zu den Symptomen dieses Schmerzmusters zählen Hüftschmerzen, die beim Gehen ein Hinken verursachen können; Schmerzen beim Liegen auf der betroffenen Körperseite; Schmerzen beim Aufstehen aus einem Stuhl; Schmerzen beim aufrechten oder reglosen Stehen. Das Schmerzmuster, das Triggerpunkte in diesem Muskel erzeugen können, erinnert stark an das, was in der Alltagssprache »Ischias« genannt wird.

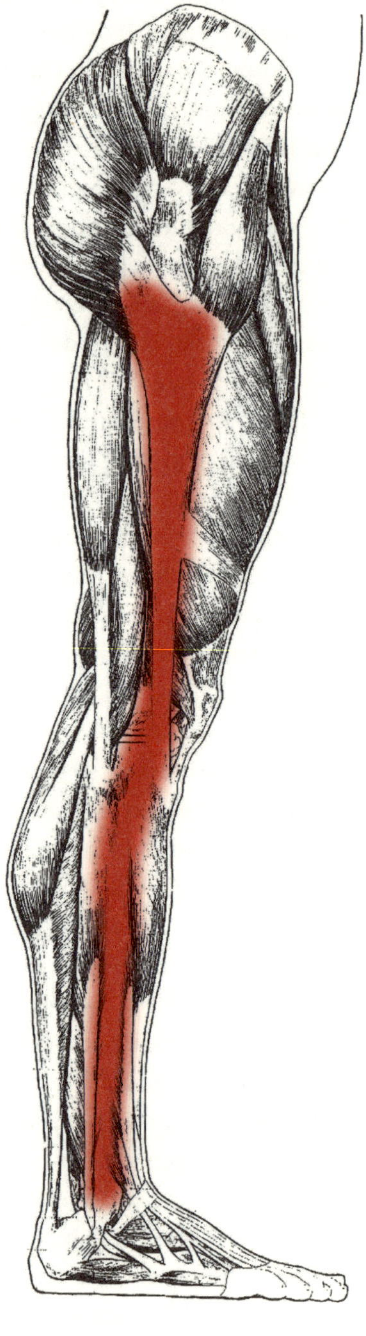

Schmerzmuster des Glutaeus minimus
(Seitenansicht)

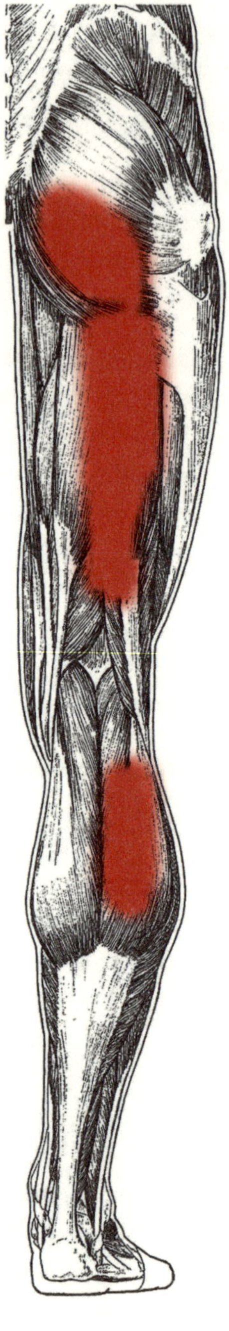

Schmerzmuster des Glutaeus minimus
(Rückansicht)

**Verursachende oder perpetuierende Faktoren:** Plötzliche, akute oder chronische Überlastung; Dysfunktion des Iliosakralgelenks; Fehlbelastungen beim Gehen; unterschiedliche Beinlängen.

**Satellitentriggerpunkte:** Piriformis, Glutaeus medius, *M. vastus lateralis* (äußerer Schenkelmuskel), Quadratus lumborum, Glutaeus maximus.

**Betroffenes Organsystem:** Urogenitalsystem

**Assoziierte Zonen, Meridiane und Punkte:** Laterale Zone; Gallenblasenmeridian (Fuß Shao-Yang); Gb 29 und 30.

**Dehnübungen:**

1. Führen Sie das betroffene Bein rückwärtig über das gesunde, und verlagern Sie so das Körpergewicht auf die betroffene Hüfte. Strecken Sie beide Arme über den Kopf aus, und ergreifen Sie das Handgelenk des gleichseitigen Arms mit der Hand des anderen Arms. Beugen Sie den Rumpf lateral in Richtung der gesunden Seite. Zählen Sie in dieser Haltung bis zehn oder fünfzehn.
2. Stützen Sie sich an einer Mauer oder einem Tisch ab, um das Gleichgewicht zu wahren. Führen Sie das betroffene Bein hinter dem gesunden her zur anderen Körperseite. Beugen Sie das Knie des gesunden Beins, während Sie das betroffene Bein vom Rumpf wegführen und vollständig strecken, wobei die Hüfte sich dem Boden nähert. Zählen Sie in dieser Haltung bis zehn oder fünfzehn.

**Stärkungsübung:** Verlagern Sie, auf Hände und Knie gestützt, Ihr Gewicht auf ein Knie, und geben Sie dem aktiven Oberschenkel und Bein Bewegungsfreiheit. Halten Sie das Knie des aktiven Beins gebeugt, und spreizen Sie es ab, um die Innenseite des Oberschenkels parallel zum Boden zu positionieren. Bringen Sie das aktive Bein in die Ausgangsposition zurück. Wiederholen Sie diesen Vorgang fünf bis zehn Mal.

Gehen ist eine der besten Übungen für diesen Muskel.

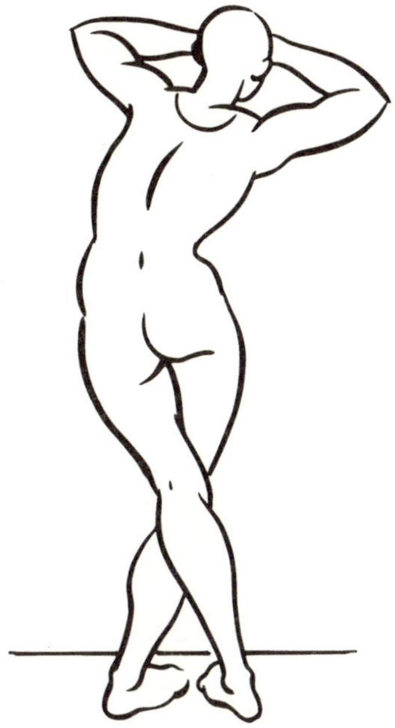

*Dehnübung 1: Glutaeus minimus*

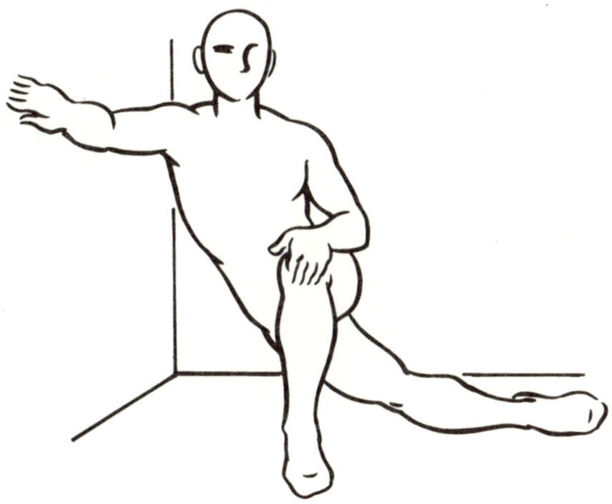

*Dehnübung 2: Glutaeus minimus*

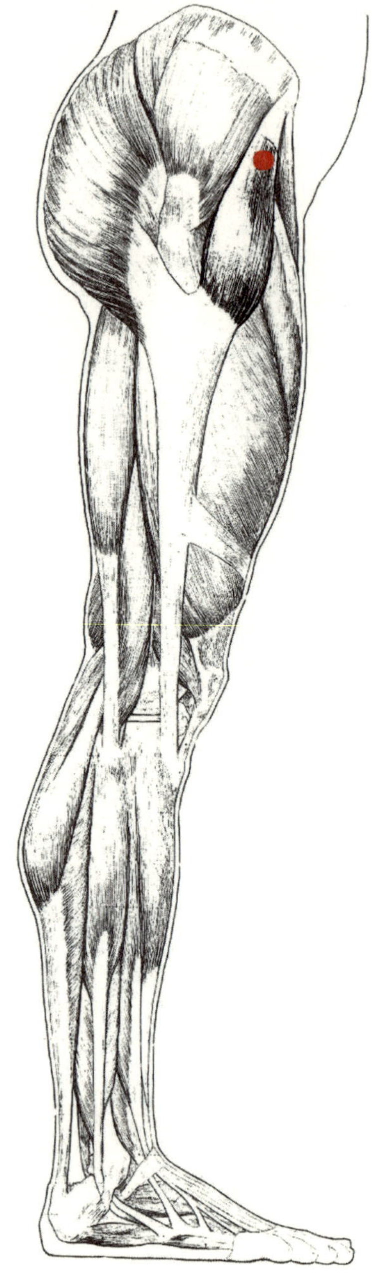

*Tensor fasciae latae und Triggerpunkt*

# M. tensor fasciae latae (Schenkelbindenspanner)

**Proximale Befestigung:** Vorderseite der Crista iliaca, unmittelbar hinter der SIAS.

**Distale Befestigung:** Durch den *Tractus iliotibialis* bis zum *Condylus lateralis tibiae.*

**Aktivität:** Unterstützt Flexion, Abduktion und Innenrotation des Oberschenkels; trägt zur Stabilisierung des Knies bei. Unterstützt den Glutaeus medius und minimus dabei, das Becken beim Gehen zu stabilisieren.

**Palpation:** Um den Tensor fasciae latae zu lokalisieren, muß man folgende Strukturen kennen:

- *Spina iliaca anterior superior* – leicht ertastbarer Knochenvorsprung etwas unterhalb der Crista iliaca, der als proximale Befestigung des Ligamentum inguinale fungiert.
- *Trochanter major* – Knochenvorsprung am lateralen Aspekt des Femur, etwa eine Handlänge unter der Crista iliaca. Von vorne betrachtet liegt der Trochanter major auf Höhe der *Crista pubica.*
- *Tractus iliotibialis* (Maissiat'scher Streifen) – Ein langes, dünnes und flaches Faszienband, das die äußere Oberfläche des Oberschenkels bedeckt. Es handelt sich um eine Verdickung der normalen Faszie, die den Oberschenkel umgibt; sein distales Ende inseriert am Condylus lateralis tibiae. Die Eintrittsstelle kann man vor dem Eintrittspunkt der Sehne des Biceps femoris ertasten (siehe die Beschreibung dieses Muskels auf Seite 195). Der *Tractus iliotibialis* läßt sich ertasten, wenn der Patient im Sitzen die Ferse vom Boden erhebt, während das Knie gebeugt bleibt.

Um den Tensor fasciae latae lokalisieren zu können, bitten Sie den Patienten, sich auf den Rükken zu legen. Wenn Sie ihn den Oberschenkel gegen leichten Widerstand nach innen drehen lassen, müßte der Tensor fasciae latae leicht ertastbar sein. Untersuchen Sie mit flach tastenden Fingern von der Befestigung an der Spina iliaca anterior superior bis zur Verbindung mit dem Tractus iliotibialis auf dem lateralen Aspekt des Oberschenkels, wo die Fasern sehnig zu werden beginnen. Der Tensor fasciae latae liegt vor dem Trochanter major.

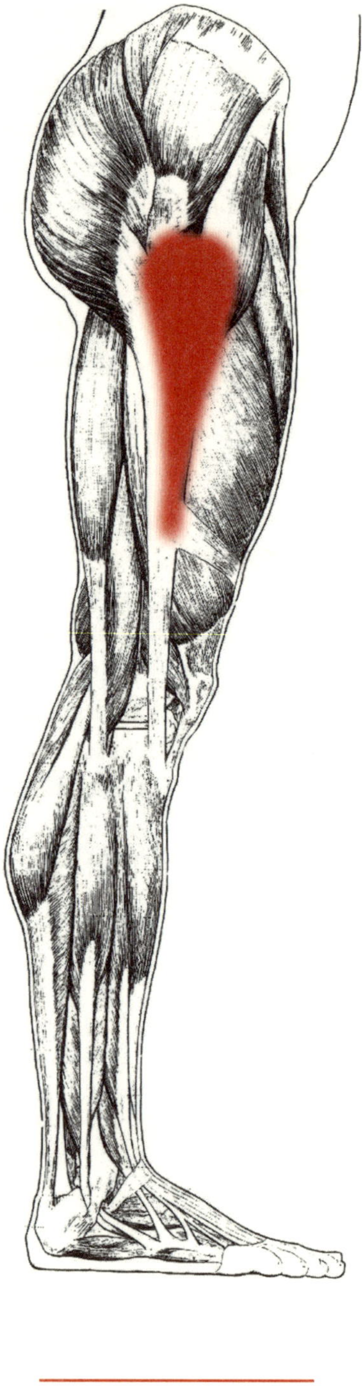

*Schmerzmuster des Tensor fasciae latae*

**Schmerzmuster:** Schmerzen tief in der Hüfte und am lateralen Aspekt des Oberschenkels in Richtung Knie. Sie können den Empfindungen ähneln, die für eine Bursitis am Trochanter major typisch sind. Die Schmerzen hindern den Patienten daran, schnell zu gehen oder sich bequem auf die betroffene Seite zu legen, und sie können die Fähigkeit, mit vollständig gebeugter Hüfte zu sitzen, beeinträchtigen.

**Verursachende oder perpetuierende Faktoren:** Gehen oder Laufen auf unebenen Oberflächen; längere Immobilisierung des Körpergliedes; plötzliche Überlastung.

**Satellitentriggerpunkte:** Anteriore Fasern des Glutaeus minimus, Rectus femoris, Iliopsoas, Sartorius.

**Betroffenes Organsystem:** Urogenitalsystem

**Assoziierte Zonen, Meridiane und Punkte:** Laterale Zone; Gallenblasenmeridian (Fuß Shao-Yang); Gb 29 und 31.

**Dehnübungen:**

1. Sie stehen oder sitzen auf dem Rand eines Stuhls. Beugen Sie den Unterschenkel, drehen Sie den Oberschenkel nach außen, und ergreifen Sie den Fußknöchel mit der Hand der gleichen Körperseite. Ziehen Sie die Ferse in Richtung Gesäß, und dehnen Sie Oberschenkel und Hüfte so stark wie möglich. Zählen Sie in dieser Position bis zehn oder fünfzehn.
2. Stützen Sie sich an einer Mauer oder einem Tisch ab, um das Gleichgewicht zu bewahren. Führen Sie das betroffene Bein hinter dem gesunden her zur anderen Körperseite. Beugen Sie das Knie des gesunden Beins, während Sie das betroffene Bein vom Rumpf weg führen und vollständig ausstrecken, so daß sich die Hüfte dem Boden nähert. Zählen Sie in dieser Haltung bis zehn oder fünfzehn.

**Stärkungsübung:** Auf Hände und Knie gestützt, verlagern Sie Ihr Gewicht auf ein Knie und geben dem aktiven Oberschenkel und Bein Bewegungsfreiheit. Halten Sie das Knie des aktiven Beins gebeugt, und spreizen Sie das Bein ab, um die Innenseite des Oberschenkels parallel zum Boden zu positionieren. Versetzen Sie das aktive Bein wieder in die Ausgangsposition. Wiederholen Sie diesen Vorgang fünf bis zehn Mal.

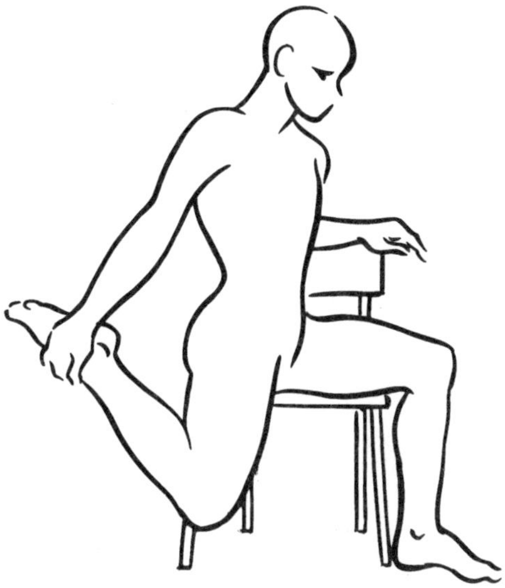

*Dehnübung 1: Tensor fasciae latae*

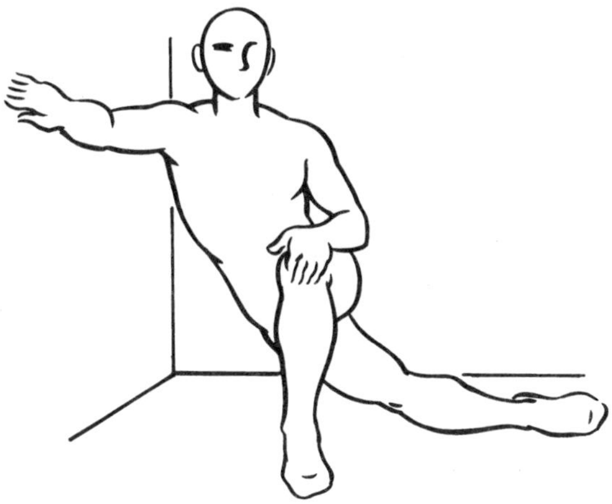

*Dehnübung 2: Tensor fasciae latae*

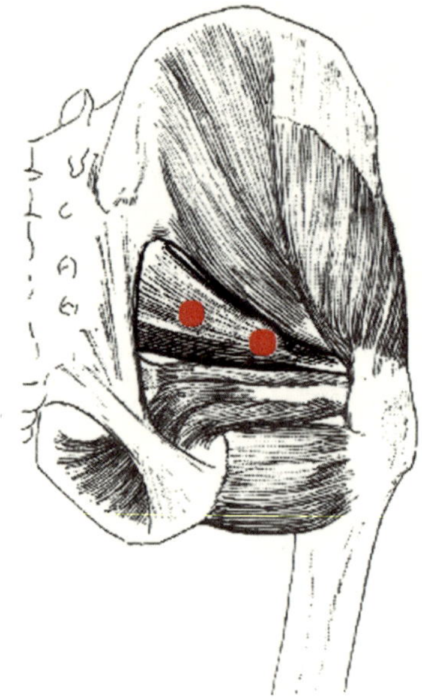

*Piriformis und Triggerpunkte*

# M. piriformis (Birnenförmiger Muskel)

**Proximale Befestigung:** Anteriore Oberfläche des Sakrum

**Distale Befestigung:** Durch das *Foramen ischiadicum* (großes Sitzbeinloch), befestigt am Trochanter major.

**Aktivität:** Außenrotation des Oberschenkels; tritt bei der Abduktion in Funktion, wenn der Oberschenkel im Winkel von 90 Grad gebeugt ist.

**Palpation:** Um den Piriformis zu lokalisieren, muß man die Lage folgender Strukturen kennen:

- *Trochanter major* – Knochenvorsprung am lateralen Aspekt des Femur, etwa eine Handlänge unter der Crista iliaca. Von vorne betrachtet liegt der Trochanter major auf der Höhe der Cresta iliaca.
- *Linea piriformis* – Eine imaginäre Linie zwischen dem zweiten Segment des Kreuzbeins (unmittelbar medial zur Spina iliaca anterior superior) und der oberen Grenze des Trochanter major. Diese Linie bildet die Obergrenze des Piriformis und die hintere Begrenzung des Glutaeus medius.

Tasten Sie den Piriformis ab, während der Patient entweder auf der Seite oder auf dem Bauch liegt; tasten Sie leicht distal zu der Linie, welche die Obergrenze des Pirifomis markiert. Tasten Sie den Muskel in seinem ganzen Verlauf ab, vom Rand des Sakrum bis zum Trochanter major. Verhärtete Faserbündel des Pirifomis kann man durch den Glutaeus maximus hindurch ertasten. Verhärtungen entstehen am häufigsten im medialen Teil des lateralen Drittels der *Linea piriformis* und im lateralen Aspekt des medialen Drittels dieser Linie.

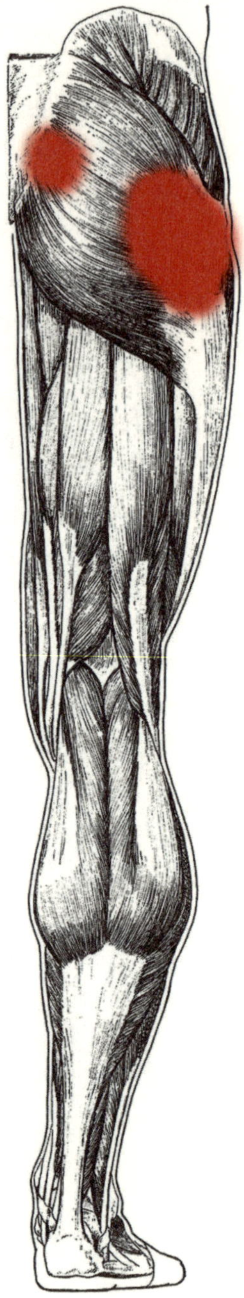

*Schmerzmuster des Piriformis*

**Schmerzmuster:** Schmerzen können im Iliosakralbereich, im Gesäß, im posterioren Aspekt des Hüftgelenks und manchmal in den proximalen beiden Drittels des posterioren Oberschenkels auftreten. Verstärkt werden sie durch Sitzen, Stehen und Gehen.

**Verursachende oder perpetuierende Faktoren:** Akute Überlastung; anhaltende Überlastung aufgrund einer Immobilisation im Zustand der Außenrotation; Arthritis des Hüftgelenks; entzündliche Beckenerkrankung.

**Satellitentriggerpunkte:** Glutaeus medius und minimus

**Betroffene Organsysteme:** Urogenitalsystem, Ausscheidungsaspekt des Verdauungssystems.

**Assoziierte Zonen, Meridiane und Punkte:** Dorsale und laterale Zone; Blasenmeridian (Fuß Tai-Yang), Gallenblasenmeridian (Fuß Shao-Yang); Gb 30.

**Dehnübung:** Sie liegen auf dem Rücken, die Füße auf dem Boden stehend, die Knie gebeugt. Legen Sie das Bein der gesunden Körperseite über das Bein der betroffenen Seite. Benutzen Sie das obere Bein, um das untere sanft in Richtung Boden zu ziehen. Um zu verhindern, daß sich die Hüfte vom Boden oder vom Tisch erhebt, kann der Patient abwärts gerichteten sanften Druck auf die Spina iliaca anterior superior ausüben. Bleiben Sie in dieser Position, während Sie bis 15 oder 20 zählen.

**Stärkungsübung:** Auf Hände und Knie gestützt, verlagern Sie Ihr Gewicht auf ein Knie und geben dem aktiven Oberschenkel und Bein Bewegungsfreiheit. Halten Sie das Knie des aktiven Beins gebeugt, und spreizen Sie das aktive Bein ab, um die Innenseite des Oberschenkels parallel zum Boden zu positionieren. Bringen Sie das aktive Bein in die Ausgangsposition zurück. Wiederholen Sie diesen Vorgang fünf bis zehn Mal.

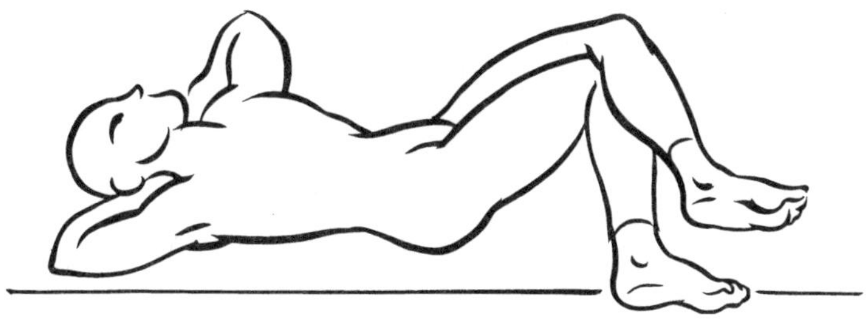

*Dehnübung: Piriformis*

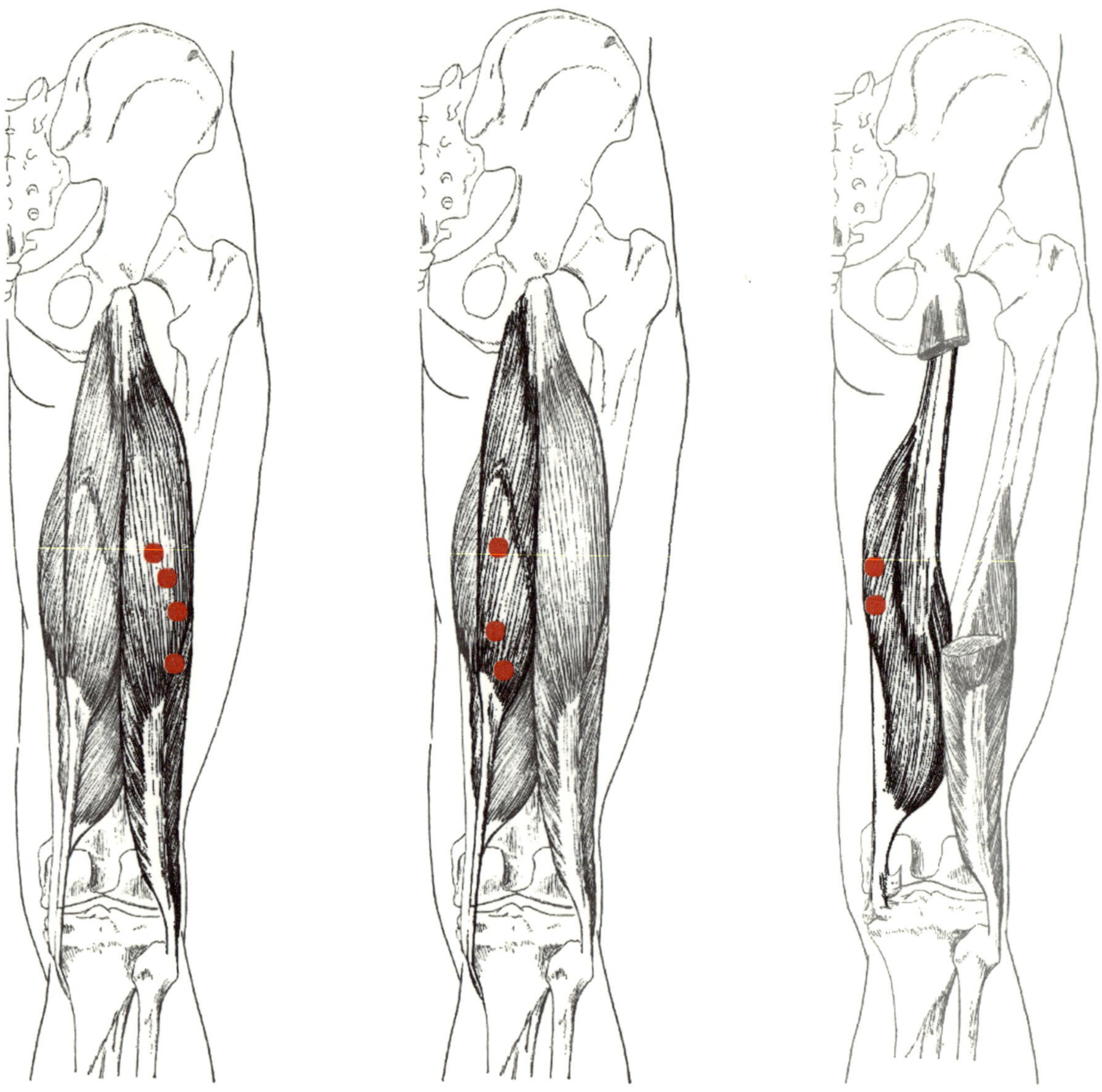

*Biceps femoris* *Semitendinosus* *Semimembranosus*

*Die hinteren Oberschenkelmuskeln (Hamstrings) und Triggerpunkte*

# Die hinteren Oberschenkelmuskeln (Hamstrings)

## *M. biceps femoris (Zweiköpfiger Schenkelmuskel), M. semitendinosus (Halbsehnenmuskel) und M. semimembranosus (Plattensehnenmuskel)*

**Proximale Befestigung:** *Biceps femoris, langer Kopf:* am *Tuber ischiadicum* über eine gemeinsame Sehne mit dem Semitendinosus. *Biceps femoris, kurzer Kopf: Linea aspera femoris* am gleichen Teil des Muskels, an dem auch der *M. adductor magnus* befestigt ist. *Semitendinosus:* am *Tuber ischiadicum* über eine gemeinsame Sehne mit dem langen Kopf des Biceps femoris. *Semimembranosus:* am *Tuber ischiadicum*, lateral und unter der gemeinsamen Sehne von Biceps femoris und Semitendinosus.

**Distale Befestigung:** *Biceps femoris:* Beide Köpfe dieses Muskels sind durch eine gemeinsame Sehne an den posterioren und lateralen Aspekten des Wadenbeinköpfchens befestigt. *Semitendinosus:* an der medialen Seite des oberen Teils des Schienbeins, medial und über dem Semimembranosus, wo er zusammen mit den Sehnen des Sartorius und des *M. gracilis* den *Pes anserinus* (Gänsefuß) bildet. *Semimembranosus:* am posterioren Aspekt der inneren Tuberositas tibiae, unter dem Semitendinosus.

**Aktivität:** *Biceps femoris, langer Kopf:* Extension des Oberschenkels. *Biceps femoris, beide Köpfe:* Flexion des Unterschenkels, Außenrotation des gebeugten Unterschenkels. *Semitendinosus und Semimembranosus:* Extension des Oberschenkels und Flexion des Unterschenkels; unterstützt die Innenrotation des Unterschenkels am Knie.

**Palpation:** Um die hinteren Oberschenkelmuskeln zu lokalisieren, müssen Sie die Lage folgender Strukturen kennen:

- *Tuber ischiadicum* – leicht ertastbar, wenn der Patient sitzt. Auf diesem Knochenvorsprung lastet im Sitzen der größte Teil des Rumpfgewichts. Er liegt im Zentrum des Gesäßes, ungefähr auf Höhe der Gesäßfalte.
- *Kniekehle* – Rückseite des Kniegelenks, das bei gebeugtem Knie wie ein Hohlraum wirkt. Seine Begrenzungen sind lateral die Sehne des Biceps femoris und medial die Sehne des Semitendinosus. Wenn Sie das Bein langsam ausstrecken, können Sie den fleischigen Semimembranosus ertasten, der tief unter dem Semitendinosus liegt und sich in dieser Position posterior und lateral aufwölbt.

Ertasten Sie die hinteren Oberschenkelmuskeln, während der Patient auf dem Bauch liegt. Durch Beugen des Unterschenkels gegen den Widerstand der Sehnen läßt sich die distale Befestigung beider Muskelköpfe des Biceps femoris, der lateral liegt, und des Semimembranosus, der medial liegt, gut erkennen.

Ertasten Sie den Biceps femoris in seinem gesamten Verlauf, von der Befestigung am *Tuber ischiadicum* bis zur Befestigung am Caput fibulae (Wadenbeinköpfchen). Die meisten Fasern des Semitendinosus liegen in der proximalen Hälfte des medialen Aspekts des Femur, wo man sie in ihrem gesamten Verlauf ertasten kann. Folgen Sie dem Semitendinosus von seiner Befestigung am Tuber ischiadicum bis zu seiner Befestigung an der proximalen Tibia. Die meisten Fasern des Semitendinosus liegen in der distalen Hälfte des medialen Aspekts des Femur. An dieser Stelle kann man tief unter dem Semitendinosus die Fasern des Semimembranosus ertasten, der in diesem Teil des Oberschenkels weniger markant hervortritt. Der Semimembranosus bleibt muskulös bis zu seiner Befestigung tief unter dem Semitendinosus; seine Ansatzsehne läßt sich nicht leicht ertasten.

**Schmerzmuster:** *Biceps femoris:* tief reichende Schmerzen hinten oder seitlich am Knie, manchmal auch bis in den seitlichen Oberschenkel und in Richtung Gesäßfalte. *Semitendinosus und Semimembranosus*: Schmerzen im unteren Teil des Gesäßes und im oberen Teil des Oberschenkels. Die Schmerzen reichen ggf. bis in den hinteren

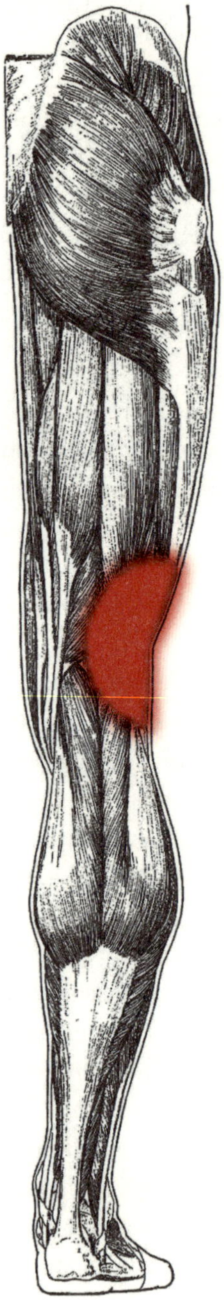

*Biceps femoris*

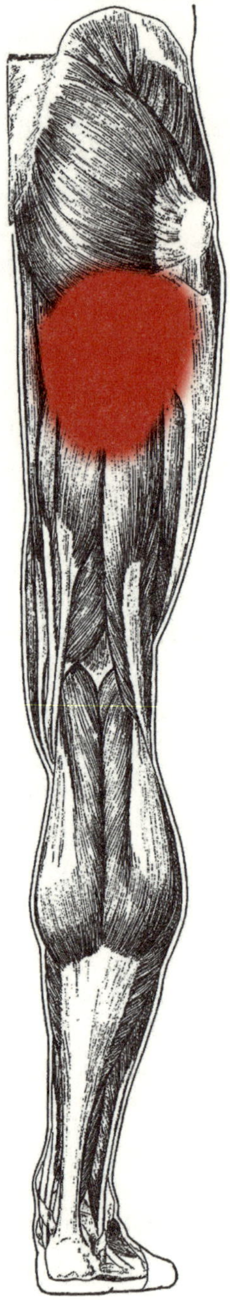

*Semitendinosus und Semimembranosus*

*Schmerzmuster der hinteren Oberschenkelmuskeln*

medialen Bereich des Oberschenkels und ins Knie sowie in die proximale Hälfte der medialen Wade.

**Verursachende oder perpetuierende Faktoren:** Kompression der Rückseite des Oberschenkels, wozu es bei langem Sitzen in einem unbequemen Stuhl kommen kann.

**Satellitentriggerpunkte:** Triggerpunkte in einem Muskel der Gruppe der hinteren Oberschenkelmuskeln können Satellitentriggerpunkte in jedem anderen Muskel der Gruppe entstehen lassen. Außerdem können sie im Adductor magnus, im Iliopsoas, im Quadriceps, im Quadratus lumborum, in den paraspinalen Muskeln und im Rectus abdominis auftreten.

**Betroffenes Organsystem:** Urogenitalsystem

**Assoziierte Zonen, Meridiane und Punkte:** Dorsale Zone; Blasenmeridian (Fuß Tai-Yang); Bl 36–40; *Semitendinosus und Semimembranosus:* hier auch der Nierenmeridian (Fuß Shao-Yin; Ni 10).

**Dehnübungen:** Der kurze Kopf des Biceps femoris bildet zusammen mit dem Adductor magnus praktisch einen Kniebeuger. Beim therapeutischen Dehnen der Gruppe der hinteren Oberschenkelmuskeln müssen deshalb gleichzeitig die Adduktoren gedehnt werden, damit alle beteiligten Muskelgruppen bestmöglich profitieren (siehe Seite 207).

1. Setzen Sie die Ferse des Beins, das gedehnt werden soll, auf eine Treppenstufe, einen Felsvorsprung oder einen Stuhl. Lehnen Sie sich dann langsam vor, und behalten Sie die Position des Oberschenkels und der Hüften bei. Je höher die Treppenstufe, der Felsvorsprung oder der Stuhl ist, um so stärker wird die Muskelgruppe gedehnt. Zählen Sie in dieser Position bis zwanzig oder dreißig, und lösen Sie sich dann daraus.
2. Sie stehen und überkreuzen die Fußknöchel; halten Sie dabei die Knie gestreckt, und verteilen Sie das Körpergewicht gleichmäßig auf beide Beine. Beugen Sie sich von den Hüften aus vor, und erhalten Sie dabei die vollständige Streckung der Knie aufrecht. Zählen Sie in dieser Position bis zwanzig oder dreißig, und lösen Sie sich dann daraus.

**Stärkungsübung:** Sie liegen auf dem Bauch und beugen das Bein, an dem Sie arbeiten wollen, während Sie bis zwei zählen; strecken Sie es anschließend aus, um wieder in die anfängliche Bauchlage zurückzukehren, wobei Sie weiter bis vier zählen. Das Becken muß während der ganzen Übung flach auf dem Boden liegen bleiben. Wiederholen Sie den gesamten Vorgang acht bis zehn Mal.

Sie können Gewichte für die Fußknöchel benutzen, um die hinteren Oberschenkelmuskeln während der Übung stärker zu belasten. Das Gewicht sollte im Einklang mit den Bedürfnissen und Fähigkeiten des Patienten festgelegt werden.

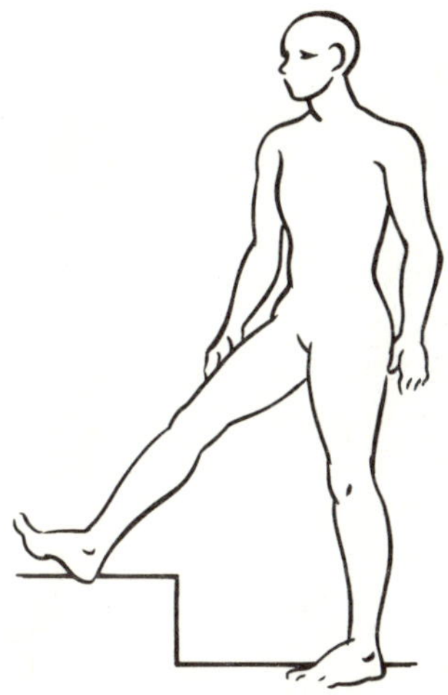

*Dehnübung 1: hintere Oberschenkelmuskeln*

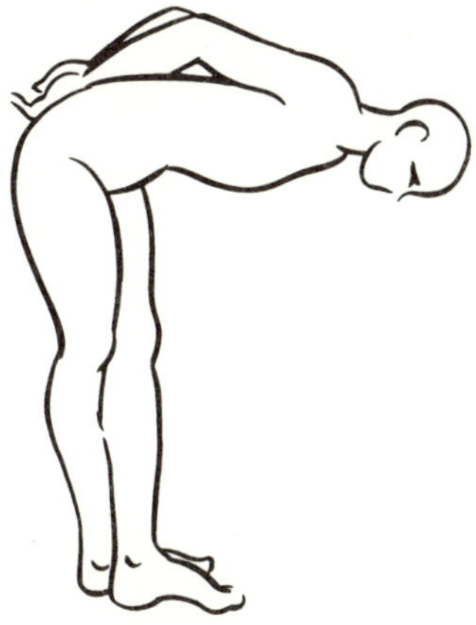

*Dehnübung 2: hintere Oberschenkelmuskeln*

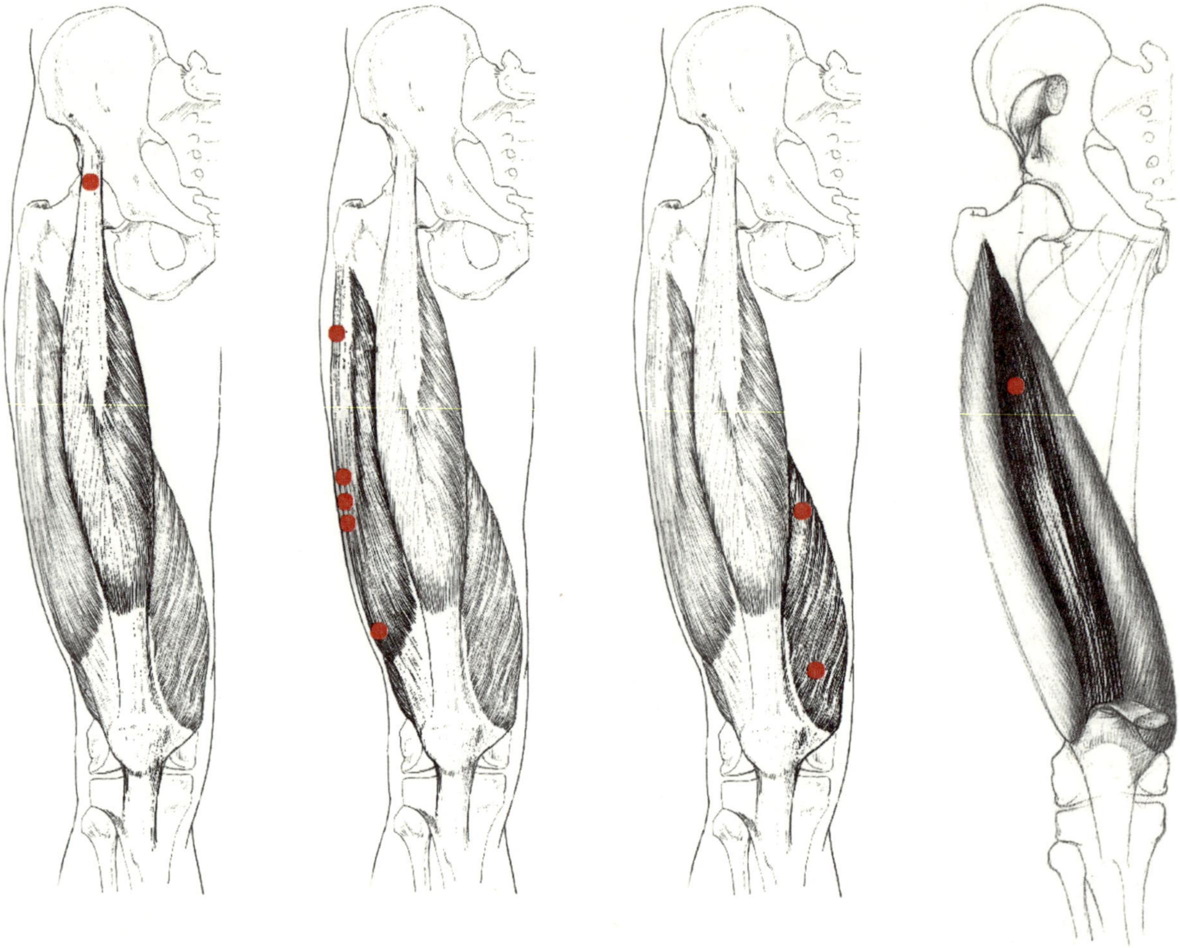

*Rectus femoris* *Vastus lateralis* *Vastus medialis* *Vastus intermedius*

*Quadriceps femoris und Triggerpunkte*

# M. *quadriceps femoris* (Vierköpfiger Schenkelstrecker)

## M. *rectus femoris (gerader Schenkelmuskel)*, M. *vastus lateralis* (*äußerer Schenkelmuskel*), M. *vastus medialis* (*innerer Schenkelmuskel*), M. *vastus intermedius* (*mittlerer Schenkelmuskel*)

**Proximale Befestigung:** *Rectus femoris:* über zwei Sehnen, eine an der Spina iliaca anterior superior, die andere am Ilium, über der Hüftgelenkpfanne *(Acetabulum)*. *Vastus lateralis:* lateraler Teil der oberen drei Viertel des rückwärtigen Femur und der *Linea aspera*. *Vastus medialis:* auf der gesamten Länge des posteromedialen Aspekts des Femurschafts. *Vastus intermedius:* Anteriore und laterale Oberfläche der oberen beiden Drittel des Femurschafts.

**Distale Befestigung:** Alle Quadriceps-Muskeln sind mit der Patella durch eine gemeinsame Sehne *(Ligamentum patellae)* bis zur Tuberositas fibulae miteinander verbunden.

**Aktivität:** *Rectus femoris:* Extension des Unterschenkels; Flexion des Oberschenkels am Becken, wenn das Becken fixiert ist. *Vastus lateralis, Vastus medialis* und *Vastus intermedius:* Extension des Unterschenkels am Knie. Vastus lateralis und medialis halten die Kniescheibe gemeinsam an ihrem Platz.

**Palpation:** Die Muskelgruppe, die zusammenfassend Quadriceps femoris genannt wird, ist als Ganzes der schwerste Muskel im Körper, denn sie wiegt ungefähr 50 Prozent mehr als der nächstgrößte Muskel, der Glutaeus maximus. Der Rectus femoris, der Vastus lateralis und der Vastus medialis lassen sich leicht ertasten. Der Vastus intermedius jedoch liegt tief unter dem Rectus femoris und ist deshalb durch Palpation nicht ohne weiteres zu finden.

Von den vier Muskeln dieser Gruppe verläuft nur der Rectus femoris über zwei Gelenke (das Knie- und das Hüftgelenk). Deshalb ist der Rectus femoris nicht nur ein Extensor des Unterschenkels, sondern auch ein Flexor des Oberschenkels und Beckens.

Um den Quadriceps femoris zu lokalisieren, muß man die Lage folgender Strukturen kennen:

- *Spina iliaca anterior superior* – leicht ertastbarer Knochenvorsprung etwas unterhalb der Crista iliaca, der als proximale Befestigung des Ligamentum inguinale fungiert.
- *Trochanter major* – Knochenvorsprung am lateralen Aspekt des Femur, etwa eine Handlänge unter dem Crista iliaca. Von der vorderen Ebene aus betrachtet liegt der Trochanter major auf Höhe der Cresta iliaca.
- *Tractus iliotibialis* (Maissiat'scher Streifen) – Ein langes, dünnes und flaches Faszienband, das die äußere Oberfläche des Oberschenkels bedeckt. Es handelt sich um eine Verdickung der normalen Faszie, die den Oberschenkel umgibt; sein distales Ende inseriert an der äußeren Tuberositas tibiae. Die Eintrittsstelle kann man vor dem Eintrittspunkt der Sehne des Biceps femoris ertasten (siehe die Beschreibung dieses Muskels auf Seite 195). Der *Tractus iliotibialis* läßt sich ertasten, wenn der sitzende Patient die Ferse des Fußes vom Boden erhebt, wobei das Knie gebeugt bleibt.
- *Patella* (Kniescheibe) – ein Sesambein in der gemeinsamen Sehne der Gruppe des Quadriceps femoris.
- *Tuberositas tibiae* (Knochenvorsprung des Schienbeins)

Lokalisieren Sie den Rectus femoris, den Vastus lateralis und den Vastus medialis, während Sie den Unterschenkel gegen einen Widerstand ausstrecken. Ertasten Sie den Rectus femoris von seiner Befestigung an der Spina iliaca anterior superior bis zu seiner Befestigung über die gemeinsame Sehne mit der Tuberositas tibiae.

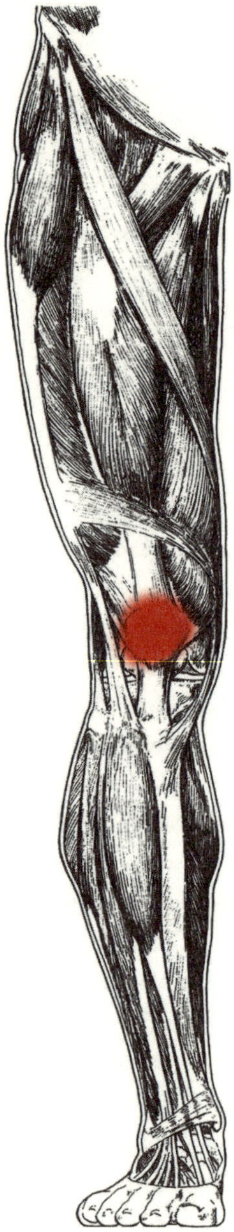

*Rectus femoris*

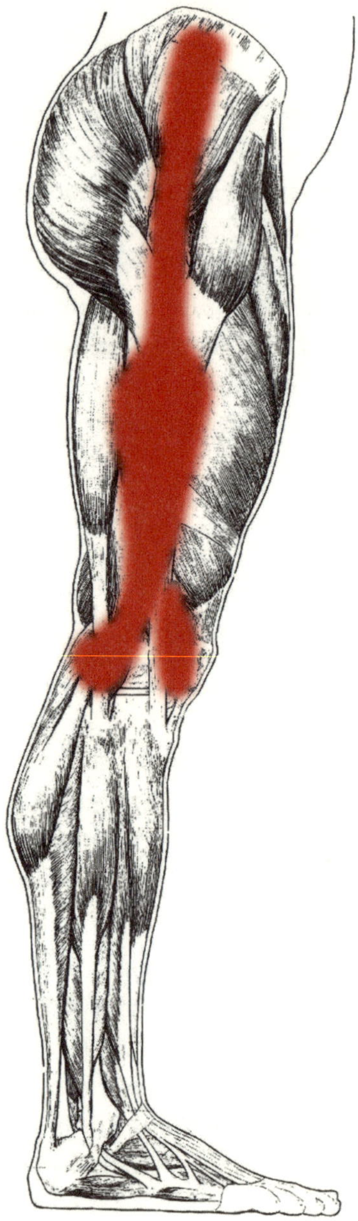

*Vastus lateralis*

*Schmerzmuster des Quadriceps femoris*

Der größte Teil des Vastus lateralis liegt proximal zum größten Teil des Vastus medialis. Ertasten Sie die fleischigen Anteile des Vastus lateralis entlang dem anterolateralen Aspekt des Oberschenkels, vor dem *Tractus iliotibialis*, vom Trochanter major bis zu seiner Befestigung über die gemeinsame Sehne. Ertasten Sie die fleischigen Anteile des Vastus medialis entlang dem anteromedialen Aspekt des Oberschenkels über seine Befestigung mittels der gemeinsamen Sehne.

Verhärtungen im Rectus femoris müssen verringert werden, bevor man versuchen kann, Verhärtungen im Vastus intermedius zu verringern. Sobald der Rectus femoris von Verhärtungen befreit ist, können verhärtete Faserbündel im Vastus intermedius lokalisiert werden, indem man sich an der proximalen lateralen Grenze des Rectus femoris orientiert. Folgen Sie dieser Grenze distal, bis Ihre Finger den Vastus intermedius ertasten können, der tief unter dem Rectus femoris in der Nähe des Femur liegt.

**Schmerzmuster:** Schmerzen aufgrund aktiver Triggerpunkte werden an verschiedenen Punkten empfunden, die von den am stärksten involvierten Muskeln abhängig sind. *Rectus femoris*: Schmerzen treten im anterioren Teil des Knies auf, manchmal tief im Gelenk. Speziell nachts ist mit Schmerzen zu rechnen, und das Hinabsteigen von Treppen kann schwierig sein. *Vastus lateralis:* Schmerzen werden in den posterolateralen Aspekt des Knies übertragen; sie können auch in den gesamten seitlichen Oberschenkel und bis in die Crista iliaca ausstrahlen. Distale Triggerpunkte können die Kniescheibe immobilisieren, was Schmerzen beim Gehen zur Folge hat. Zu den Symptomen können Schmerzen beim Liegen auf der betroffenen Körperseite zählen. *Vastus medialis:* Anteromediale Knieschmerzen, die sich in die distale Hälfte des medialen Oberschenkels erstrecken können; Wegknicken des Knies. *Vastus intermedius:* Schmerzen werden in die Vorderseite des Oberschenkels übertragen, und sie können sich anterolateral über den gesamten oberen Teil des Oberschenkels ausbreiten. Treppensteigen kann schwierig sein, und das gleiche gilt für das Ausstrecken des Beins nach dem Sitzen.

**Verursachende oder perpetuierende Faktoren:** Plötzliche Überlastung durch Stolpern oder einen Sturz; anhaltende Überlastung aufgrund starker dauerhafter Anspannung der Muskeln des hinteren Oberschenkels.

**Satellitentriggerpunkte:** In jedem Muskel der Quadriceps-femoris-Gruppe können Satellitentriggerpunkte entstehen, wenn in einem anderen Muskel der Gruppe Triggerpunkte existieren. Außerdem können im Semitendinosus, Semimembranosus, Biceps femoris, Tensor fasciae latae und Iliopsoas Satellitentriggerpunkte auftauchen.

**Betroffene Organsysteme:** *Rectus femoris*, *Vastus lateralis* und *Vastus intermedius*: Verdauungssystem. *Vastus medialis:* Urogenitalsystem und Fortpflanzungssystem.

**Assoziierte Zonen, Meridiane und Punkte:** *Rectus femoris*: Ventrale Zone; Magenmeridian (Fuß Yang-Ming); Ma 31–34, Mi 10–11. *Vastus lateralis:* Ventrale und laterale Zone; Magenmeridian (Fuß Yang-Ming), Gallenblasenmeridian (Fuß Shao-Yang); Ma 31–34, Gb 31. *Vastus medialis:* Ventrale Zone; Milzmeridian (Fuß Tai-Yin); Mi 10–11. *Vastus intermedius:* Ventrale Zone; Magenmeridian (Fuß Yang-Ming); Ma 31–34, Mi 10–11.

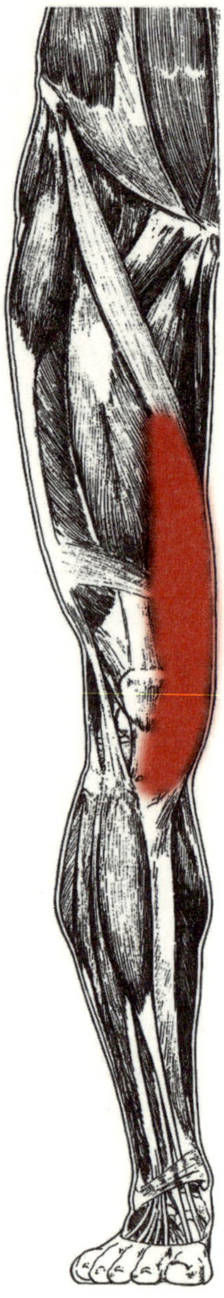

*Vastus medialis*

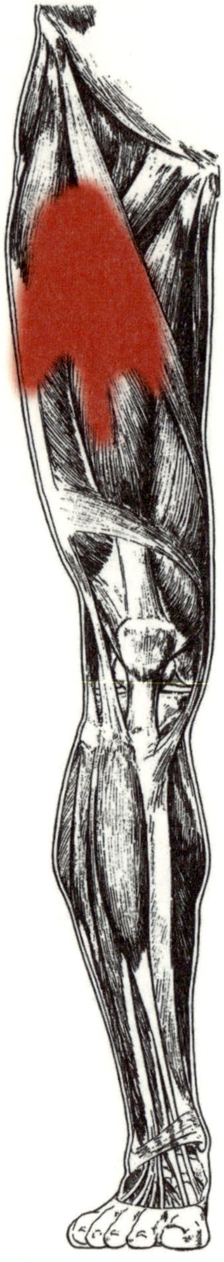

*Vastus intermedius*

*Schmerzmuster des Quadriceps femoris*

**Dehnübung:** Sie stehen oder sitzen auf dem Rand eines Stuhls. Beugen Sie den Unterschenkel, drehen Sie den Oberschenkel nach außen, und ergreifen Sie den Fußknöchel mit der Hand der gleichen Körperseite. Ziehen Sie die Ferse in Richtung Gesäß, und dehnen Sie Oberschenkel und Hüfte so stark wie möglich. Zählen Sie in dieser Position bis zehn oder fünfzehn.

**Stärkungsübung:** Sie sitzen auf einem Stuhl, die Füße fest auf dem Boden. Strecken Sie den Unterschenkel, an dem Sie arbeiten wollen, vollständig aus, während Sie bis zwei zählen. Führen Sie das Bein anschließend wieder in die Ausgangsposition zurück, und zählen Sie dabei weiter bis vier. Wiederholen Sie diese Übung zehn bis zwölf Mal, und arbeiten Sie jeweils nur an einem Bein.

Knöchelgewichte können eingesetzt werden, um die Belastung des Quadrizeps während der Übung zu erhöhen. Wie stark die Belastung sein sollte, hängt von den Bedürfnissen und Fähigkeiten des Patienten ab.

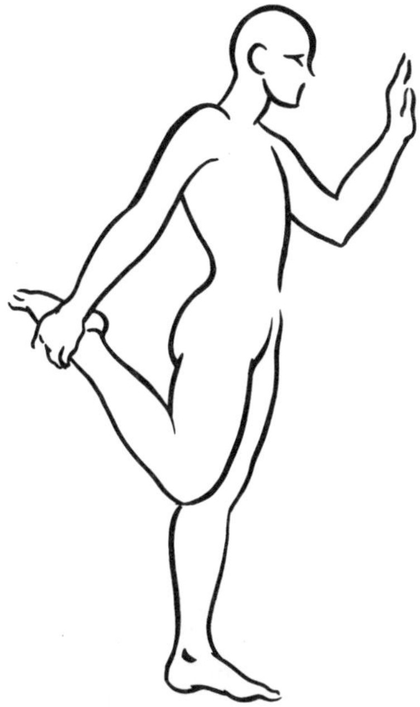

*Dehnübung: Quadriceps femoris*

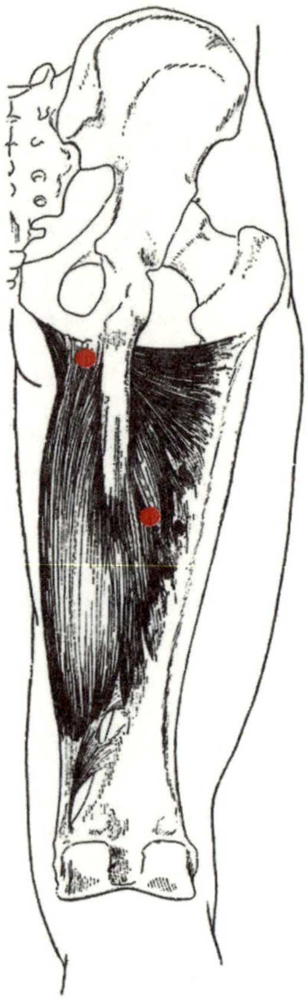

*Adductor magnus*

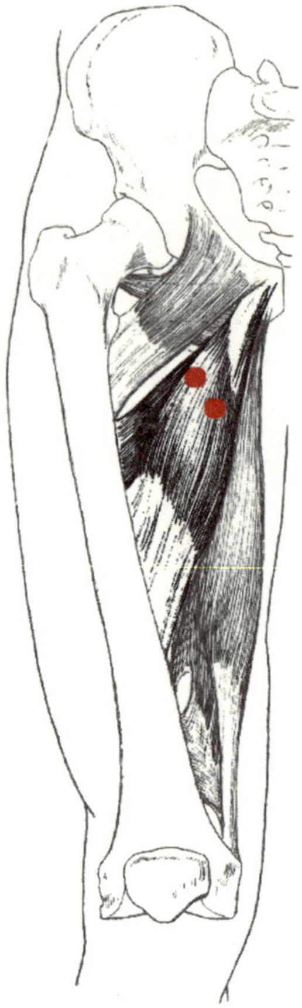

*Adductor longus*
*und Adductor brevis*

*Adduktoren und Triggerpunkte*

# Die Adduktoren

## *M. adductor magnus (großer Schenkelanzieher), M. adductor longus (langer Schenkelanzieher), M. adductor brevis (kurzer Schenkelanzieher)*

**Proximale Befestigung:** *Adductor magnus:* Ramus inferior des Os pubis, Ramus ossis ischii, Tuber ischiadicum. *Adductor longus:* Tuberculum pubicum. *Adductor brevis:* Ramus inferior des Os pubis.

**Distale Befestigung:** *Adductor magnus: Linea aspera* der Rückseite des Femur, Tuberculum adductorium des medialen Femur. *Adductor longus: Linea aspera* des mittleren Drittels des Femur. *Adductor brevis:* Proximaler Aspekt der *Linea aspera* des Femur, lateral und unter dem Adductor longus.

**Aktivität:** *Adductor magnus:* Die anterioren Fasern adduzieren und rotieren den Oberschenkel nach innen; die posterioren Fasern strecken den Oberschenkel. *Adductor longus* und *brevis:* Adduktion des Oberschenkels im Hüftgelenk.

**Palpation:** Von den Muskeln der Adduktorengruppe ist der Adductor longus der am deutlichsten erkennbare und am leichtesten ertastbare.

Zur Lokalisierung der Adduktoren müssen Sie die Lage folgender Strukturen kennen:

- *Femoralisdreieck* – nach oben durch das Ligamentum inguinale, medial durch den Adductor longus und lateral durch den Sartorius begrenzt. Die Basis des Femoralisdreiecks bildet medial der Pectineus und lateral der Iliopsoas. In diesem Dreieck läßt sich der Femoralispuls 2–3 cm unter dem Leistenband, in der Mitte der Basis, ertasten. Sowohl die Femoralisarterie als auch die Lymphdrüsen des Oberschenkels liegen über dem Iliopsoas und dem Pectineus, die ihrerseits über dem Hüftgelenk liegen. Die Femoralisarterie liegt direkt über dem Kopf des Femur. Den Pulspunkt der Femoralisarterie kann man unterhalb der Mitte des Ligamentum inguinale direkt über dem Femurkopf ertasten.
- *Tuber ischiadicum* – Dieser Knochenvorsprung ist leicht ertastbar, wenn der Patient sitzt; er trägt in Sitzhaltung den größten Teil des Gewichts des Rumpfes. Der *Tuber ischiadicum* liegt im Zentrum des Gesäßes, ungefähr in Höhe der Gesäßfalte.

Ertasten Sie den Adductor magnus und longus, während der Patient auf dem Rücken liegt. Bei der Palpation des Adductor magnus muß der Patient das Bein beugen, damit Sie den Oberschenkel abtasten können; anschließend sollte der Patient den Oberschenkel nach außen rotieren und abduzieren und die Fußsohle des zu untersuchenden Beins ca. 20–25 cm entfernt von der Innenseite des Oberschenkels des gegenüberliegenden gestreckten Beins aufsetzen. Man kann dem Patienten ein Kissen unter das gebeugte Knie legen, um es ihm bequemer zu machen. Ertasten Sie den Adductor magnus hinter dem Adductor longus und brevis, ausgehend vom *Tuber ischiadicum* bis zum medialen Aspekt des Femur.

Um den Adductor longus zu ertasten, lassen Sie den Patienten die Fußsohle gegen die Innenseite des Oberschenkels des ausgestreckten Beins setzen. In dieser Haltung wird der Adductor longus deutlich sichtbar und ertastbar. Ertasten Sie den Adductor longus vor dem Adductor magnus, von seinem proximalen Aspekt in der Nähe des Schambeins bis zum distalen Aspekt am mittleren Drittel des Femur.

Weil der Adductor longus und der Pectineus über dem Adductor brevis liegen, ist es nicht möglich, den Adductor brevis direkt zu ertasten.

**Schmerzmuster:** *Adductor magnus:* Triggerpunkte im proximalen Aspekt des Muskels, in der Nähe des *Tuber ischiadicum*, übertragen starke und tief ins Becken reichende Schmerzen, die das Schambein, die Vagina, das Rektum und eventuell auch die Blase einschließen können. Triggerpunkte im mittleren Teil des Adductor magnus übertragen Schmerzen in den anteromedialen Aspekt des Oberschenkels, von der Leiste bis über das Knie.

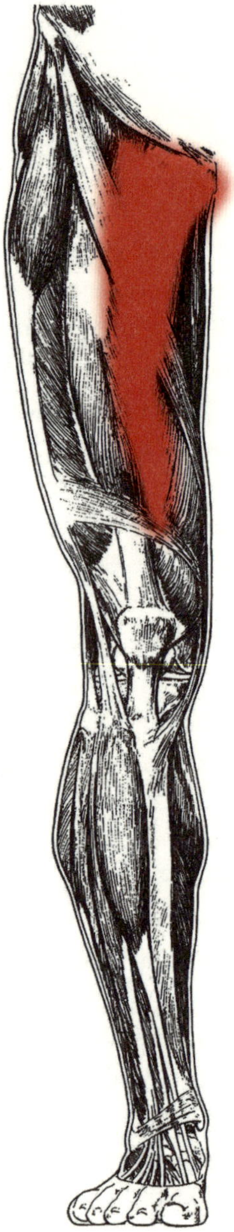

*Adductor magnus*

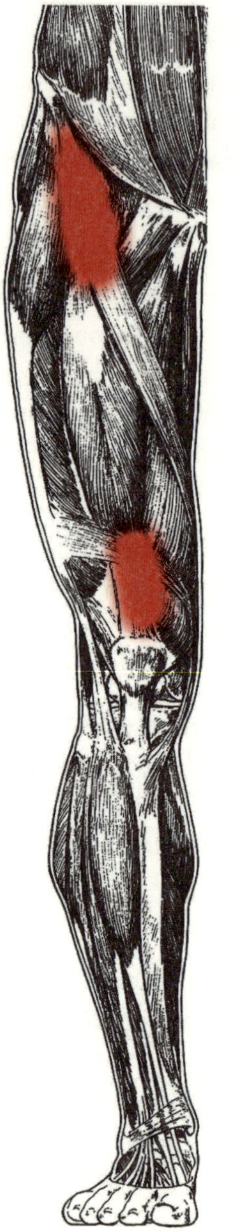

*Adductor longus*
*und Adductor brevis*

*Schmerzmuster der Adduktoren*

*Adductor longus* und *brevis*: Schmerzen in der Leiste bei Aktivitäten; Einschränkung der Abduktion und Außenrotation des Oberschenkels. Schmerzen tief in der Leiste und manchmal im anteromedialen Aspekt des proximalen Oberschenkels; Schmerzen über dem medialen Aspekt des Knies und eventuell über der Tibia. Triggerpunkte in der Nähe der proximalen Befestigung des Adductor longus können Schmerzen und Steifheitsempfindungen in den Knien hervorrufen.

**Verursachende oder perpetuierende Faktoren:** Plötzliche Überlastung infolge von Stolpern oder Fallen; Hüftgelenksarthritis; anhaltende Überlastung aufgrund von Aktivitäten wie Reiten auf einem Pferd oder längerem Sitzen mit übereinandergeschlagenen Beinen; emotionale Belastungen.

**Satellitentriggerpunkte:** Jeder Muskel der Adduktorengruppe kann Satellitentriggerpunkte entwickeln, wenn in einem anderen Muskel der Gruppe primäre Triggerpunkte existieren. Außerdem können im Vastus medialis und im Gracilis Satellitentriggerpunkte entstehen.

**Betroffenes Organsystem:** Fortpflanzungssystem

**Assoziierte Zonen, Meridiane und Punkte:** *Adductor magnus:* Ventrale Zone; Lebermeridian (Fuß Jue-Yin), Nierenmeridian (Fuß Shao-Yin); Le 10–11, Bl 36–37. *Adductor longus* u. *brevis:* Ventrale Zone; Lebermeridian (Fuß Jue-Yin); Le 9–11.

**Dehnübungen:** Der Adductor magnus bildet zusammen mit dem kurzen Kopf des Biceps femoris funktionell praktisch einen ischiokruralen Muskel. Therapeutisches Dehnen der Adduktorengruppe muß sich deshalb mit dem therapeutischen Dehnen der Gruppe der ischiokruralen Muskeln decken, denn nur dann lassen sich die bestmöglichen Ergebnisse für jede der Muskelgruppen erzielen.

1. Sie liegen mit dem Gesäß an einer Wand und strecken die Beine empor. Entfernen Sie die Beine langsam voneinander, um die Innenseiten der Oberschenkel zu dehnen. Bleiben Sie 30 bis 60 Sekunden in dieser Position, und lassen Sie die Schwerkraft auf die abgespreizten Beine einwirken.
2. Legen Sie sich in Rückenlage auf einen Tisch oder ein Bett, wobei der Oberschenkel und das Bein der betroffenen Seite an der Bett- oder Tischfläche herabhängt. Beugen Sie nun den Oberschenkel und das Bein der gesunden Seite, um das Becken zu fixieren; dabei bleibt die Lendenwirbelsäule flach auf dem Tisch liegen. Abduzieren Sie Oberschenkel und Bein, und lassen Sie sie seitlich vom Tisch oder Bett herabhängen. Die Schwerkraft streckt den oberen Leistenbereich. Bleiben Sie in dieser Haltung, während Sie bis 20 oder 30 zählen.

**Stärkungsübung:** Sie sitzen am Rande eines Stuhl und legen einen großen, weichen Ball zwischen die beiden Oberschenkel. Adduzieren Sie die Oberschenkel, und pressen Sie den Ball zusammen. Zählen Sie in dieser Position bis fünf oder acht, und lösen Sie sich dann daraus. Wiederholen Sie dies zehn bis zwölf Mal.

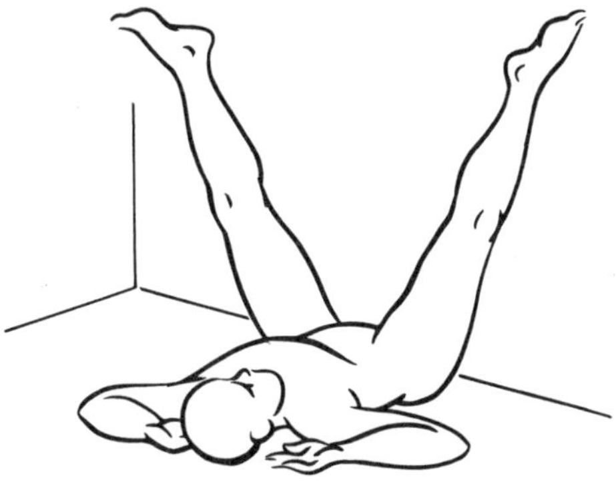

*Dehnübung 1: Adduktoren*

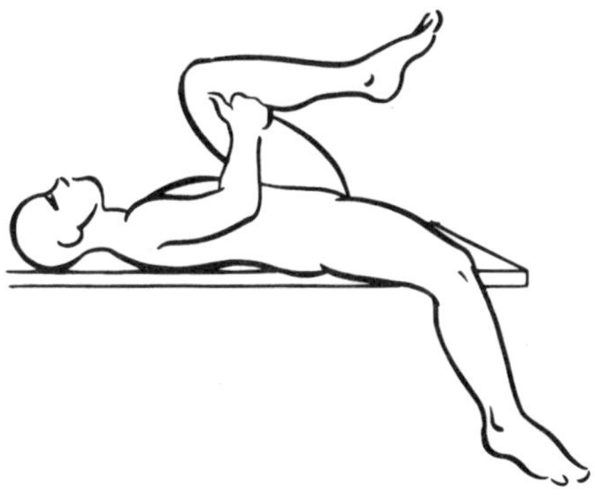

*Dehnübung 2: Adduktoren*

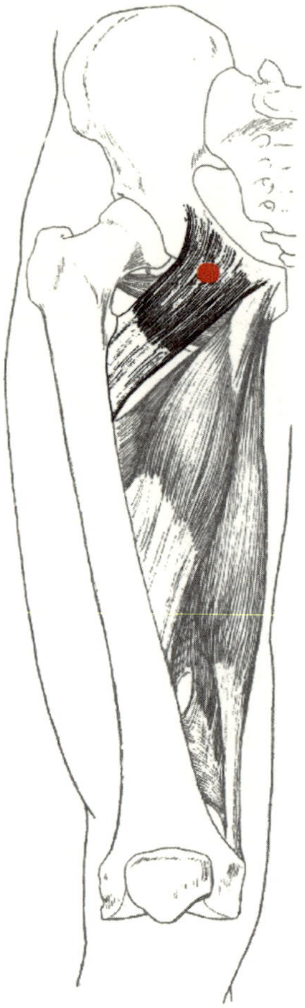

*Pectineus und Triggerpunkt*

# M. pectineus (Kammmuskel)

**Proximale Befestigung:** Kamm des Ramus superior des Os pubis

**Distale Befestigung:** An der Rückseite des Femur, distal zum Trochanter minor.

**Aktivität:** Flexion, Adduktion und Innenrotation des Oberschenkels im Hüftgelenk.

**Palpation:** Um den Pectineus zu lokalisieren, muß man folgende Strukturen finden:

- *Femoralisdreieck* – nach oben durch das Ligamentum inguinale begrenzt, medial durch den Adductor longus und lateral durch den Sartorius. Die Unterseite des Femoralisdreiecks bildet medial der Pectineus und lateral der Iliopsoas. In diesem Dreieck läßt sich der Femoralispuls 2–3 cm unter dem Leistenband, in der Mitte der Basis, ertasten. Sowohl die Femoralisarterie als auch die Lymphdrüsen des Oberschenkels liegen über dem Iliopsoas und dem Pectineus, die ihrerseits über dem Hüftgelenk liegen. Die Femoralisarterie liegt direkt über dem Femurkopf. Den Pulspunkt der Femoralisarterie kann man direkt über dem Femurkopf ertasten, unterhalb der Mitte des Ligamentum inguinale.
- *Tuberculum pubicum* (Knochenhöckerchen des Schambeins) – Der Knochenvorsprung am lateralen Aspekt des Schambeinkamms. Das Tuberculum pubicum fungiert als distale Befestigung für das Ligamentum inguinale.

Ertasten Sie den Pectineus, während der Patient auf dem Rücken liegt. Lassen Sie ihn den Oberschenkel abspreizen und nach außen drehen, um die Palpation durchführen zu können, und lassen Sie ihn anschließend das Bein so beugen, daß er die Fußsohle auf der Innenseite des anderen Oberschenkels aufsetzen kann. Nötigenfalls kann man auch ein Kissen unter das gebeugte Knie legen, um eine bequemere Lage zu ermöglichen. Lokalisieren Sie das Femoralisdreieck und das Tuberculum pubicum. Der Pectineus bildet den medialen Aspekt der Basis des Femoralisdreiecks. Um den Pectineus zu lokalisieren, tasten Sie innerhalb des Femoralisdreiecks jeweils etwa 2–3 cm lateral und distal zum Tuberculum pubicum.

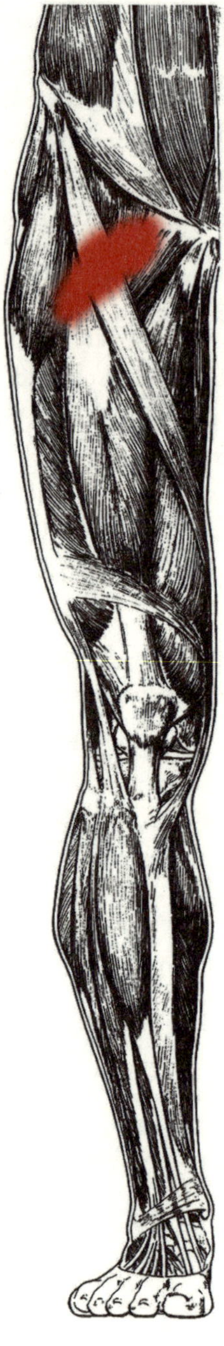

*Schmerzmuster des Pectineus*

**Schmerzmuster:** Tiefer, lokaler Leistenschmerz, unmittelbar distal zum Ligamentum inguinale.

**Verursachende oder perpetuierende Faktoren:** Plötzliche Überlastung aufgrund eines unerwarteten Sturzes; chronische Überlastung hinsichtlich Adduktion und Flexion, beispielsweise bedingt durch längeres Sitzen mit übereinandergeschlagenen Beinen; Krankheiten und Operationen, bei denen das Hüftgelenk involviert ist.

**Satellitentriggerpunkte:** Adductor longus, brevis und magnus, Iliopsoas

**Betroffenes Organsystem:** Fortpflanzungssystem

**Assoziierte Zonen, Meridiane und Punkte:** Ventrale Zone; Lebermeridian (Fuß Jue-Yin); Le 9–11.

**Dehnübung:** Auf einem Tisch oder Bett liegend, den Oberschenkel und das Bein der betroffenen Körperseite abspreizen und seitlich vom Tisch oder Bett herabhängen lassen. Oberschenkel und Bein der gesunden Körperseite beugen, um das Becken zu fixieren, wobei die Lendenwirbel flach auf dem Tisch oder Bett liegen bleiben. Lassen Sie den oberen Lendenbereich durch die Schwerkraft dehnen. Zählen Sie in dieser Position bis zwanzig oder dreißig.

**Stärkungsübung:** Sie sitzen am Rande eines Stuhls und legen einen großen, weichen Ball zwischen die beiden Oberschenkel. Adduzieren Sie die Oberschenkel, und pressen Sie den Ball zusammen. Zählen Sie in dieser Haltung bis fünf oder acht, und lösen Sie sich dann daraus. Wiederholen Sie dies zehn bis zwölf Mal.

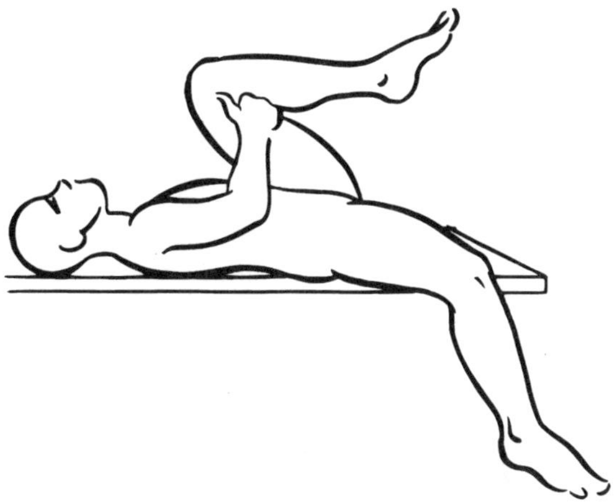

*Dehnübung: Pectineus*

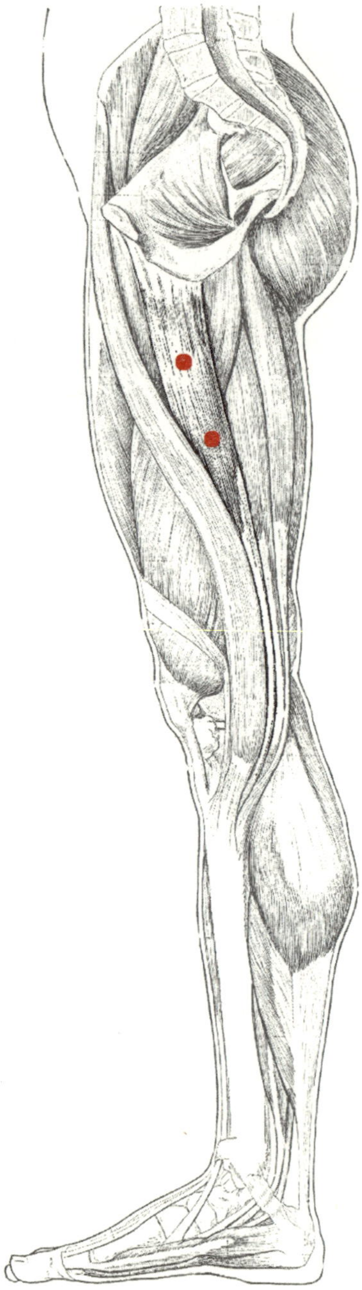

*Gracilis und Triggerpunkte*

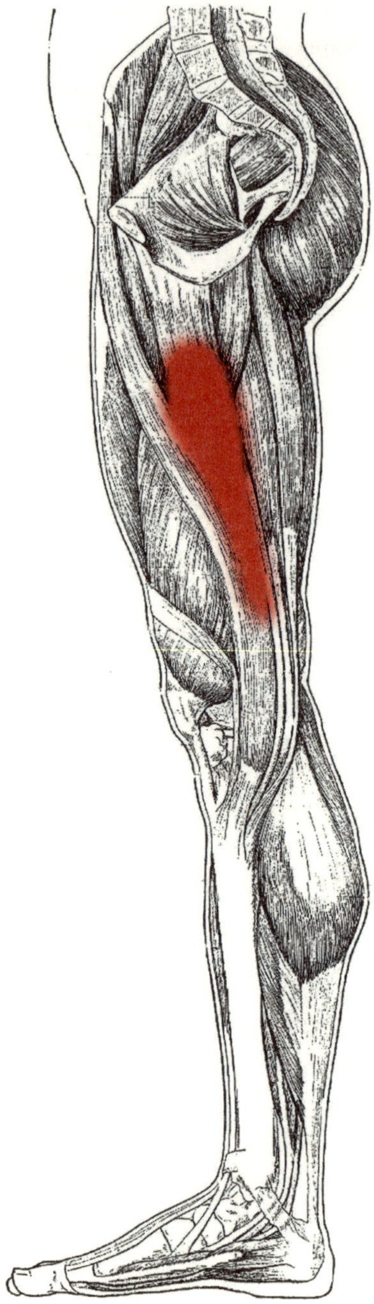

*Schmerzmuster des Gracilis*

# M. gracilis (Schlanker Muskel)

**Proximale Befestigung:** Ramus inferior des Os pubis

**Distale Befestigung:** Mediale Seite der proximalen Tibia, distal zur Tuberositas tibiae, wo dieser zusammen mit dem Sartoris und dem Semitendinosus den *Pes anserinus* (Gänsefuß) bildet.

**Aktivität:** Adduktion des Oberschenkels an der Hüfte; Flexion des Unterschenkels; unterstützt die Innenrotation des Oberschenkels und des gebeugten Beins.

**Palpation:** Um den Gracilis zu lokalisieren, müssen Sie die Lage folgender Strukturen kennen:

- *Mediale Oberfläche der Tuberositas tibiae*
- *Distale Befestigung des Semitendinosus* – Identifizieren Sie die *Fossa poplitea*, den posterioren Aspekt des Kniegelenks, der bei gebeugtem Knie als hohl erscheint. Die distale Befestigung des Semitendinosus bildet die mediale Grenze der *Fossa poplitea*; die laterale Grenze bildet die Sehne des Biceps femoris.

Tasten Sie das Knie des gebeugten Beins im Bereich der Kniekehle ab, und finden Sie die hervorstechende Sehne des Semitendinosis, die mediale Grenze der *Fossa poplitea*. Bewegen Sie sich etwas medial, um die Sehne des Gracilis zu lokalisieren, die anterior und medial zur Sehne des Semitendinosis liegt. Setzt man der Innenrotation des Oberschenkels Widerstand entgegen, tritt der Gracilis deutlicher hervor. Tasten Sie diesen dünnen, bandförmigen Muskel in seinem Verlauf durch den medialen Aspekt des Oberschenkels ab.

**Schmerzmuster:** Heißer, stechender oberflächlicher Schmerz im medialen Bereich des Oberschenkels.

**Verursachende oder perpetuierende Faktoren:** Plötzliche Überlastung bedingt durch Stolpern oder Stürzen; Hüftgelenksarthritis; anhaltende Überlastung aufgrund von Aktivitäten wie Reiten oder langem Sitzen mit übereinandergeschlagenen Beinen; emotionale Belastungen.

**Satellitentriggerpunkte:** Sartorius

**Betroffene Organsysteme:** Fortpflanzungssystem und Urogenitalsystem

**Assoziierte Zonen, Meridiane und Punkte:** Ventrale Zone; Lebermeridian (Fuß Jue-Yin); Mi 9, Le 8–11.

**Dehnübung:** Sie liegen mit dem Gesäß an einer Wand und strecken die Beine empor. Entfernen Sie die Beine langsam voneinander, um die Innenseiten der Oberschenkel zu dehnen. Bleiben Sie 30 bis 60 Sekunden in dieser Haltung, und lassen Sie die Schwerkraft auf die abgespreizten Beine einwirken.

**Stärkungsübung:** Sie sitzen am Rande eines Stuhls und legen einen großen, weichen Ball zwischen die beiden Oberschenkel. Ziehen Sie die Oberschenkel an, und pressen Sie den Ball zusammen. Zählen Sie in dieser Position bis fünf oder acht, und lösen Sie sich dann daraus. Wiederholen Sie dies zehn bis zwölf Mal.

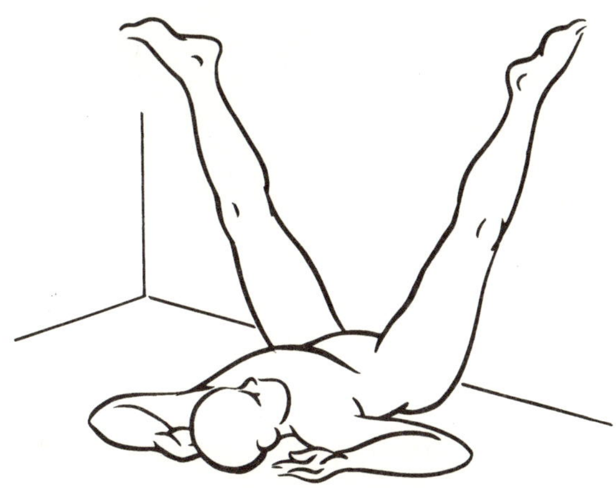

*Dehnübung: Gracilis*

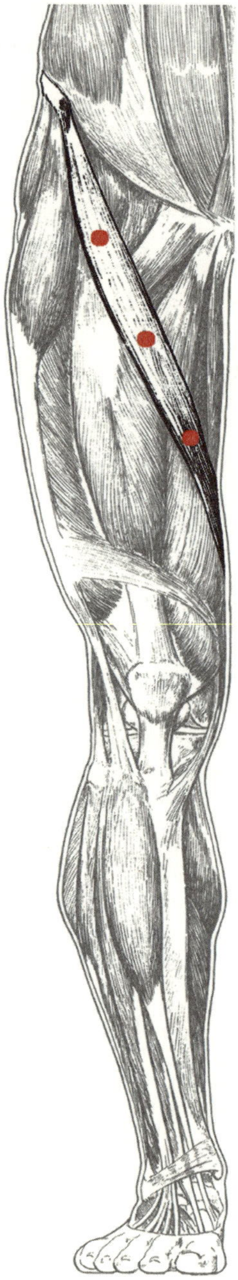

Sartorius und Triggerpunkte

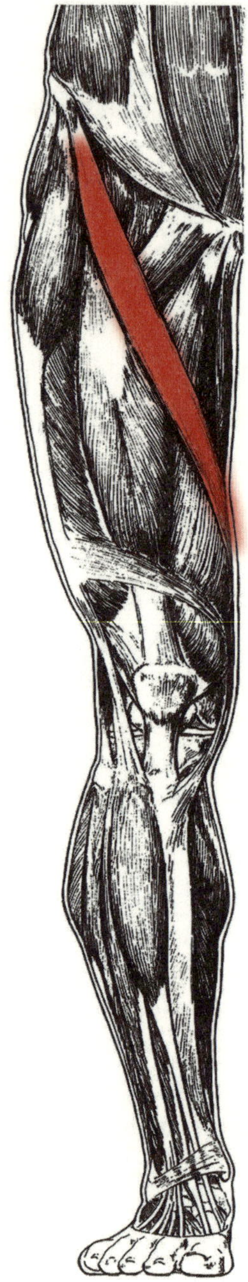

Schmerzmuster des Sartorius

# M. sartorius (Schneidermuskel)

**Proximale Befestigung:** Spina iliaca anterior superior (SIAS)

**Distale Befestigung:** Mediale Oberfläche der proximalen Tibia, distal zur Tuberositas tibiae, wo der Muskel zusammen mit dem Semitendinosis und dem Gracilis den Pes anserinus bildet.

**Aktivität:** Unterstützt Flexion, Abduktion und Außenrotation des Oberschenkels; unterstützt Flexion der Hüfte und des Knies beim Gehen.

**Palpation:** Um den Sartorius lokalisieren zu können, muß man die Lage folgender Strukturen kennen:

- *SIAS* – Knochenvorsprung, der etwas unterhalb des Crista iliaca liegt und leicht ertastbar ist. Er fungiert als proximale Befestigung des Ligamentum inguinale.
- *Mediale Oberfläche der Tuberositas tibiae*
- *Distale Befestigung des Semitendinosus* – Identifizieren Sie die *Fossa poplitea*, den posterioren Aspekt des Kniegelenks, der bei gebeugtem Knie hohl erscheint. Die distale Befestigung des Semitendinosus bildet die mediale Grenze der *Fossa poplitea*; die laterale Grenze bildet die Sehne des Biceps femoris.

Lokalisieren Sie den Sartorius, während der Patient sitzt und die Beine im Winkel von 90 Grad beugt. Läßt man Widerstand gegen die Außenrotation des Oberschenkels wirken, tritt der Sartorius von seiner Befestigung von der Spina iliaca anterior superior aus hervor. Tasten Sie den Sartorius in seinem gesamten Verlauf bis zu seiner distalen Befestigung ab, die distal zur medialen Fläche der Tuberositas tibiae verläuft. Die Insertionssehne des Sartorius liegt vor den Insertionssehnen des Gracilis und des Semitendinosus und ist die flachste und die am weitesten vorne liegende Sehne des Pes anserinus.

**Schmerzmuster:** Oberflächliches Kribbeln im Verlauf des Muskels

**Verursachende oder perpetuierende Faktoren:** Triggerpunkte entstehen in diesem Muskel, wenn er in der Übertragungsschmerzzone eines mit ihm verbundenen Muskels liegt.

**Satellitentriggerpunkte:** Rectus femoris, Vastus lateralis, Vastus medialis, Vastus intermedius

**Betroffenes Organsystem:** Urogenitalsystem

**Assoziierte Zonen, Meridiane und Punkte:** Ventrale Zone; Magenmeridian (Fuß Yang-Ming; Ma 31, Le 8.

**Dehnübung:** Kompression des Muskels in seinem gesamten Verlauf mit den Fingern bewirkt eine effektive lokale Dehnung.

**Stärkungsübung:** Spezielle Stärkungsübungen für diesen Muskel sind im allgemeinen nicht erforderlich.

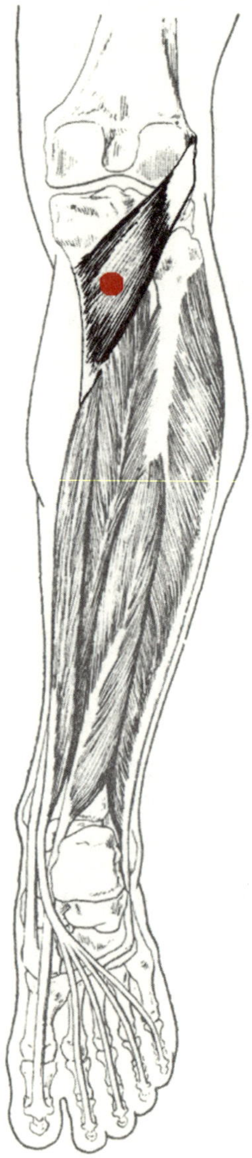

*Popliteus und Triggerpunkt*

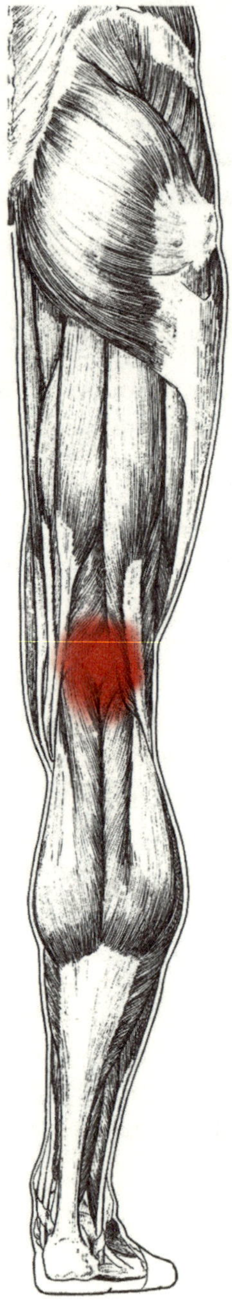

*Schmerzmuster des Popliteus*

# M. popliteus (Kniekehlenmuskel)

**Proximale Befestigung:** Lateraler Aspekt des Epicondylus lateralis des Femur

**Distale Befestigung:** Proximales Drittel des posterioren Aspekts der Tibia

**Aktivität:** Ermöglicht die Innenrotation des Unterschenkels gegenüber dem Femur, wenn der Oberschenkel fixiert und der Unterschenkel frei ist, und bewirkt eine Außenrotation des Femurs, wenn der Unterschenkel fixiert ist; entriegelt das Kniegelenk, um eine Beugung des Knies zu unterstützen; verhindert in der Hocke, daß der Femur auf der Tibia nach vorne verschoben wird.

**Palpation:** Der Popliteus bildet einen Teil des distalen Aspekts der Kniekehle. Ertasten Sie den Muskel, während der Patient auf der betroffenen Körperseite liegt und das Bein leicht gebeugt hält. Die distale mediale Befestigung des Muskels befindet sich im posterioren Aspekt der Tibia und kann zwischen der Sehne des Semitendinosus und dem medialen Kopf des Gastrocnemius ertastet werden. Um in diesem Bereich verfestigte Faserbündel des Popliteus zu ertasten, muß man den Gastrocnemius und den Soleus, die darüber liegen, zur Seite schieben. Das proximale laterale Ende des Popliteus liegt direkt über dem Caput fibulae (Wadenbeinköpfchen), zwischen der Sehne des Biceps femoris und dem lateralen Kopf des Gastrocnemius und dem *M. plantaris* (Sohlenspanner). Tasten Sie durch die darüber liegende Muskulatur hindurch.

**Schmerzmuster:** Schmerzen auf der Rückseite des Knies, häufig beim Hocken, Laufen oder Bergabwärtsgehen oder Treppenhinabsteigen; Unfähigkeit, das Knie vollständig zu strecken, ohne Schmerzen zu verursachen. Schmerzen aufgrund von Triggerpunkten in diesem Muskel treten nur selten isoliert auf, sondern meist in Verbindung mit dem *M. gastrocnemius* (Wadenmuskel) und dem Biceps femoris, die meist als Ursache für Schmerzen im rückwärtigen Bereich des Knies identifiziert werden. Sobald die Wirkung der Triggerpunkte in diesen beiden Muskeln nachläßt, kann man den Popliteus leichter als Ursache für posteriore Knieschmerzen identifizieren.

**Verursachende oder perpetuierende Faktoren:** Muskelüberlastung beim Abbremsen der Vorwärtsbewegung des Femur während einer Drehbewegung, wobei das Körpergewicht auf dem leicht gebeugten Knie der Seite, in die sich der Körper dreht, lastet. Dies kommt besonders häufig bei Fußball- und Footballspielern sowie beim Abwärtslaufen oder bei Skiabfahrten vor. Triggerpunkte im Popliteus können infolge einer Schädigung des Plantaris entstehen und noch lange nach dessen Heilung bestehen bleiben.

**Satellitentriggerpunkte:** Gastrocnemius

**Betroffenes Organsystem:** Urogenitalsystem

**Assoziierte Zonen, Meridiane und Punkte:** Dorsale Zone; Blasenmeridian (Fuß Tai-Yang); Bl 39 und 40.

**Dehnübung:** Beugen Sie das Bein im Winkel von 15 bis 20 Grad; drehen Sie es dann bei fixiertem Oberschenkel nach außen. Achten Sie darauf, daß wirklich der Unterschenkel, nicht der Oberschenkel gedreht wird. Zählen Sie in dieser Position bis 15 oder 20. Wiederholen Sie die Übung 2 bis 3 Mal.

**Stärkungsübung:** Spezielle Stärkungsübungen für diesen Muskel sind im allgemeinen nicht erforderlich.

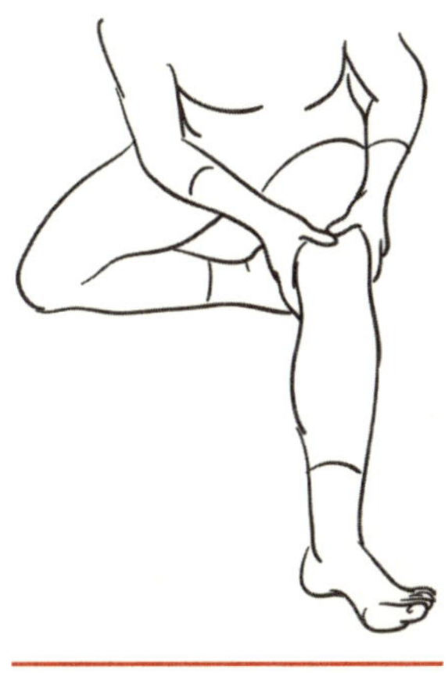

*Dehnübung: Popliteus*

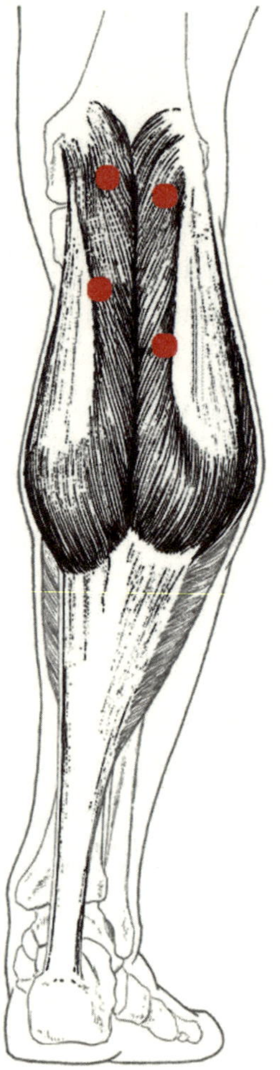

*Gastrocnemius und Triggerpunkte*

# M. gastrocnemius (Zweiköpfiger Wadenmuskel)

**Proximale Befestigung:** Von den beiden Köpfen ist der mediale am medialen Epicondylus, der laterale am lateralen Epicondylus des Femur befestigt.

**Distale Befestigung:** Zusammen mit dem Soleus über die Achillessehne an der posterioren Oberfläche des Calcaneus (Fersenbein).

**Aktivität:** Plantarflexion; unterstützt die Flexion des Knies, wenn kein Gewicht auf dem Bein lastet.

**Palpation:** Um den Gastrocnemius zu lokalisieren, muß man die Lage folgender Strukturen kennen:

- *medialer Epicondylus des Femur*
- *lateraler Epicondylus des Femur*
- *Achillessehne* (Tendo calcaneus) – dies ist die dickste und stärkste Sehne im Körper und die gemeinsame Eintrittssehne des Gastrocnemius und des Soleus. Man kann sie vom unteren Drittel der Wade bis zum Calcaneus ertasten.

Aufgrund seiner oberflächlichen Lage auf dem rückwärtigen Teil der Wade läßt sich der Gastrocnemius leicht finden. Untersuchen Sie sowohl den medialen als auch den lateralen Kopf in seinem gesamten Verlauf, bis zu ihrer Befestigung an der Achillessehne. Beachten Sie, daß der mediale Muskelkopf etwas länger ist als der laterale.

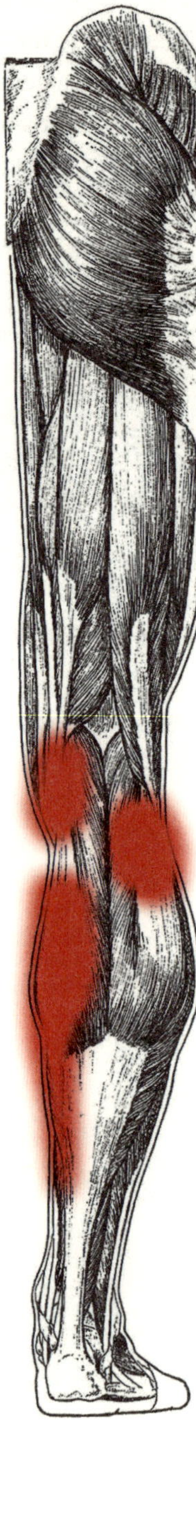

*Schmerzmuster des Gastrocnemius*

**Schmerzmuster:** Lokale Wadenschmerzen ohne Einschränkung der Bewegungsfähigkeit und ohne Schwäche; Schmerzen in der Kniekehle; eventuell Schmerzen im Spann; nächtliche Wadenkrämpfe.

**Verursachende oder perpetuierende Faktoren:** Chronische Überlastung infolge übermäßiger Plantarflexion; Immobilität der Beine; Einschränkung der Blutzufuhr in die Beine.

**Satellitentriggerpunkte:** Soleus, hintere Oberschenkelmuskeln (Hamstrings)

**Betroffenes Organsystem:** Urogenitalsystem

**Assoziierte Zonen, Meridiane und Punkte:** Dorsale Zone; Blasenmeridian (Fuß Tai-Yang); Bl 56–58, Gb 36.

**Dehnübungen:**

1. Setzen Sie den Vorderfuß auf eine Treppenstufe oder einen Bordstein, und lassen Sie die Ferse des Fußes unter die Stufenhöhe sinken. Halten Sie das Knie gestreckt, während Sie die Wade dehnen. Zählen Sie in dieser Haltung bis 25 oder 30.
2. Sie stehen ca. 30 cm von einer Wand entfernt und setzen beide Hände in Brusthöhe auf die Wand. Setzen Sie das Bein, das gedehnt werden soll, ca. 45 cm hinter das andere Bein, wobei die Zehen beider Füße weiterhin in Richtung Mauer weisen sollen und die Füße hüftweit voneinander entfernt stehen. Zählen Sie in dieser Haltung bis 25 oder 30.

**Stärkungsübung:** Sie stehen und halten sich an einer Wand oder einem Stuhl fest, um nicht das Gleichgewicht zu verlieren. Erheben Sie sich, so daß Sie auf dem Vorderfuß stehen und die Ferse so hoch wie möglich vom Boden entfernt ist. Zählen Sie in dieser Position bis fünf, und lassen Sie die Ferse dann allmählich wieder zu Boden sinken. Wiederholen Sie dies zehn bis zwölf Mal.

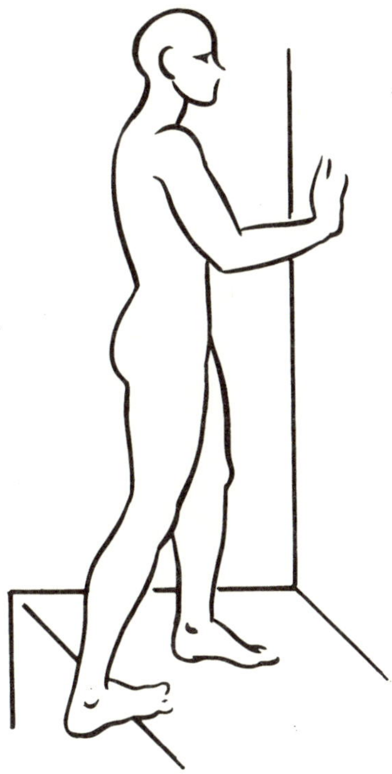

*Dehnübung 1: Gastrocnemius*

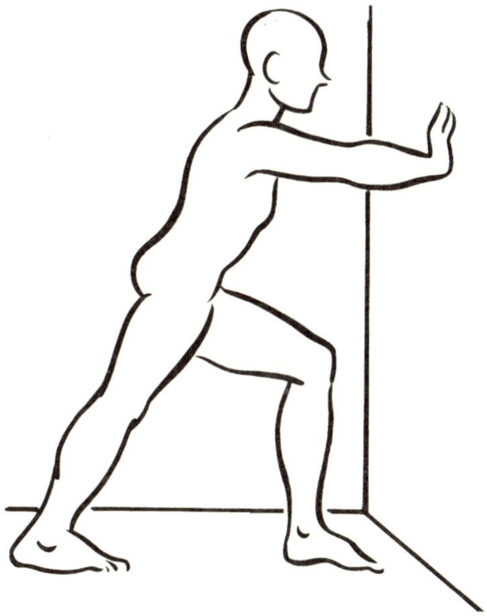

*Dehnübung 2: Gastrocnemius*

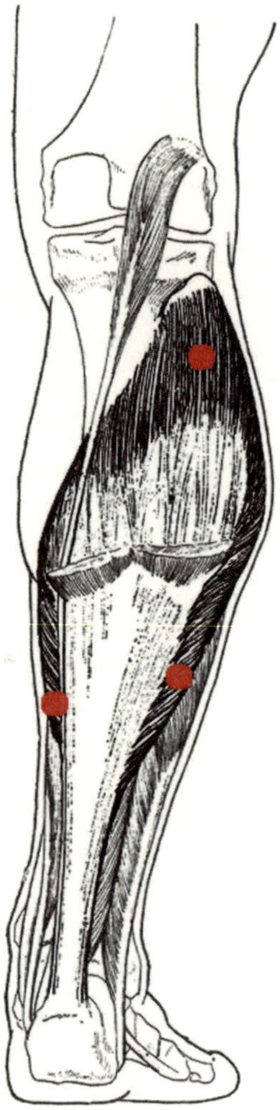

*Soleus und Triggerpunkte*

# M. soleus (Schollenmuskel)

**Proximale Befestigung:** Posteriorer Aspekt des Caput fibulae und proximales Drittel der posterioren Fibula sowie mittleres Drittel der Tibia.

**Distale Befestigung:** Über die Achillessehne zur posterioren Oberfläche des Calcaneus (Fersenbein), zusammen mit dem Gastrocnemius.

**Aktivität:** Plantarflexion des Fußes; unterstützt die Inversion; trägt zur Stabilität des Knies bei; stabilisiert die Fußknöchel.

**Palpation:** Zur Lokalisierung des Soleus müssen folgende Strukturen bekannt sein:

- *Achillessehne* – die dickste und stärkste Sehne des Körpers und die gemeinsame Sehne am Eintrittspunkt von Gastrocnemius und Soleus. Diese Sehne läßt sich vom unteren Drittel der Wade aus bis zum Fersenbein ertasten.

Der Soleus liegt tief unter dem Gastrocnemius. Ertasten Sie den Soleus in der distalen Hälfte des Unterschenkels, lateral und distal zum lateralen Kopf und medial und distal zum medialen Kopf des Gastrocnemius.

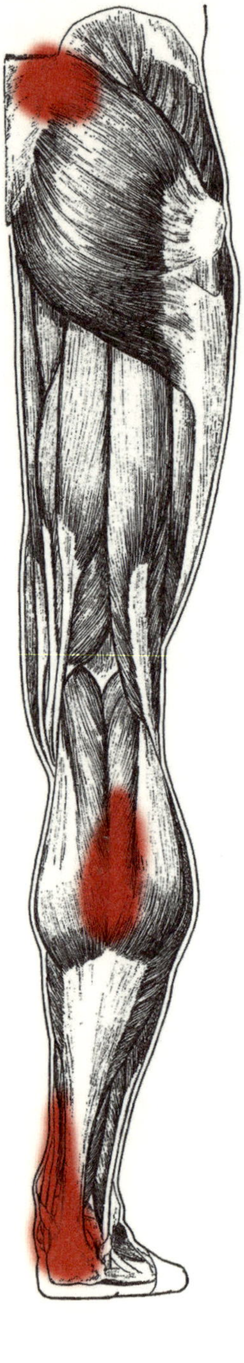

*Schmerzmuster des Soleus*

**Schmerzmuster:** Fersenschmerzen, Empfindlichkeit, eingeschränkte Dorsalflexion; Bergaufwärtsgehen und Treppensteigen können Probleme verursachen. Triggerpunkte im proximalen Aspekt des Muskels strahlen Schmerzen in die Rückseite der Wade aus; distale Triggerpunkte strahlen Schmerzen in den rückwärtigen Teil der Ferse aus, was auch die Fußsohle und den distalen Aspekt der Achillessehne einschließen kann; gleichzeitig können auf der gleichen Körperseite Schmerzen im Iliosakralgelenk auftreten.

**Verursachende oder perpetuierende Faktoren:** Chronische Überlastung infolge exzessiver Plantarflexion; plötzliche Überlastung infolge eines Fehltritts; schlechte Durchblutung der Beine.

**Satellitentriggerpunkte:** Gastrocnemius und homolateraler Quadriceps

**Betroffenes Organsystem:** Herz-Kreislauf-System

**Assoziierte Zonen, Meridiane und Punkte:** Dorsale Zone; Blasenmeridian (Fuß Tai-Yang); Nierenmeridian (Fuß Shao-Yin); Bl 59, Ni 7 und 9.

**Dehnübungen:**

1. Setzen Sie den Vorderfuß auf eine Treppenstufe oder einen Bordstein, und lassen Sie die Ferse unter Stufenhöhe sinken. Halten Sie das Knie gestreckt, während Sie die Wade dehnen. Zählen Sie in dieser Haltung bis 25 oder 30.
2. Sie stehen ca. 30 cm von einer Wand entfernt und setzen beide Hände in Brusthöhe auf die Wand. Setzen Sie das Bein, das gedehnt werden soll, ca. 45 cm hinter das andere Bein, wobei die Zehen beider Füße weiterhin in Richtung Mauer weisen und die Füße hüftweit voneinander entfernt stehen. Zählen Sie in dieser Haltung bis 25 oder 30.

**Stärkungsübung:** Sie stehen und halten sich an einer Wand oder einem Stuhl fest, um nicht das Gleichgewicht zu verlieren. Erheben Sie sich, so daß Sie auf dem Vorderfuß stehen und die Ferse so hoch wie möglich vom Boden entfernt ist. Zählen Sie in dieser Position bis fünf, und lassen Sie die Ferse dann allmählich zu Boden sinken. Wiederholen Sie dies zehn bis zwölf Mal.

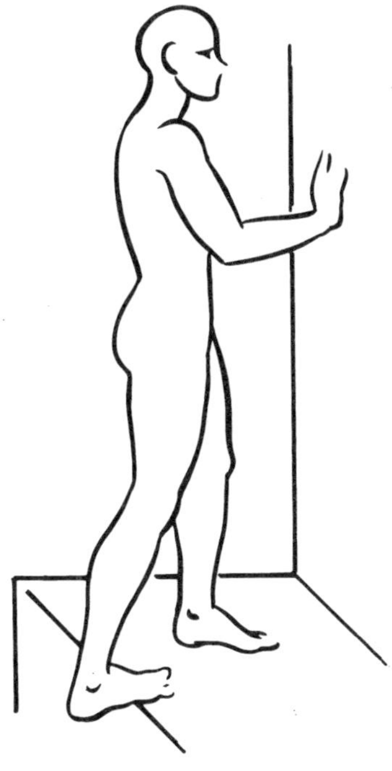

*Dehnübung 1: Soleus*

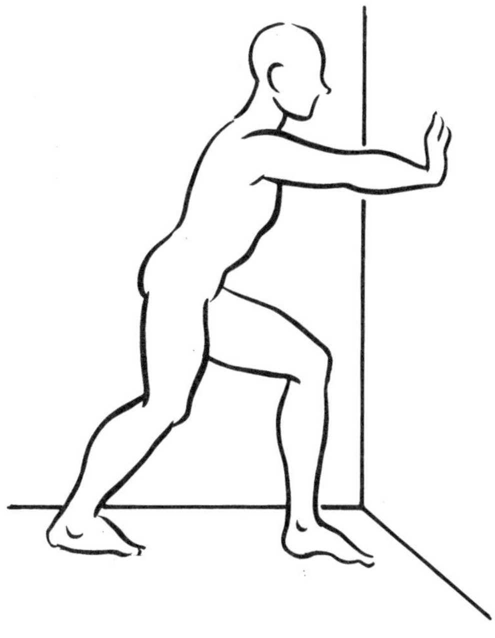

*Dehnübung 2: Soleus*

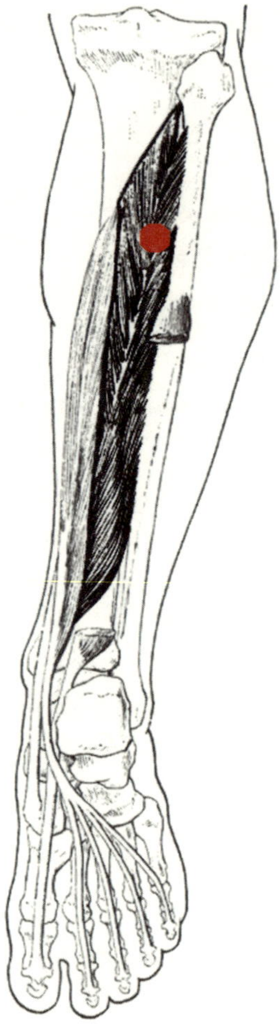

*Tibialis posterior und Triggerpunkt*

# M. tibialis posterior (Hinterer Schienbeinmuskel)

**Proximale Befestigung:** Proximale zwei Drittel der posterioren Oberflächen von Tibia und Fibula sowie der *Membrana interossea cruris.*

**Distale Befestigung:** Verläuft hinter dem medialen Malleolus und ist mit den meisten Knochen verbunden, die zusammen das Fußgewölbe bilden: mit dem *Os naviculare* (Kahnbein des Fußes), dem *Os cuneiforme* (Keilbein) und dem *Os cuboideum* (Würfelbein) und mit dem *Os calcaneus* (Fersenbein) sowie mit den Mittelfußknochen 2, 3 und 4.

**Aktivität:** Invertiert und supiniert den freien Fuß; unterstützt die Plantarflexion. Verhindert übermäßige Pronation des Fußes beim Gehen; verhindert übermäßig starke Gewichtsverlagerung auf den medialen Fuß; verteilt das Gewicht auch entlang den Köpfen der Mittelfußknochen und trägt so zur Verteilung des Gewichts sogar auf die einzelnen Köpfe der Mittelfußknochen bei, was die laterale Verteilung des Gewichts fördert.

**Palpation:** Der Tibialis posterior ist der am tiefsten liegende Muskel in der Wade; er liegt zwischen der anterioren *Membrana interossea cruris* und dem posterioren Soleus. Wie der *M. flexor digitorum longus* (langer Zehenbeuger) und der *M. flexor hallucis longus* (langer Großzehenbeuger) gehört er zum tiefen rückwärtigen Teil des Unterschenkels. Aufgrund der Tiefe seiner Lage kann dieser Muskel nicht direkt ertastet werden; doch läßt sich in diesem Fall durch eine tief reichende Palpation eine Schmerzempfindlichkeit hervorrufen. Identifizieren Sie die rückwärtige Grenze der Tibia auf der posteromedialen Oberfläche des Unterschenkels. Tasten Sie ungefähr die proximale Hälfte des Unterschenkels ab, wobei Sie den Soleus teilweise nach hinten verschieben müssen, um die posteriore Oberfläche der Tibia durch den darüber liegenden Soleus hindurch zu finden.

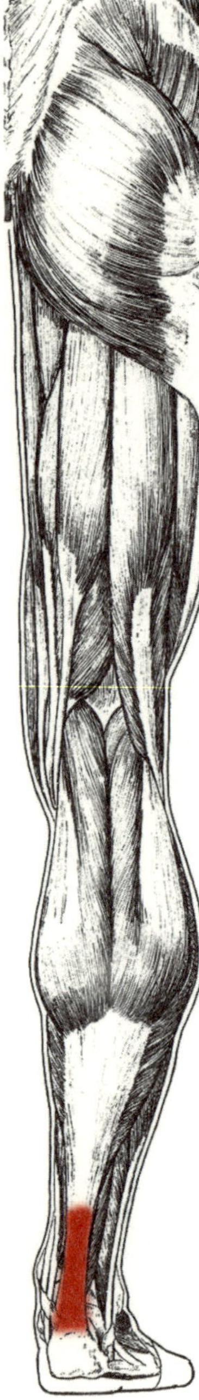

*Schmerzmuster des Tibialis posterior*

**Schmerzmuster:** Der Tibialis posterior ist nur sehr selten der alleinige Übeltäter, also ohne daß auch die übrigen Wadenmuskeln eine Rolle spielen. Schmerzen strahlen über die Achillessehne in den Bereich über der Ferse aus; außerdem können Schmerzen im mittleren Teil der Wade, in der Ferse und in der plantaren Oberfläche des Fußes und der Zehen auftreten. Auch beim Gehen und Laufen insbesondere auf unebenen Oberflächen können in der Fußsohle Schmerzen vorkommen.

**Verursachende oder perpetuierende Faktoren:** Joggen auf unebenem Boden, beispielsweise auf stark frequentierten Straßen; Hypermobilität des Mittelfußes; stark abgenutztes Schuhwerk, das nicht vor Eversion und Umknicken des Fußes schützt.

**Satellitentriggerpunkte:** Flexor digitorum longus, Flexor hallucis longus und Peroneus-Muskeln

**Betroffenes Organsystem:** Urogenitalsystem

**Assoziierte Zonen, Meridiane und Punkte:** Dorsale Zone; Blasenmeridian (Fuß Tai-Yang); Bl 55–57.

**Dehnübung:** Dehnen Sie diesen Muskel durch Dorsalflexion und Eversion des Fußes. Setzen Sie sich mit vor dem Körper ausgestreckten Beinen hin, und legen Sie einen Gürtel oder ein großes Handtuch um den Mittelfuß des Beins, das Sie dehnen wollen. Ziehen Sie das Band zu sich hin, und dehnen Sie den posterioren Teil der Wade. Ziehen Sie mit etwas größerer Krafteinwirkung auf die Außenseite des Fußes; dadurch bringen Sie den lateralen Aspekt des Fußes in Eversion. Zählen Sie in dieser Haltung bis 15 oder 20. Wiederholen Sie die Übung drei bis fünf Mal.

**Stärkungsübung:** Spezielle Stärkungsübungen für diesen Muskel sind im allgemeinen nicht erforderlich.

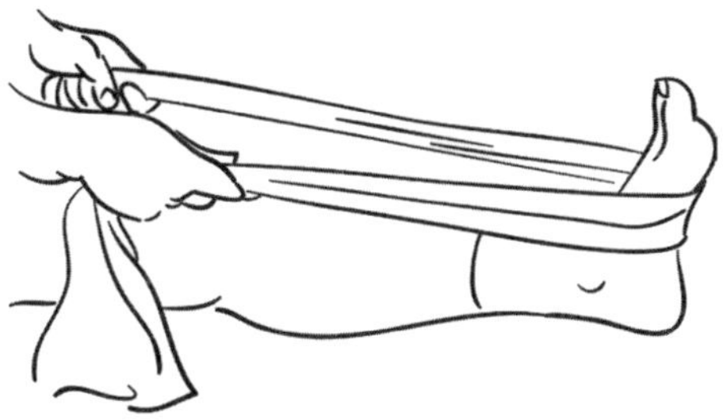

*Dehnübung mit dem Tibialis posterior*

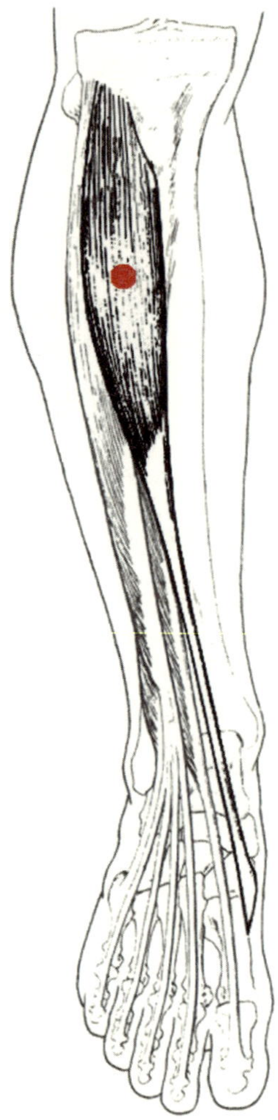

*Tibialis anterior und Triggerpunkt*

# M. tibialis anterior (Vorderer Schienbeinmuskel)

**Proximale Befestigung:** Laterale Condyle der Tibia und obere Hälfte bis zwei Drittel der lateralen Oberfläche der Tibia, Membrana interossea cruris und umgebende Faszien.

**Distale Befestigung:** Mediale und plantare Oberflächen des medialen Os cuneiforme und Basis des ersten Mittelfußknochens.

**Aktivität:** Dorsalflexion und Supination (Inversion) des Fußes. Hilft, im Stehen das Gleichgewicht zu wahren; verhindert Absinken des Fußes beim Aufsetzen der Ferse und hilft, den Fuß in der Schwungphase vollständig vom Boden zu erheben. Starke Aktivität bei den meisten Sportarten einschließlich Joggen, Laufen, Sprinten und Springen mit zwei Beinen. Fördert die Aufrechterhaltung des Gleichgewichts im Stehen.

**Palpation:** Der Tibialis anterior, der Peroneus tertius, der Extensor digitorum longus und der Extensor hallucis longus bilden zusammen den Vorderteil des Unterschenkels. Der Tibialis anterior läßt sich an der proximalen Hälfte bis zu zwei Dritteln des lateralen Aspekts der Wade ertasten. Sie finden den Muskel lateral zur scharfen Tibiakante, wenn sie von der lateralen *Tuberositas tibiae* distal in Richtung des Knöchels tasten. Folgen Sie dem Muskel in seinem weiteren Verlauf, während der medialen Überquerung des Fußknöchels und bis zu seiner Befestigung am medialen Fußgewölbe. Mit bloßem Auge kann man den Muskel in Höhe des Sprunggelenks erkennen, indem man den Fuß dorsal flektiert und invertiert. Triggerpunkte sind gewöhnlich zwischen dem proximalen und dem mittleren Drittel der Tibia zu finden; sie können aber auch auf jeder Höhe in der Mitte des Muskelbauchs auftreten.

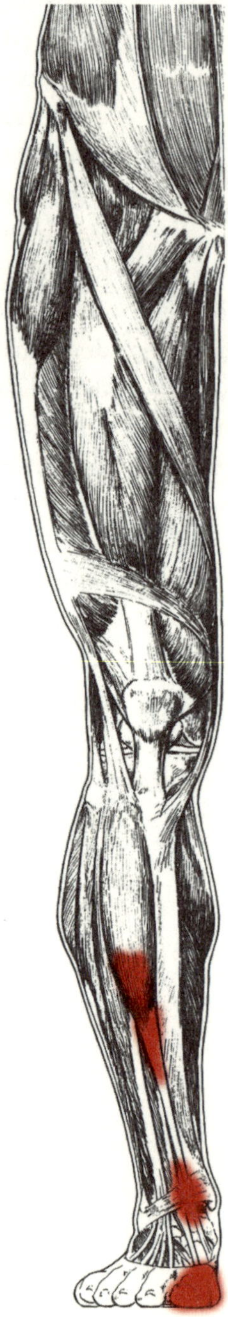

*Schmerzmuster des Tibialis anterior*

**Schmerzmuster:** Schmerzen können am anteromedialen Knöchel und an der großen Zehe sowie auf dem Weg von der Tibia zum Fußknöchel auftreten. Zu den mit Triggerpunkten verbundenen Symptomen zählen Schwäche der Sprunggelenke, Stolpern oder Fallen beim Gehen aufgrund einer geschwächten Dorsalflexion sowie Spitzfuß.

**Verursachende oder perpetuierende Faktoren:** Muskelüberlastung infolge einer Verstauchung oder eines Bruchs des Knöchels; Gehen auf unebenem oder schrägem Boden; starke Anspannung im *M. triceps surae* (dreiköpfiger Wadenmuskel).

**Satellitentriggerpunkte:** Peroneus longus, Extensor hallucis longus, eventuell auch Extensor digitorum longus.

**Betroffenes Organsystem:** Verdauungssystem

**Assoziierte Zonen, Meridiane und Punkte:** Laterale Zone; Magenmeridian (Fuß Yang-Ming); Ma 36–40, Le 4.

**Dehnübung:** Dehnen Sie den Tibialis anterior, indem Sie mit spitz nach unten gerichtetem Fuß den Knöchel des Standbeins überkreuzen. Beugen Sie das Knie des Standbeins hinter der Kniekehle des gebeugten Beins. Achten Sie darauf, daß die Ferse erhoben und der Knöchel weder supiniert noch proniert ist.

**Stärkungsübung:** Dehnen Sie ein Dynaband oder ein anderes elastisches Übungsband zwischen den Beinen eines Stuhls oder eines Tischs 10 bis 13 cm über dem Boden. Sie sitzen mit ausgestreckten Beinen auf dem Boden und positionieren den Fuß so, daß das Band über den Fußrücken (nicht über die Zehen) verläuft. Flektieren Sie den Fuß dorsal, und supinieren (invertieren) Sie ihn gegen den Widerstand, den das Band erzeugt. Zählen Sie in dieser Haltung bis drei oder fünf. Wiederholen Sie die gesamte Übung fünf bis zehn Mal.

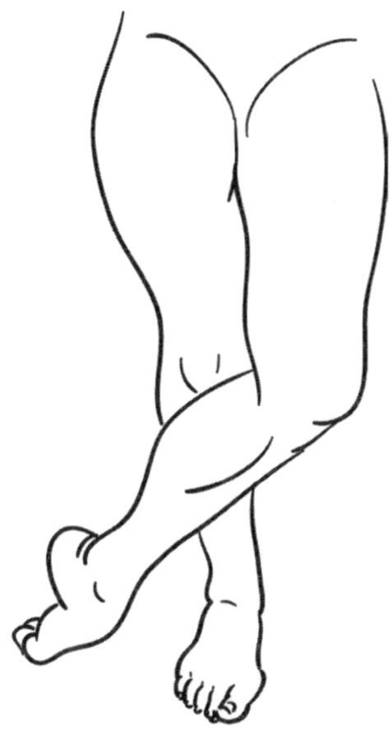

*Dehnübung für den Tibialis anterior*

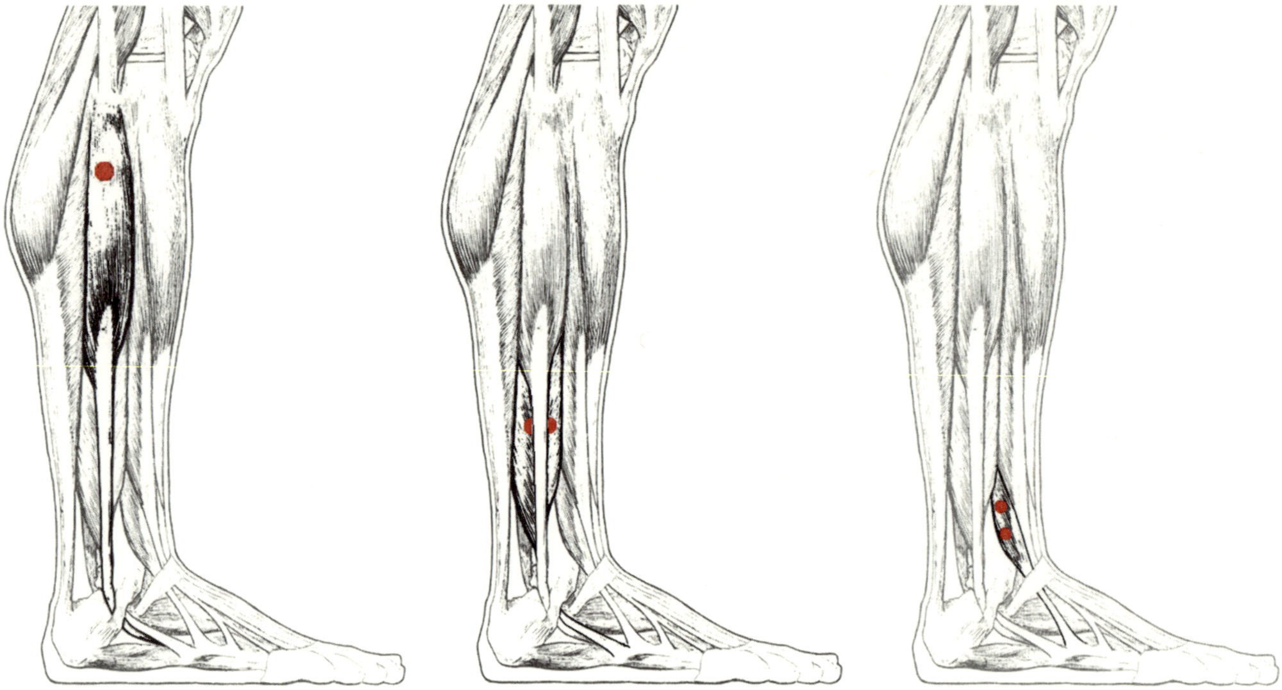

*Peroneus longus* *Peroneus brevis* *Peroneus tertius*

*Wadenbeinmuskeln und Triggerpunkte*

# Wadenbeinmuskeln

## *M. peroneus longus (langer Wadenbeinmuskel), M. peroneus brevis (kurzer Wadenbeinmuskel), M. peroneus tertius (dritter Wadenbeinmuskel)*

**Proximale Befestigung:** *Peroneus longus:* Kopf und obere zwei Drittel der lateralen Oberfläche der Fibula sowie die angrenzenden intermuskulären Septen. *Peroneus brevis:* liegt tief unter dem Peroneus longus, an den distalen beiden Dritteln der lateralen Oberfläche der Fibula und den angrenzenden intermuskulären Septen. *Peroneus tertius:* an der distalen Hälfte des vorderen Fibularandes und am angrenzenden intermuskulären Septum, zusammen mit den unteren Fasern des Extensor digitorum longus.

**Distale Befestigung:** *Peroneus longus:* Verläuft hinter dem lateralen Malleolus, quer über die Fußsohle von lateral nach medial und endet an der Basis des ersten Mittelfußknochens und am medialen *Os cuneiforme*. *Peroneus brevis:* Verläuft hinter dem *Malleolus lateralis* und endet an der dorsalen Oberfläche der Basis des fünften Mittelfußknochens. *Peroneus tertius:* Verläuft vor dem *Malleolus lateralis* und endet auf der dorsalen Oberfläche der Basis des fünften Mittelfußknochens.

**Aktivität:** *Peroneus longus und brevis:* Eversion und schwache Plantarflexion des Fußes; verhindert übermäßige Inversion und sichert das mediolaterale Gleichgewicht beim Gehen. *Peroneus tertius:* Dorsalflexion und Eversion des Fußes. Als Gruppe sind die Peroneusmuskeln die Antriebskraft bei der Eversion des Fußes, wobei sie mit dem Extensor digitorum longus zusammenwirken.

**Palpation:** Peroneus longus und brevis bilden den lateralen Teil des Unterschenkels. Der Peroneus tertius bildet mit dem Tibialis anterior, dem Extensor digitorum longus und dem Extensor hallucis longus den vorderen Teil des Unterschenkels. Um die Wadenbeinmuskeln zu ertasten, muß man zunächst Kopf und Schaft der Fibula und den Extensor digitorum longus identifizieren, der direkt vor dem Peroneus longus liegt. Verfestigte Faserbündel des Letztgenannten sind leicht vor dem Schaft der Fibula zu finden. Triggerpunkte im Peroneus longus treten meist ca. 2–3 cm distal zum Caput fibulae auf.

Um den Peroneus brevis zu finden, tasten Sie am Schaft der Fibula beidseitig am Peroneus longus entlang, in der Nähe des Übergangs vom mittleren Drittel des Unterschenkels in dessen unteres Drittel. Anders als Peroneus longus und brevis liegt der Peroneus tertius proximal und anterior zum *Malleolus lateralis*. Ertasten Sie die Fasern des Peroneus tertius distal und anterior zum Peroneus brevis. Die Sehne des Peroneus tertius läßt sich im anterolateralen Aspekt des Fußes leicht ertasten und beobachten, wenn der Patient die Fußaußenkante anhebt, und zwar lateral zum Extensor digitorum longus.

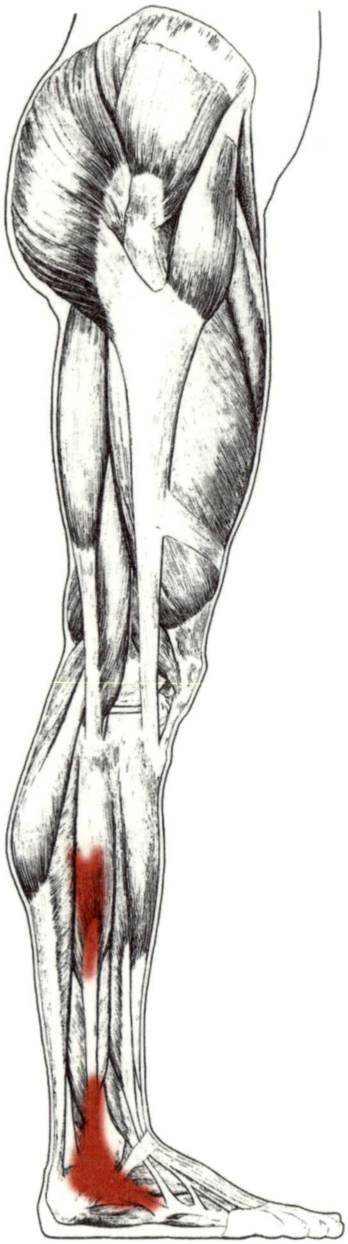

*Peroneus longus und brevis*

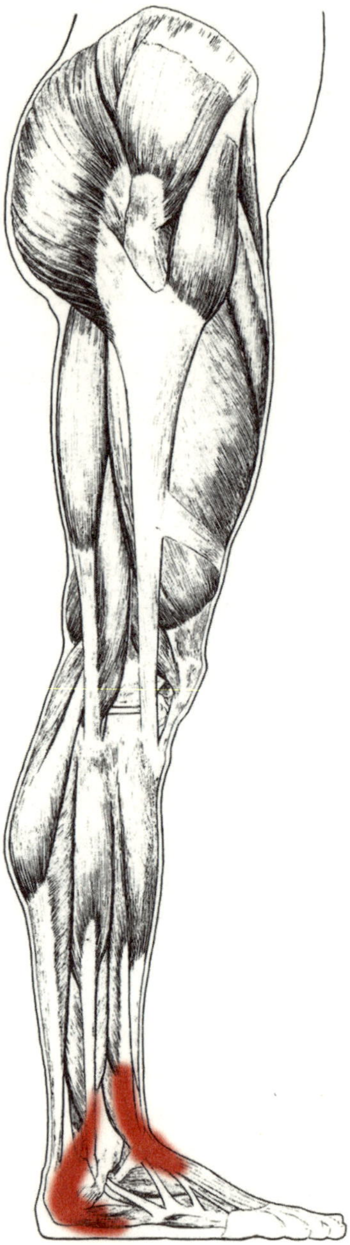

*Peroneus tertius*

*Schmerzmuster der Wadenbeinmuskeln*

**Schmerzmuster:** Das Schmerzmuster des Peroneus longus und brevis erstreckt sich über, hinter und über den *Malleolus lateralis* und eventuell auch am lateralen Aspekt des Fußes entlang. Das Schmerzmuster des Peroneus tertius verläuft über den anterolateralen Aspekt des Knöchels, vor dem *Malleolus lateralis*, und manchmal erreicht der Schmerz auch die Außenseite der Ferse. Zu den Symptomen zählen schwache oder instabile Sprunggelenke; einige Patienten klagen über Schmerzen und Empfindlichkeit im Knöchel über dem *Malleolus lateralis*, insbesondere nach einer Verstauchung infolge von Inversion. Schmerzempfindlichkeit aufgrund von Triggerpunkten läßt sich von einer lateralen Bänderverletzung anhand dessen unterscheiden, daß im ersteren Fall keine Schwellung im unmittelbar betroffenen Bereich auftritt und der Schmerz in einem größeren, weniger klar umrissenen Bereich auftritt.

**Verursachende oder perpetuierende Faktoren:** Distorsion oder Inversion des Sprunggelenks; längere Immobilisierung von Bein und Fuß durch einen Gipsverband; chronische Verspannung des Tibialis anterior und posterior; Übereinanderschlagen der Beine im Sitzen; Tragen von hohen Absätzen oder eines zu engen Strumpfbandes; Plattfüße; starke plantare Flexion der Füße im Schlaf; Satellitentriggerpunkte, die durch Triggerpunkte in den anterioren Fasern des Glutaeus minimus entstanden sind.

**Satellitentriggerpunkte:** Peroneus longus, brevis und tertius; Extensor digitorum longus, Tibialis anterior und posterior, Extensor hallucis longus; Flexor hallucis longus.

**Betroffenes Organsystem:** Magen-Darm-System

**Assoziierte Zonen, Meridiane und Punkte:** Laterale Zone; Gallenblasenmeridian (Fuß Shao-Yang); Gb 37–40.

**Dehnübung:** Sie sitzen auf dem Boden, und das Bein, das Sie dehnen wollen, ist vor Ihnen ausgestreckt. Schlingen Sie den Fuß in ein Handtuch, und ziehen Sie ihn sanft an; versetzen Sie ihn nacheinander in die Dorsalflexion, Inversion und Adduktion. Zählen Sie in dieser Haltung bis 15 oder 20. Wiederholen Sie die Übung drei bis fünf mal.

**Stärkungsübung:** Spezielle Stärkungsübungen für diesen Muskel sind im allgemeinen nicht erforderlich.

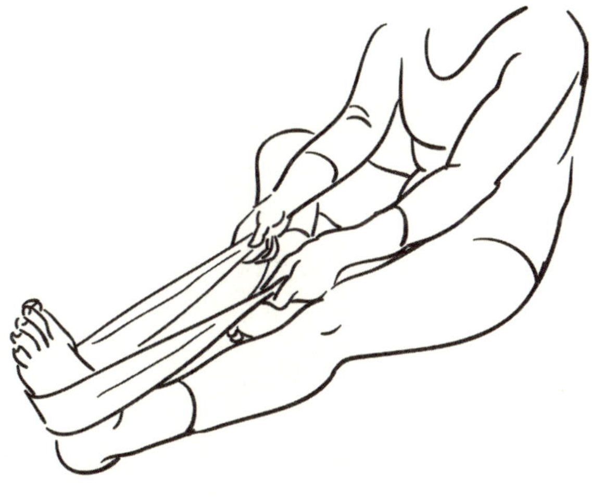

*Dehnübung für die Wadenbeinmuskeln*

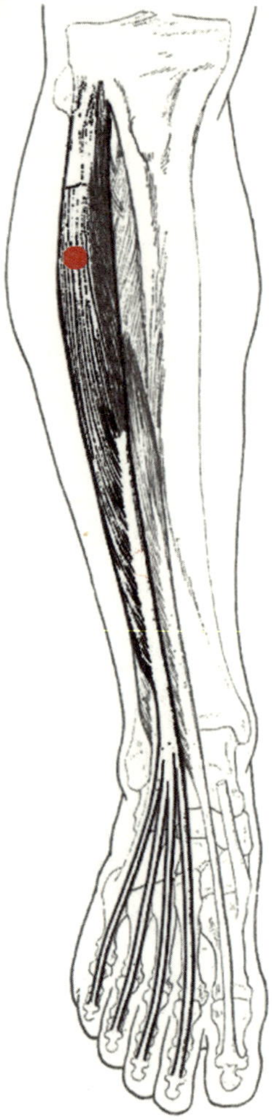

*Extensor digitorum longus*

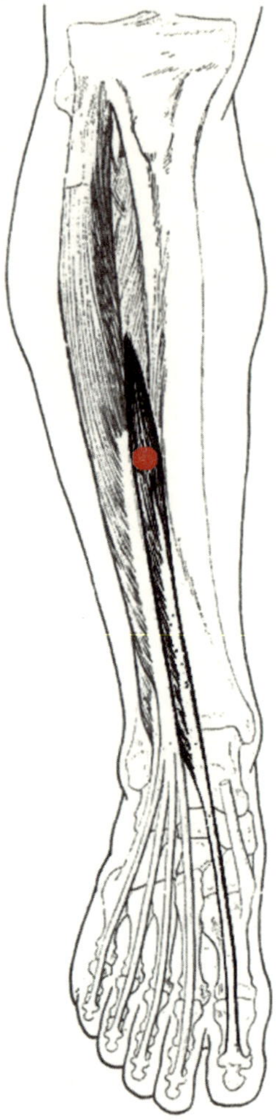

*Extensor hallucis longus*

*Lange Zehenstrecker und Triggerpunkte*

# Lange Zehenstrecker

## M. extensor digitorum longus (langer Zehenstrecker) und M. extensor hallucis longus (langer Großzehenstrecker)

**Proximale Befestigung:** *Extensor digitorum longus:* Laterale *Tibiacondyle*, proximale drei Viertel der Fibula, *Membrana interossea cruris. Extensor hallucis longus:* Mittleres Drittel der anterioren Oberfläche der Fibula, *Membrana interossea cruris.*

**Distale Befestigung:** *Extensor digitorum longus:* Mittlere und distale Zehenknochen der vier lateralen Zehen. *Extensor hallucis longus:* Distaler Zehenknochen der großen Zehe.

**Aktivität:** *Extensor digitorum longus:* Extension der vier lateralen Zehen; unterstützt die Dorsalflexion und Eversion des Fußes; wird sehr kraftvoll aktiv bei einem vertikalen Sprung aus dem Stand. *Extensor hallucis longus:* Extension der großen Zehe; unterstützt die Dorsalflexion und Inversion des Fußes.

**Palpation:** Der Extensor digitorum longus und der Extensor hallucis longus bilden in Verbindung mit dem Tibialis anterior und dem Peroneus tertius den vorderen Teil des Unterschenkels.

Um den Extensor digitorum longus zu ertasten, muß man die Lage des Tibialis anterior vor ihm und die des Extensor digitorum longus hinter ihm kennen. Ertasten Sie verhärtete Faserbündel ungefähr 6–7 cm distal vom Caput fibulae. Der Extensor hallucis longus liegt im gesamten Bereich der oberen beiden Drittel des Unterschenkels zwischen dem Tibialis anterior und dem Extensor digitorum longus und unter ihnen. Man kann ihn ertasten, wo er an die Oberfläche tritt, nämlich distal zum unteren Drittel des Unterschenkels, vor der Fibula.

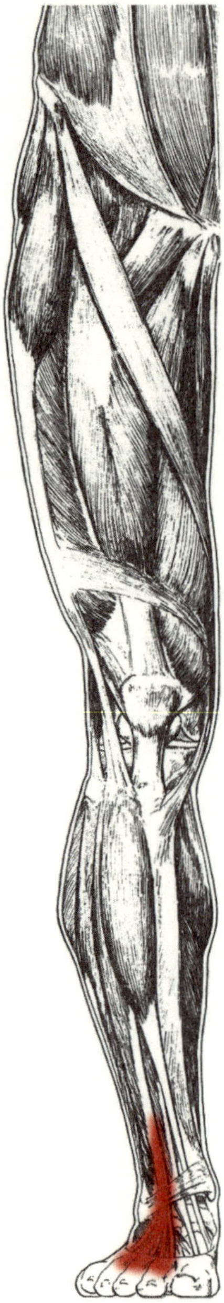

*Extensor digitorum longus*

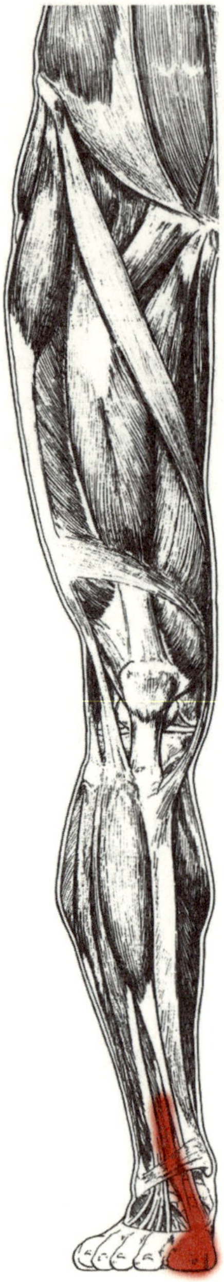

*Extensor hallucis longus*

*Schmerzmuster der langen Zehenstrecker*

**Schmerzmuster:** *Extensor digitorum longus:* Schmerzen auf dem Fußrücken und im Bereich der zentralen drei Zehen. Manchmal treten auch am Knöchel Schmerzen auf; und sie können sich aufwärts bis in die untere Hälfte des Oberschenkels erstrecken. *Extensor hallucis longus:* Schmerzen am ersten Mittelfußknochen und in der großen Zehe, die auch bis zum Knöchel reichen können, wobei sie dem Verlauf des Muskels folgen. Zu den Symptomen zählen Schmerzen auf dem Fußrücken, »aufschlagender Fuß« bzw. »Steppergang« beim Gehen und nächtliche Krämpfe im gesamten Muskel. Wenn verfestigte Faserbündel und Triggerpunkte existieren, kann im Laufe der Zeit eine Hammer- oder Klauenzehe entstehen.

**Verursachende oder perpetuierende Faktoren:** Nervenwurzelerkrankung an L4–5; akute streßbedingte Überlastung infolge längeren Gehens in weichem Sand; Gehen oder Joggen auf unebenem Boden oder seitlich abfallenden Straßen; Stolpern oder Fallen; ständiges Belasten des gedehnten Muskels in Plantarflexion (beispielsweise durch Tragen von Schuhen mit hohen Absätzen oder Autofahren mit hoch eingestelltem Gaspedal); längerfristige Plantarflexion; längere Immobilisierung durch Tragen eines Gipsverbandes; starke Anspannung im Gastrocnemius und Soleus.

**Satellitentriggerpunkte:** Peroneus longus, brevis und tertius; Tibialis anterior.

**Betroffenes Organsystem:** Verdauungssystem

**Assoziierte Zonen, Meridiane und Punkte:** Laterale Zone; Magenmeridian (Fuß Yang-Ming); Ma 40 und 41.

**Dehnübung:** Setzen Sie einen spitz nach unten gerichteten Fuß über den Knöchel des Standbeins. Die Zehen des Beins, das gedehnt werden soll, befinden sich dann neben der Ferse des Standbeins. Beugen Sie das Knie des Standbeins, so daß es sich in die Kniekehle des gebeugten Beins drückt; das gebeugte, vordere Bein dehnt dann den Fußrücken.

**Stärkungsübung:** Arbeiten Sie an den Fußstreckern, indem Sie zwischen Plantarflexion und Dorsalflexion des Fußes und der Zehen abwechseln. Zu Beginn der Übung sind die Beine vor Ihnen gestreckt, und Fuß und Knöchel befinden sich in einer neutralen, entspannten Haltung. Versetzen Sie den Fuß und die Zehen in eine starke Plantarflexion, und bleiben Sie in dieser Position, während Sie bis drei oder fünf zählen. Strecken Sie langsam die Zehen, und versetzen Sie den Fuß in die Dorsalflexion. Zählen Sie in dieser Position bis drei oder fünf. Wiederholen Sie die beiden Vorgänge jeweils fünf bis sieben Mal. Bewegen Sie sich jedesmal sehr langsam durch die einzelnen Positionen, und lassen Sie nicht zu, daß der Fuß in eine Eversion oder Inversion gerät.

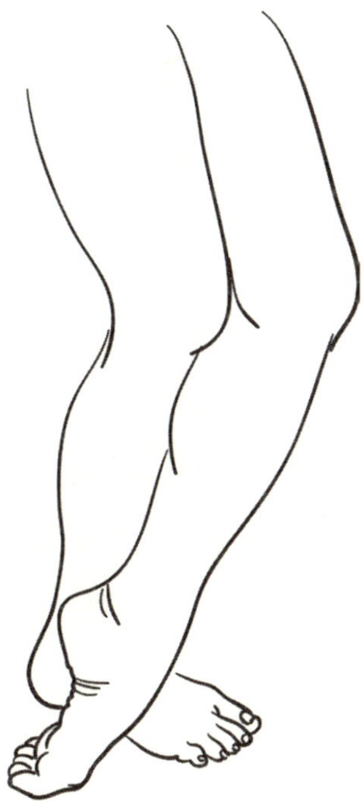

*Dehnübung: lange Zehenstrecker*

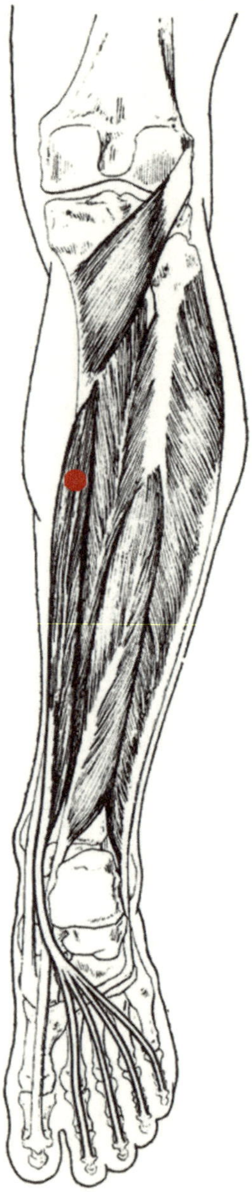

*Flexor digitorum longus*

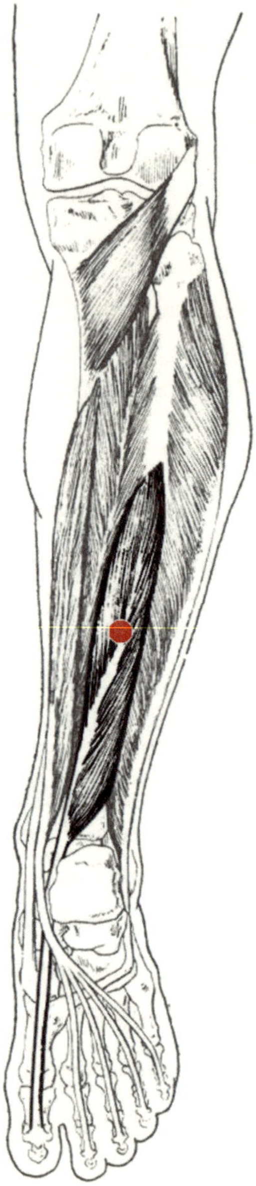

*Flexor hallucis longus*

*Lange Zehenbeuger und Triggerpunkte*

# Lange Zehenbeuger

## *M. flexor digitorum longus (langer Zehenbeuger) und M. flexor hallucis longus (langer Großzehenbeuger)*

**Proximale Befestigung:** *Flexor digitorum longus:* mittleres Drittel der posterioren Oberfläche der Tibia. *Flexor hallucis longus:* Lateraler Aspekt der posterioren Oberfläche der Fibula.

**Distale Befestigung:** *Flexor digitorum longus:* Verläuft hinter dem medialen Malleolus bis zu seiner Befestigung an den distalen Zehengliedern der vier lateralen Zehen. *Flexor hallucis longus:* Verläuft hinter dem medialen Malleolus, unter dem Flexor digitorum longus bis zu seiner Befestigung am distalen Zehenglied der großen Zehe.

**Aktivität:** *Flexor digitorum longus:* Flexion der vier lateralen Zehen; erweist sich in der Plantarflexion als schwach; unterstützt die Inversion und Supination (Adduktion) des Fußes. *Flexor hallucis longus:* Flexion der großen Zehe. Beide Muskeln dienen dazu, das Gleichgewicht zu erhalten, wenn das Körpergewicht auf den Vorderfuß verlagert ist, und sie tragen zur Stabilisierung des Sprunggelenks beim Gehen bei. Beide sind beim vertikalen zweibeinigen Sprung sowohl beim Start als auch bei der Landung sehr aktiv.

**Palpation:** Diese Muskeln liegen unter Gastrocnemius und Soleus und medial zum Tibialis posterior. Zusammen mit diesem bilden sie den tief liegenden posterioren Teil des Unterschenkels. Um den Flexor digitorum longus zu ertasten, sollte man den Patienten bitten, sich auf die betroffene Seite zu legen, wobei das Knie im Winkel vom 90 Grad gebeugt und der Fuß entspannt ist. Druck wird auf den posterioren Aspekt des Schafts des Schienbeins ausgeübt, und zwar ca. 7–8 cm unterhalb des Gelenkspalts. Der Gastrocnemius wird zwecks Identifikation der posterioren Tibia leicht zur Seite geschoben. Der Druck wird lateral ausgeübt, um den Flexor digitorum longus zu ertasten.

Den Flexor hallucis longus kann man durch die darüber liegende Muskelfaszie des Gastrocnemius und des Soleus ertasten. Der Patient liegt dabei auf dem Bauch, und sein Fuß befindet sich nicht auf dem Massagetisch. Druck wird auf den posterioren Teil der Fibula ausgeübt, und zwar am Übergang vom mittleren zum unteren Drittel der Wade, unmittelbar lateral zu ihrer Mittellinie.

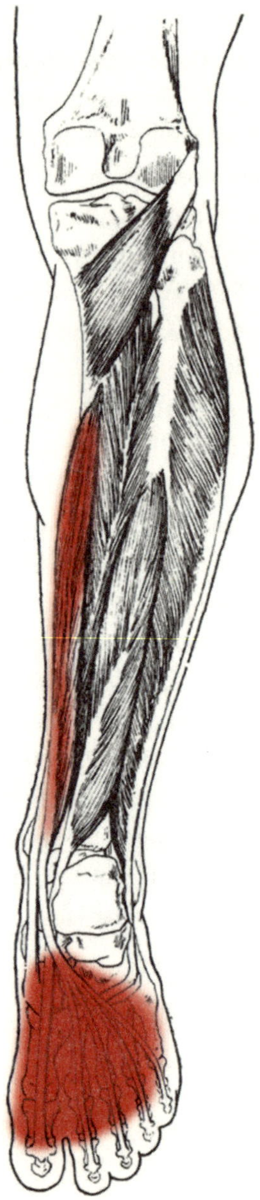

*Flexor digitorum longus*

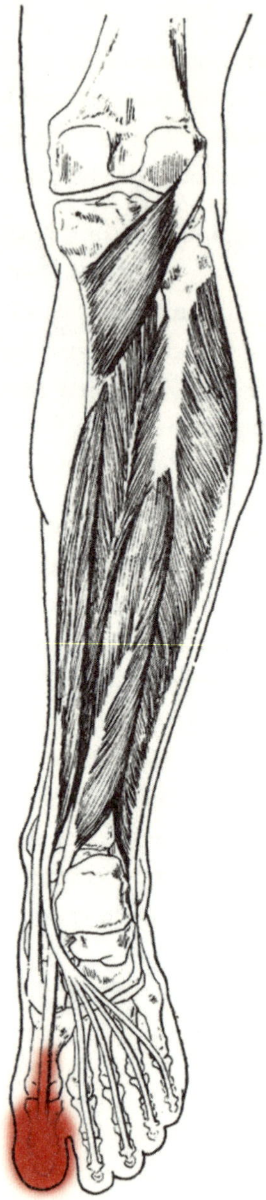

*Flexor hallucis longus*

*Schmerzmuster der langen Zehenbeuger*

**Schmerzmuster:**
*Flexor digitorum longus:* Schmerzen strahlen von der Mitte der Fußsohle aus und können auch die plantaren Oberflächen der vier lateralen Zehen einschließen. Manchmal treten auch medial Schmerzen im Knöchel und in der Wade auf. *Flexor hallucis longus:* Schmerzen strahlen auf die plantare Oberfläche der großen Zehe und den Kopf des ersten Mittelfußknochens aus. Zu den Symptomen zählen Schmerzen in der Fußsohle und im Bereich der plantaren Oberfläche der Zehen, insbesondere wenn der Patient Lasten trägt. Bei Vorliegen verhärteter Faserbündel können Hammer- und/oder Klauenzehen entstehen.

**Verursachende oder perpetuierende Faktoren:** Laufen auf unebenem Boden, insbesondere mit Schuhwerk, das die Fußsohlen und Fersen nicht adäquat unterstützt; Gehen und Laufen durch weichen Sand oder auf schrägen Oberflächen; Tragen von zu unflexiblen Schuhen.

**Satellitentriggerpunkte:** M. tibialis posterior, M. extensor digitorum longus, M. extensor digitorum brevis

**Betroffenes Organsystem:** Urogenitalsystem

**Assoziierte Zonen, Meridiane und Punkte:** Dorsale Zone; Blasenmeridian (Fuß Tai-Yang); Bl 56–59.

**Dehnübung:** Sie sitzen mit ausgestreckten Beinen auf dem Boden, greifen mit einem Arm nach vorne und setzen die Handfläche auf die plantare Oberfläche der Zehen. Ziehen Sie die Zehen und den gesamten Fuß langsam in die Dorsalflexion. Zählen Sie in dieser Position bis 15 oder 20.

**Stärkungsübung:**
1. Greifen Sie ausschließlich mit den Zehen einen kleinen Gegenstand wie eine Murmel oder einen Stift.
2. Legen Sie ein Handtuch auf den Boden, und versuchen Sie, es ausschließlich mit den Zehen aufzuheben. Wiederholen Sie dies mehrmals.

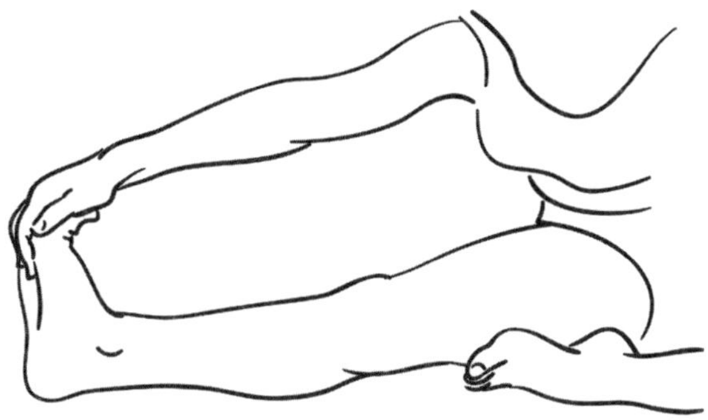

*Dehnübung: lange Flexoren der Zehen*

## ANHANG 1

# Meridianpfade

Nach den Vorstellungen östlicher Kulturen ist der Körper durchzogen von einem komplexen netzartigen System von Pfaden, welche die oberen und unteren Bereiche des Körpers miteinander verbinden und außerdem oberflächliche Bereiche mit dem System der inneren Organe. Diese Pfade oder Meridiane sind sowohl miteinander als auch jeweils mit einem bestimmten Organ oder System verbunden. Die oft weitreichenden Wirkungen von Akupunktur und Akupressur werden den zahlreichen Verbindungen innerhalb dieses Meridiansystems zugeschrieben.

Die folgenden grundlegenden Informationen über die Meridiane und ihre Beziehungen zu bestimmten Organen und Körperbereichen werden hier für diejenigen angeboten, die mit den Grundlagen der östlichen anatomischen Vorstellungen nicht vertraut sind. Stärker interessierte Leser können ihre Kenntnisse mit Hilfe folgender Literaturhinweise erweitern:


Giovanni Maciocia (2008): *Grundlagen der chinesischen Medizin.* München: Urban & Fischer.

Erich Wühr (Hg.) (1988): *Quintessenz der chinesischen Akupunktur und Moxibustion. Lehrbuch der chinesischen Hochschule für Traditionelle Chinesische Medizin.* Kötzting: Verlagsgesellschaft für Traditionelle Chinesische Medizin.

Claudia Focks & Ulrich März (2011): *Leitfaden Akupunktur. Punktlokalisation und Stichtechnik.* München: Urban & Fischer.

**Meridianname:** Lungenmeridian (Hand Tai-Yin) (Lu)
**Hand/Fuß-Partner:** Milzmeridian (Fuß Tai-Yin)
**Yin/Yang-Partner:** Dickdarm (Hand Yang-Ming)
**Organe, durch die der Meridian auf seinem inneren Weg verläuft:** Lunge, Dickdarm
**Muskeln, durch die der Meridian verläuft:** Pectoralis major und minor, vorderer Teil des Deltamuskels, Bizeps, Brachialis, Brachioradialis, Pronator teres, Muskeln des Daumenballens (Thenar).

**Meridianname:** Dickdarmmeridian (Hand Yang-Ming) (Di)
**Hand/Fuß-Partner:** Magenmeridian (Fuß Yang-Ming)
**Yin/Yang-Partner:** Lungenmeridian (Hand Tai-Yin)
**Organe, durch die der Meridian auf seinem inneren Weg verläuft:** Dickdarm, Lunge
**Muskeln, durch die der Meridian verläuft:** Extensor pollicis longus und brevis, Extensor carpi radialis longus, Extensor digitorum, Supinator longus, Brachioradialis, Trizeps, Deltamuskel, Supraspinatus, Trapezius, Sternocleidomastoideus, Scaleni, Orbicularis oris.

**Meridianname:** Magenmeridian (Fuß Yang-Ming) (Ma)
**Hand/Fuß-Partner:** Dickdarm (Hand Yang-Ming)
**Yin/Yang-Partner:** Milzmeridian (Fuß Tai-Yin)
**Organe, durch die der Meridian auf seinem inneren Weg verläuft:** Magen, Milz, Dickdarm
**Muskeln, durch die der Meridian verläuft:** Orbicularis oculi, Zygomaticus major, Orbicularis oris, Masseter, Temporalis, Sternocleidomastoideus, Pectoralis major, Rectus abdominis, Obliquus externus und internus abdominis, Transversus abdominis, Rectus femoris, Vastus lateralis, Tibialis anterior, Extensor digitorum longus.

**Meridianname:** Milzmeridian (Fuß Tai-Yin) (Mi)
**Hand/Fuß-Partner:** Lungenmeridian (Hand Tai-Yin)
**Yin/Yang-Partner:** Magenmeridian (Fuß Yang-Ming)
**Organe, durch die der Meridian auf seinem inneren Weg verläuft:** Milz, Magen, Herz
**Muskeln, durch die der Meridian verläuft:** Extensor hallucis, Flexor hallucis brevis, Adductor hallucis, Tibialis anterior, Soleus, Gastrocnemius, Rectus femoris, Sartorius, Vastus medialis, Adductor longus und brevis, Pectineus, Iliopsoas, Obliquus externus und internus abdominis, Transversus abdominis, Pectoralis major und minor, Serratus anterior.

**Meridianname:** Herzmeridian (Hand Shao-Yin) (He)
**Hand/Fuß-Partner:** Nierenmeridian (Fuß Shao-Yin)
**Yin/Yang-Partner:** Dünndarm (Hand Tai-Yang)
**Organe, durch die der Meridian auf seinem inneren Weg verläuft:** Herz, Dünndarm, Lunge
**Muskeln, durch die der Meridian verläuft:** Bizeps, Trizeps, Pronator teres, Palmaris longus, Flexoren des Unterarms, Flexor carpi ulnaris.

**Meridianname:** Dünndarmmeridian (Hand Tai-Yang) (Dü)
**Hand/Fuß-Partner:** Blasenmeridian (Fuß Tai-Yang)
**Yin/Yang-Partner:** Herzmeridian (Hand Shao-Yin)
**Organe, durch die der Meridian auf seinem inneren Weg verläuft:** Dünndarm, Magen, Herz
**Muskeln, durch die der Meridian verläuft:** Extensor digiti minimi, Extensor digitorum, Trizeps, Latissimus dorsi, Teres major und minor, Infraspinatus, posteriorer Teil des Deltamuskels, Trapezius, Supraspinatus, Levator scapulae, Scaleni, Sternocleidomastoideus, Masseter, Zygomaticus major, Temporalis.

**Meridianname:** Blasenmeridian (Fuß Tai-Yang) (Bl)
**Hand/Fuß-Partner:** Dünndarm (Hand Tai-Yang)
**Yin/Yang-Partner:** Nierenmeridian (Fuß Shao-Yin)
**Organe, durch die der Meridian auf seinem inneren Weg verläuft:** Blase, Nieren
**Muskeln, durch die der Meridian verläuft:** Orbicularis oculi, Frontalis, Occipitalis, Splenius capitis und cervicis, Semispinalis capitis und cervicis,

Trapezius, Levator scapulae, Rhomboidei, Latissimus dorsi, Quadratus lumborum, Erector-spinae-Gruppe, Gluteus maximus, medius und minimus, Piriformis, Semimembranosus, Semitendinosis, Bizeps femoris, Soleus, Gastrocnemius, Tibialis posterior, Peroneus brevis und longus.

**Meridianname:** Nierenmeridian (Fuß Shao-Yin) (Ni)
**Hand/Fuß-Partner:** Herzmeridian (Hand Shao-Yin)
**Yin/Yang-Partner:** Blasenmeridian (Fuß Tai-Yang)
**Organe, durch die der Meridian auf seinem inneren Weg verläuft:** Blase, Nieren, Leber, Lunge, Herz
**Muskeln, durch die der Meridian verläuft:** Adductor hallucis, Flexor digitorum brevis und longus, Tibialis posterior, Soleus, Gastrocnemius, Gracilis, Semitendinosus, Semimembranosus, Sartorius, Adductor magnus, Iliopsoas, Quadratus lumborum, untere Bauchmuskeln, Rectus abdominis, Pectoralis major.

**Meridianname:** Herzbeutelmeridian (Hand Jue-Yin) (Pe)
**Hand/Fuß-Partner:** Lebermeridian (Fuß Jue-Yin)
**Yin/Yang-Partner:** Dreifacher-Erwärmer-Meridian (Hand Shao-Yang)
**Organe, durch die der Meridian auf seinem inneren Weg verläuft:** Oberer, Mittlerer und Unterer Erwärmer
**Muskeln, durch die der Meridian verläuft:** Pectoralis major, Brachialis, Bizeps, Flexor carpi radialis, Palmaris longus.

**Meridianname:** Dreifacher-Erwärmer-Meridian (Hand Shao-Yang) (3 E)
**Hand/Fuß-Partner:** Gallenblasenmeridian (Fuß Shao-Yang)
**Yin/Yang-Partner:** Herzbeutelmeridian (Hand Jue-Yin)
**Organe, durch die der Meridian auf seinem inneren Weg verläuft:** Oberer, Mittlerer und Unterer Erwärmer; Blase.
**Muskeln, durch die der Meridian verläuft:** Extensor digitorum, Trizeps, Deltamuskel, Infraspinatus, Supraspinatus, Trapezius, Sternocleidomastoideus, Temporalis, Orbicularis oculi.

**Meridianname:** Gallenblasenmeridian (Fuß Shao-Yang) (Gb)
**Hand/Fuß-Partner:** Dreifacher-Erwärmer-Meridian (Hand Shao-Yang)
**Yin/Yang-Partner:** Lebermeridian (Fuß Jue-Yin)
**Organe, durch die der Meridian auf seinem inneren Weg verläuft:** Gallenblase, Leber
**Muskeln, durch die der Meridian verläuft:** Orbicularis oculi, Temporalis, Epicranius, Occipitalis, Sternocleidomastoideus, Levator scapulae, Trapezius, Deltamuskel, Pectoralis major, Serratus anterior, Obliquus externus und internus abdominis, Transversus abdominis, Quadratus lumborum, Iliopsoas, Glutaeus minimus, medius und maximus, Tensor fasciae latae, Tractus iliotibialis fasciae latae, Vastus lateralis, Tibialis anterior und posterior, Soleus, Peroneus brevis und longus, Extensor digitorum.

**Meridianname:** Lebermeridian (Fuß Jue-Yin) (Le)
**Hand/Fuß-Partner:** Herzbeutelmeridian (Hand Jue-Yin)
**Yin/Yang-Partner:** Gallenblase (Fuß Shao-Yang)
**Organe, durch die der Meridian auf seinem inneren Weg verläuft:** Gallenblase, Leber, Lunge
**Muskeln, durch die der Meridian verläuft:** Extensor hallucis longus und brevis, Tibialis anterior, Soleus, Gastrocnemius, Sartorius, Gracilis, Vastus medialis, Adductor magnus, longus und brevis, Pectineus, Iliopsoas, Obliquus externus und internus abdominis, Transversus abdominis.

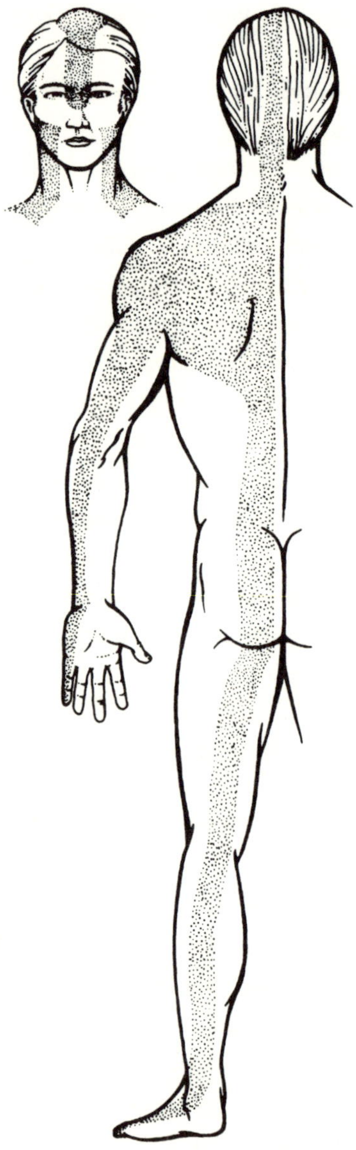

*Dorsale Zone*

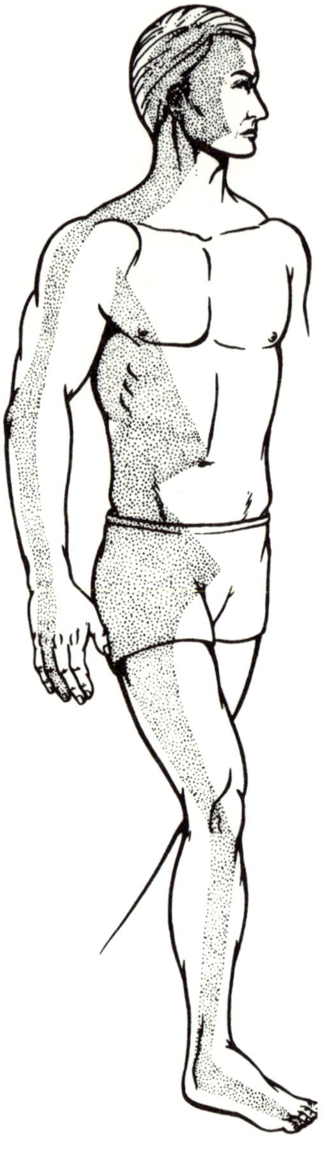

*Laterale Zone*

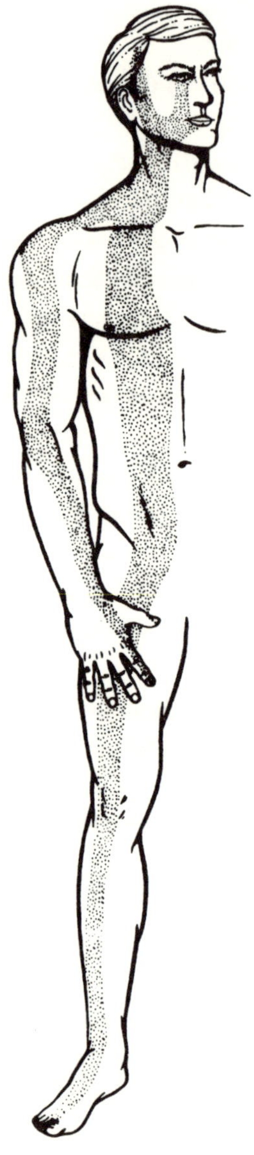

*Ventrale Zone*

ANHANG 2

# Über die Hautzonen

Das Konzept der Zonen, so wie Mark Seem, Ph. D., es entwickelt hat, ist eine intelligente Sichtweise des Meridiansystems, die bei der Behandlung von Myofaszialschmerzsyndromen von Nutzen sein kann. Das Konzept der Hautzonen ist ein Bestandteil von Dr. Seems Behandlungsprotokoll, das er in seinem Buch *A New American Acupuncture* (Blue Poppy Press, 1993) vollständig beschrieben hat.

Die Zonen, so wie Dr. Seem sie definiert, sind zusammengesetzte Repräsentationen assoziierter Meridianpfade; dabei besteht eine Zone aus den regulären Meridianen, abweichenden *Luo*, tendinomuskulären Meridianen und allen außergewöhnlichen Gefäßen, die durch den betreffenden Bereich verlaufen. Mit Hilfe des Verständnisrahmens der Hautzonen kann man somit direkt oder indirekt das komplexe Meridiansystem in einer bestimmten Region behandeln.

Dr. Seem hat drei Zonen definiert. Die kombinierten Hand- und Fuß-Aspekte des Tai-Yang (also der Dünndarm- und der Blasenmeridian) werden aufgrund der posterioren Position im Körper *dorsale Zone* genannt. Die kombinierten Hand- und Fuß-Aspekte von Yang-Ming (Dickdarmmeridian und Magenmeridian) werden aufgrund ihrer frontalen Position im Körper *ventrale Zone* genannt. Und die kombinierten Hand- und Fuß-Aspekte von Shao-Yang (Dreifacher-Erwämer- und Gallenblasenmeridian) werden im Einklang mit ihrer Position im Körper *laterale Zone* genannt.

Da Konstriktionen sowohl in der Muskulatur als auch an den Meridianpfaden entlang die Bewegung innerhalb der betreffenden Region sowohl spiegeln als auch beeinflussen – und zwar sowohl auf einer eher simplen funktionalen Ebene, beispielsweise bezüglich der Fähigkeit der Myofaszien, eine ungehinderte und schmerzfreie Bewegung zu ermöglichen, sowie auf der Ebene der Bewegungen von Blut und Lymphflüssigkeit, der Innervation usw. –, ist es wichtig, Konstriktionen auf jeder Ebene aufzulösen, um auf allen Ebenen die Heilung zu ermöglichen. Die Hautzonen, so wie Dr. Seem sie beschreibt, ermöglichen die Exploration und Behandlung von miteinander verbundenen Bereichen, so wie die östliche Medizin sie definiert.

Interessant ist auch, daß Muskeln, die einer bestimmten Hautzone zugeordnet werden, häufig in Reaktion auf die Existenz aktiver Triggerpunkte in anderen Muskeln der Zone Satellitentriggerpunkte entwickeln. Außerdem beziehen sich die Übertragungsschmerzmuster eines Muskels fast immer auf die Zone, der er zugeordnet wird.

## ANHANG 3

# Häufig benutzte Akupunkturpunkte

Es gibt viele nützliche Bücher, in denen die Nutzung der Akupunkturpunkte (auch Akupunkte genannt) beschrieben wird. Interessierten Lesern empfehlen wir, sich mit diesen Punkten zu beschäftigen und sich über ihre Nutzung zu informieren. Dazu empfehlen wir die bereits in Anhang 1 erwähnten Lehrbücher.

Die im folgenden aufgelisteten Punkte sind diejenigen, die unserer persönlichen Erfahrung gemäß besonders wirksam für die Behandlung von Patienten sind, bei denen myofasziale Konstriktionen eine Dysfunktion eines inneren Organs oder eines Körpersystems spiegeln. Nachdem man einen passenden Punkt ausgewählt hat, sollte man ihn entweder durch Setzen einer Nadel oder durch direkten Fingerdruck und in Verbindung mit der Arbeit an den Myofaszien behandeln.

Außerdem kann es sehr nützlich sein, lokale Punkte zu behandeln – Akupunkturpunkte, die in der betroffenen Körperregion liegen –, wobei dies in Verbindung mit der Anwendung von Methoden zur Auflösung von Triggerpunkten geschehen kann, wenn es darum geht, einen Patienten zu heilen, der aufgrund einer myofaszialen Dysfunktion unter Schmerzen leidet.

### QUELLPUNKTE / ORGANPUNKTE

Die im folgenden aufgeführten Akupunkte wirken sich direkt auf das betreffende Organ aus. Schmerzempfindlichkeit im Bereich eines solchen Punktes ist häufig ein Anzeichen für eine Dysfunktion im betreffenden Organ.

| | |
|---|---|
| Lu 9 | für die Lunge |
| Di 4 | für den Dickdarm |
| Ma 42 | für den Magen |
| Mi 3 | für die Milz |
| He 7 | für das Herz |
| Dü 4 | für den Dünndarm |
| Bl 64 | für die Blase |
| Ni 3 | für die Nieren |
| Pe 7 | für die kardiovaskuläre Funktion |
| 3 E 4 | für die Verdauungsfunktion |
| Gb 40 | für die Gallenblase |
| Le 3 | für die Leber |

### HE-SEA-PUNKTE

Diese Akupunkte unterstützen die Beziehung zwischen dem jeweiligen Organ und dem oberflächlich verlaufenden Meridian.

| | |
|---|---|
| Lu 5 | für die Lunge |
| Di 11 | für den Dickdarm |
| Ma 36 | für den Magen |
| Mi 9 | für die Milz |
| He 3 | für das Herz |
| Dü 8 | für den Dünndarm |
| Bl 40 | für die Blase |
| Ni 10 | für die Nieren |
| Pe 3 | für die kardiovaskuläre Funktion |
| 3 E 10 | für die Verdauungsfunktion |
| Gb 34 | für die Gallenblase |
| Le 8 | für die Leber |

## UNTERSTÜTZUNGSPUNKTE

Wir haben festgestellt, daß bestimmte lokale Punkte oder Akupunkte, die im Bereich eines Organs oder Systems liegen, für die Heilung des betreffenden Organs nützlich sind.

| | |
|---|---|
| Lu 1, Lu2 | unterstützen die Atmung. |
| Ma 25 | unterstützt den Bauch und behandelt mit diesem zusammenhängende Probleme wie diejenigen, die Verdauung und Ausscheidung betreffen. |
| Ni 16 | unterstützt den Bauch, die Nieren und das Becken und behandelt Probleme und Dysfunktionen, die mit diesen Organen und Körperregionen verbunden sind. |
| Ni 21–27 | unterstützen die Atmung. |
| Gb 26, Gb 27 | unterstützen und öffnen das Becken und können benutzt werden, um gynäkologische Probleme und die Ausscheidung betreffende Dysfunktionen zu behandeln. |
| Bl 23 | unterstützt den Unterrücken und die Nieren und kann zur Behandlung mit diesen verbundener Probleme benutzt werden. |
| Kg 13, Kg 17 | (Konzeptionsgefäß) unterstützen den oberen Erwärmer. |
| Kg 12 | unterstützt den mittleren Erwärmer. |
| Kg 6, Kg 10 | unterstützen den unteren Erwärmer. |
| Kg 3, Kg 4 | unterstützen den Unterbauch einschließlich der Harnausscheidung und werden genutzt, um gynäkologische Dysfunktionen zu behandeln. |

Distale Punkte oder Akupunkte, die in größerer Entfernung von der Region eines Organs oder Systems liegen, werden über den betreffenden Meridian mit der Region in Verbindung gebracht, und sie können bei der Behandlung des betroffenen Organs oder Systems von Nutzen sein.

| | |
|---|---|
| Lu 7 | unterstützt Kopf und Nacken. |
| Di 4 | beruhigt und unterstützt das System ganz generell. |
| Ma 36 | fördert die allgemeine Gesundheit und wird benutzt, um Konstriktionen im Bauchbereich zu behandeln. |
| Mi 6 | unterstützt Bauch und Becken und behandelt Probleme, die mit diesem Bereich verbunden sind. |
| Mi 10 | unterstützt die gynäkologische Funktion. |
| Mi 21 | ist der universelle *Luo*-Punkt oder ausgleichende Punkt aller Meridiane, und er wird benutzt, um die Gesundheit im allgemeinen zu fördern. |
| Bl 57 | unterstützt und behandelt den Unterrücken und die Harnflußfunktion. |
| Bl 62 | unterstützt den Blutkreislauf im gesamten Rücken. |
| Gb 41 | unterstützt das Becken und behandelt Probleme, die mit Konstriktionen im Becken zusammenhängen. |

# Index der Schmerzmuster

Dieser Index enthält eine visuelle Repräsentation der entscheidenden Schmerzmuster einer bestimmten Körperregion. Mit seiner Hilfe kann der Leser schnell feststellen, welche Muskeln bei dem Problem, über das ein Patient klagt, eine Rolle spielen könnten. Nachdem der Behandler dies festgestellt hat, kann er leicht die für eine Behandlung erforderlichen Informationen finden, indem er die im Index angegebenen Seiten im Buch nachschlägt.

Man sollte stets bedenken, daß häufig mehrere Muskeln in einem bestimmten Körperbereich an der Entstehung von Schmerzen beteiligt sind. Der Behandler muß durch die Palpation herausfinden, um welche Muskeln es sich im konkreten Fall handelt. (Die Reihenfolge, in welcher die Muskeln innerhalb des Index wiedergegeben sind, gibt keinen Aufschluß darüber, wie häufig sie jeweils eine Rolle spielen.) Es wird empfohlen, jeweils jede potentielle Schmerzquelle auf Konstriktionen und Verhärtungen hin abzutasten, um sicherzustellen, daß wirklich alle Möglichkeiten berücksichtigt wurden.

# SCHMERZEN IM BEREICH VON KOPF, HALS UND GESICHT

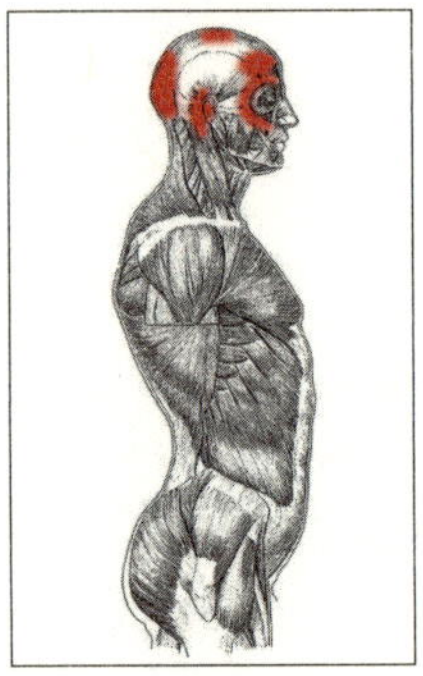

*Sternocleidomastoideus,*
*S. 44*

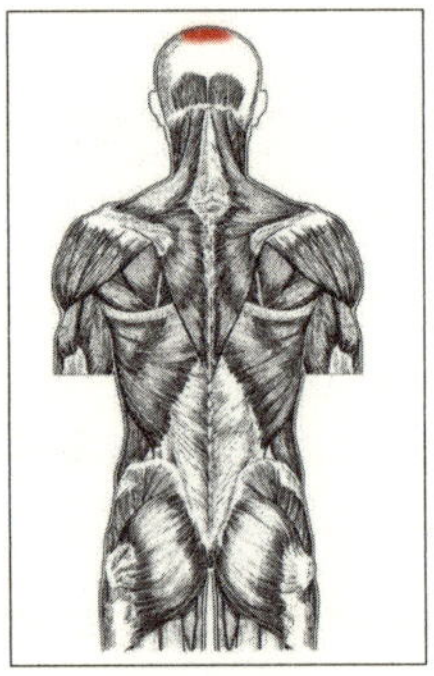

*Splenius capitis,*
*S. 52*

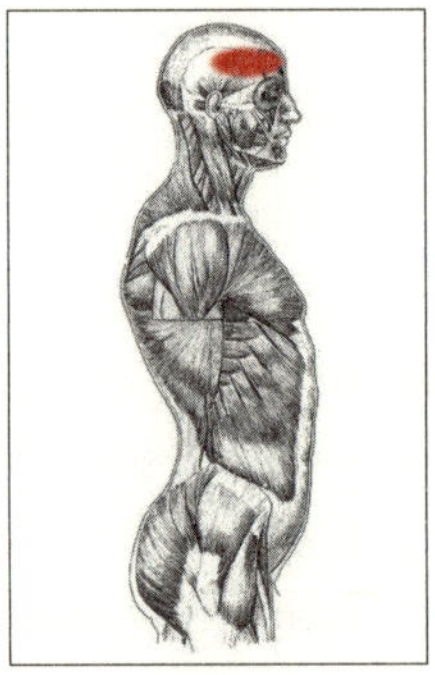

*Nackenmuskeln*
*(Semispinalis capitis), S. 56*

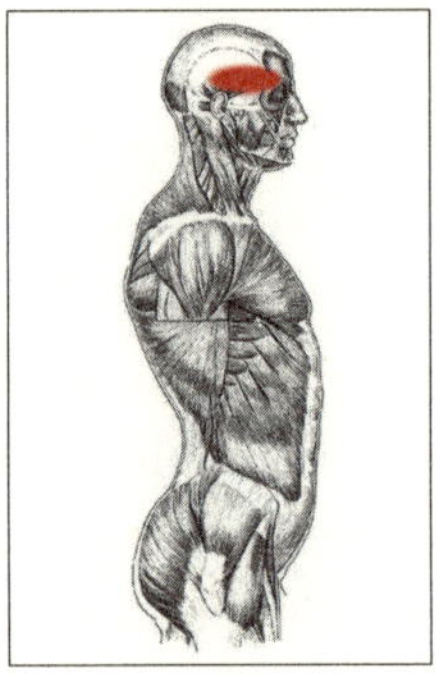

*Splenius cervicis,*
*S. 54*

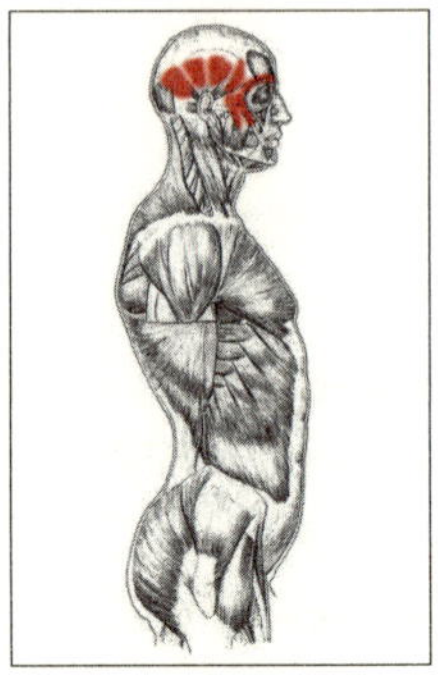

*Temporalis,*
*S. 60*

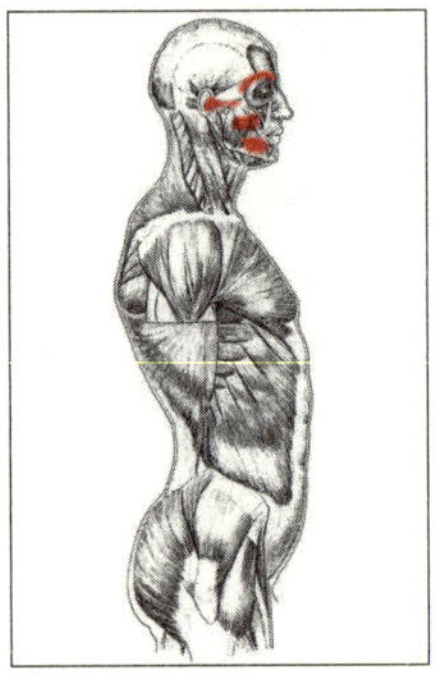

*Masseter,*
*S. 62*

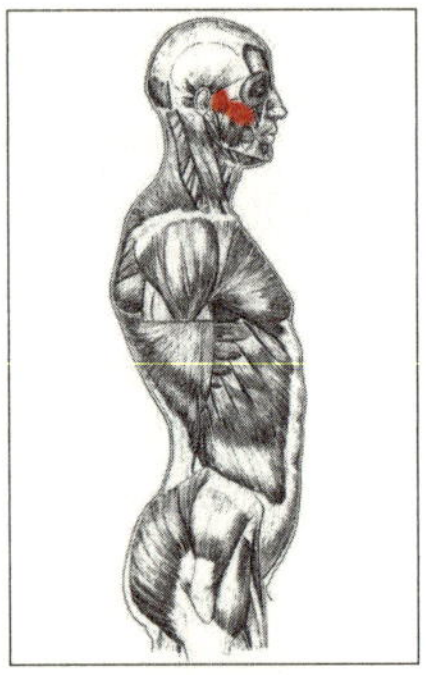

*Pterygoideus lateralis,*
*S. 66*

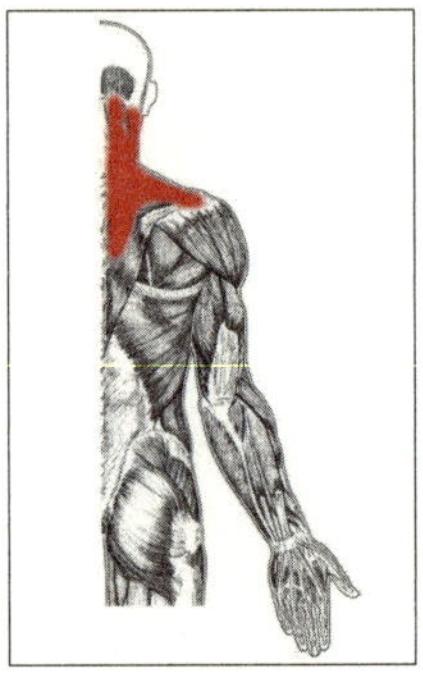

*Trapezius,*
*S. 72*

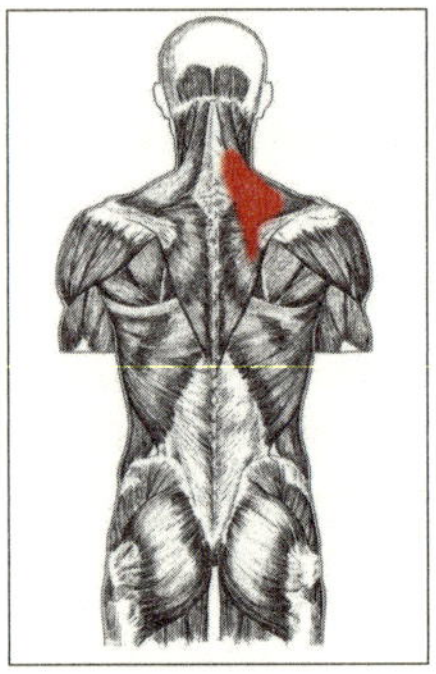

*Levator scapulae,*
*S. 78*

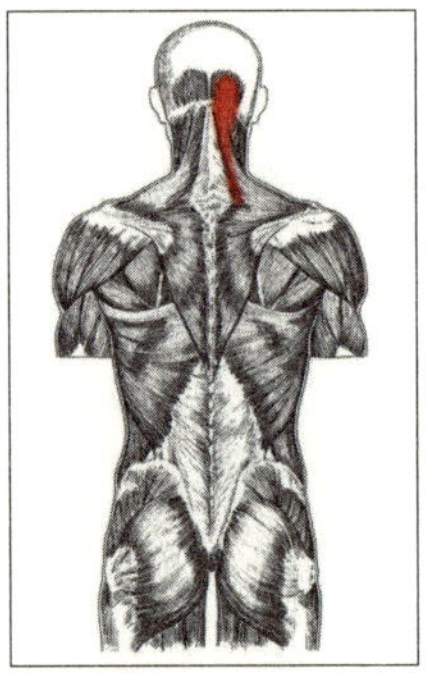

*Nackenmuskeln*
*(Semispinalis cervicis), S. 56*

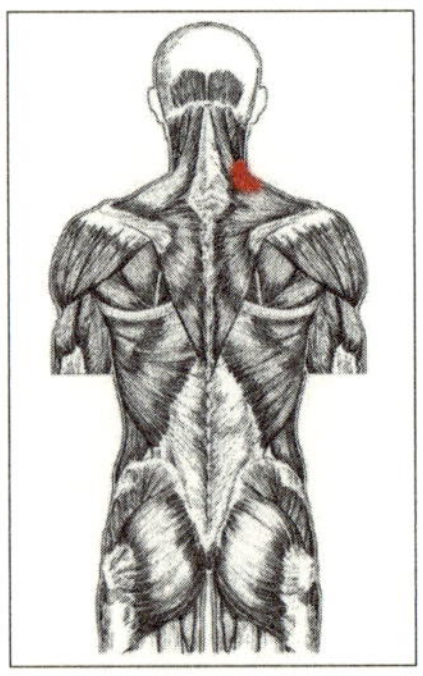

*Splenius cervicis,*
*S. 54*

# SCHMERZEN AUF DER RÜCKSEITE VON SCHULTER, ARM UND HAND

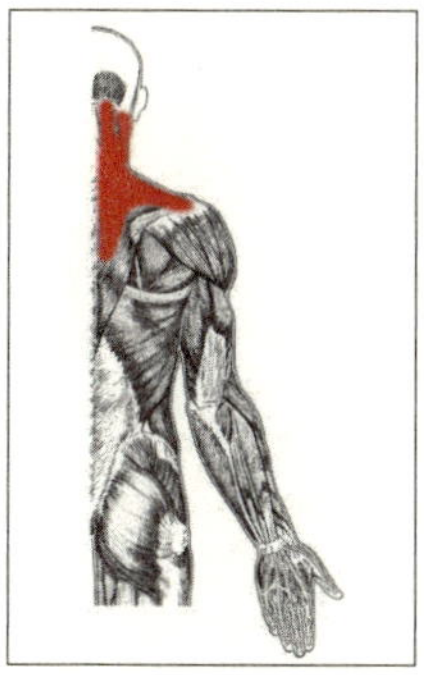

*Trapezius, S. 72*

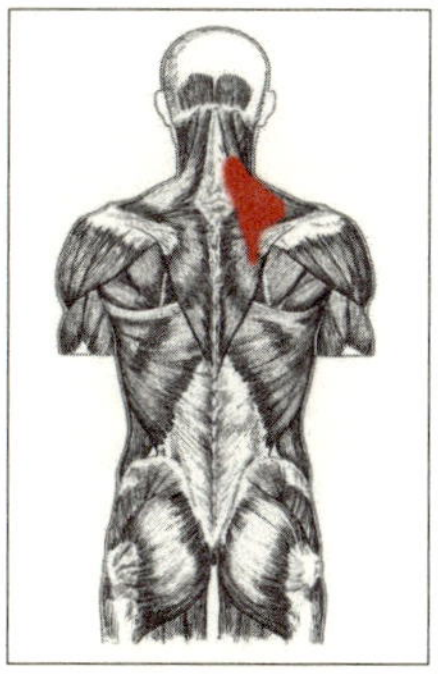

*Levator scapulae, S. 78*

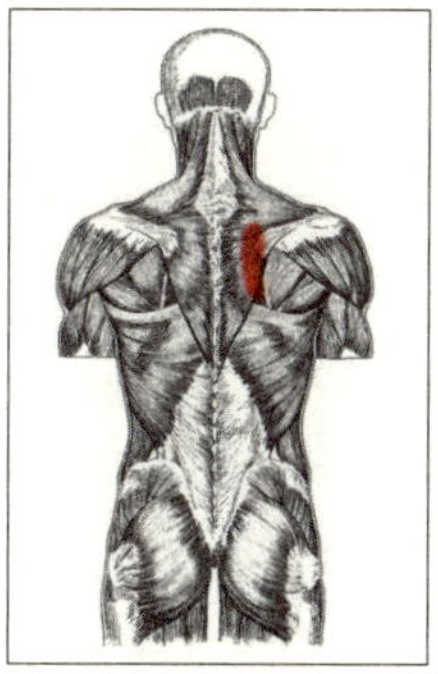

*Rhomboidei, S. 82*

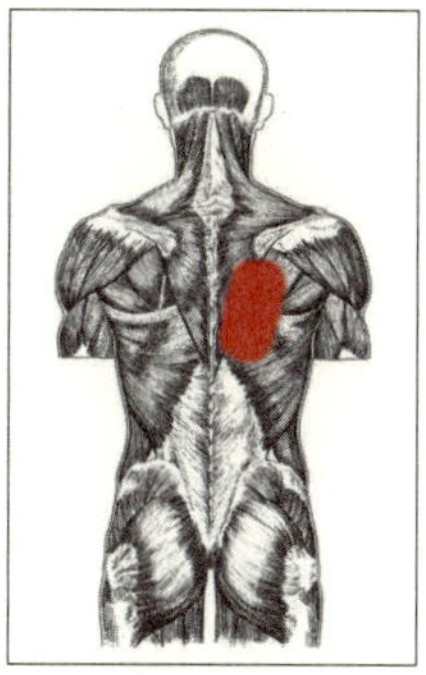

*Latissimus dorsi, S. 102*

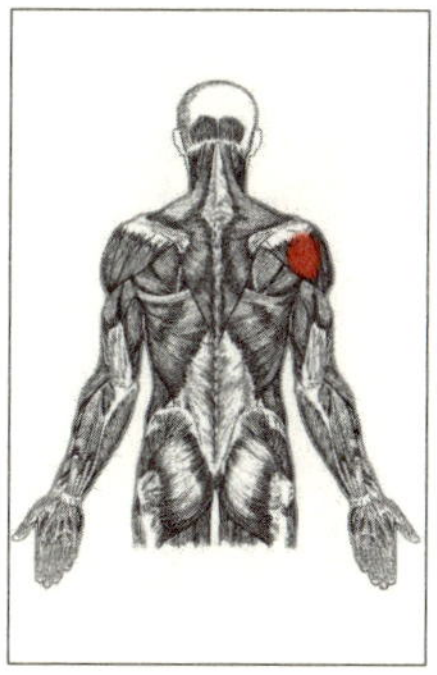

*Deltoideus, S. 98*

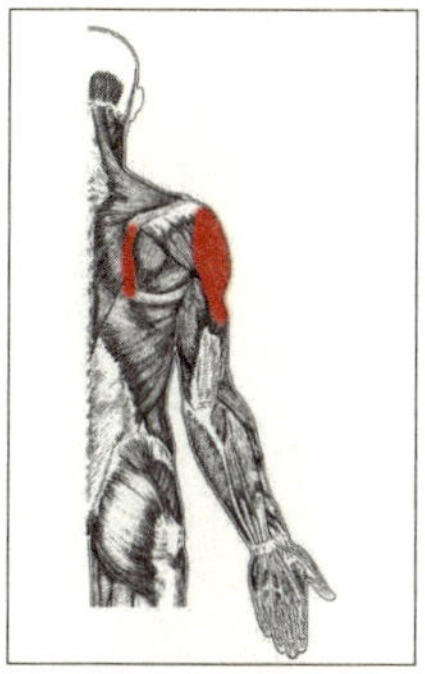

*Infraspinatus, S. 114*

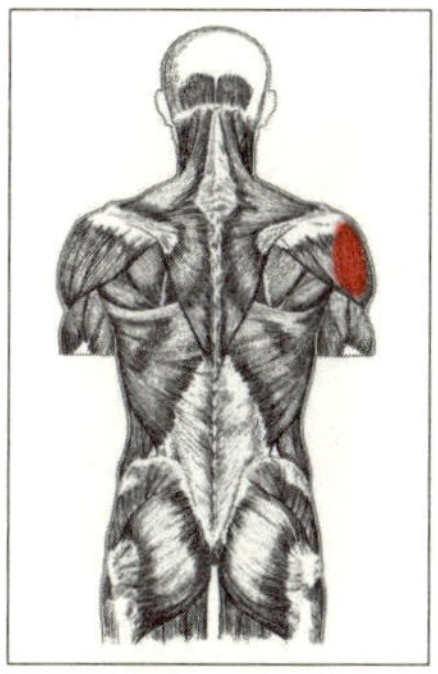

*Teres major, S. 106*

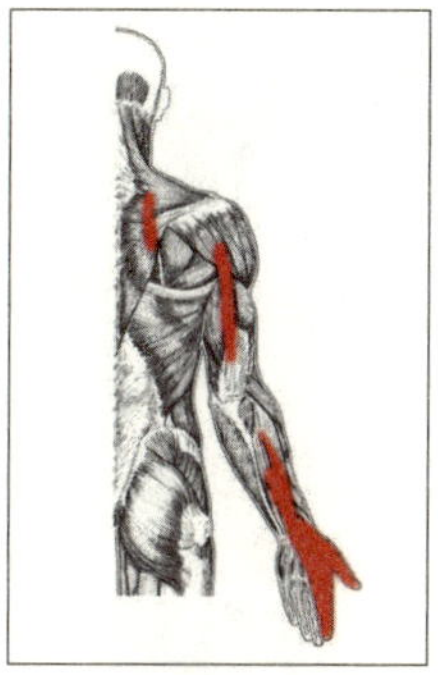

*Scaleni, S. 48*

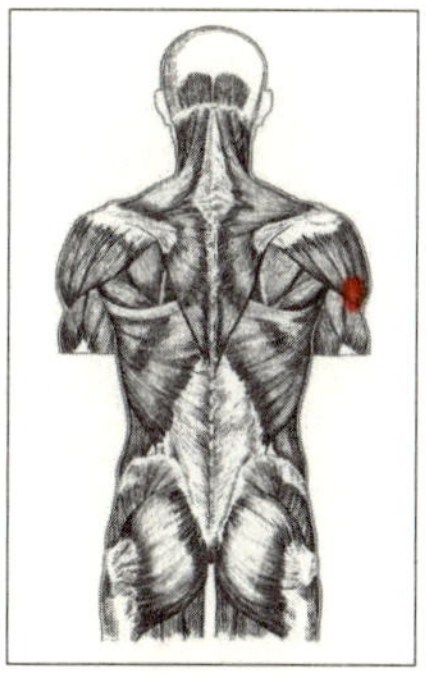

*Teres minor, S. 118*

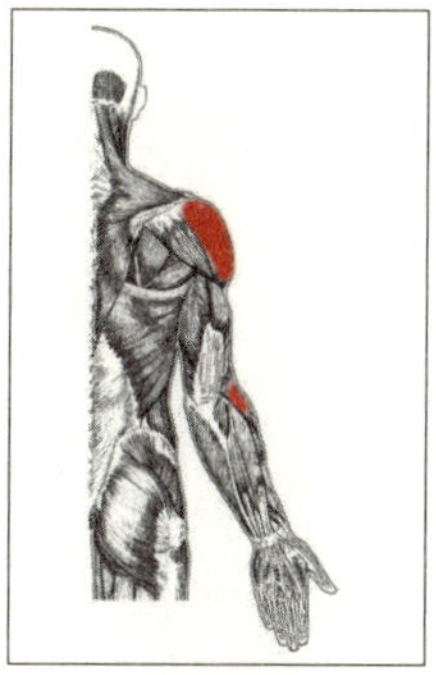

*Supraspinatus, S. 110*

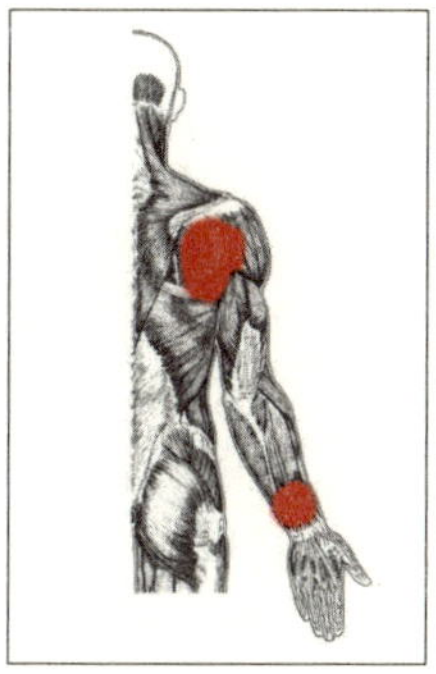

*Subscapularis, S. 122*

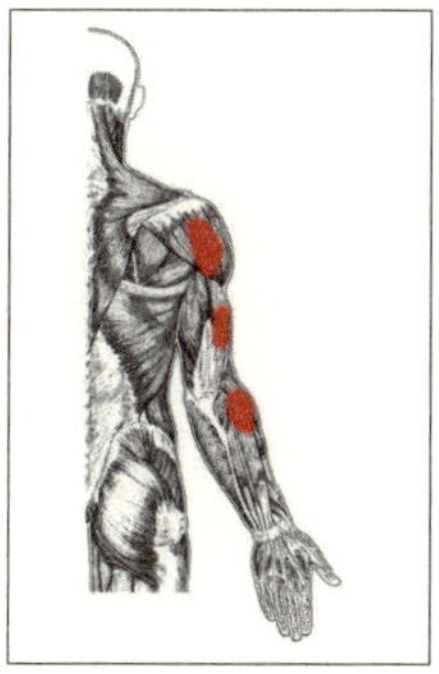

*Triceps brachii, S. 130*

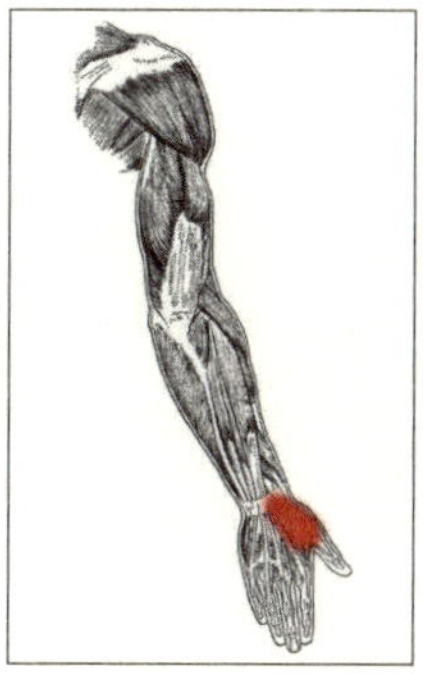

*Brachioradialis, S. 134*

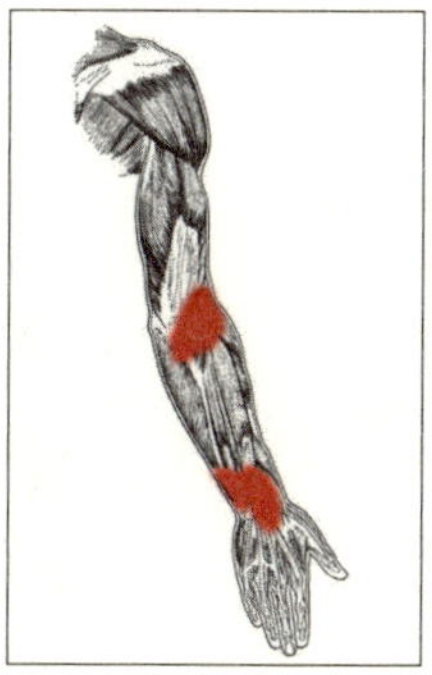

*Extensoren der Hand, S. 138*

## SCHMERZEN AUF DER RÜCKSEITE VON RUMPF UND GESÄSS

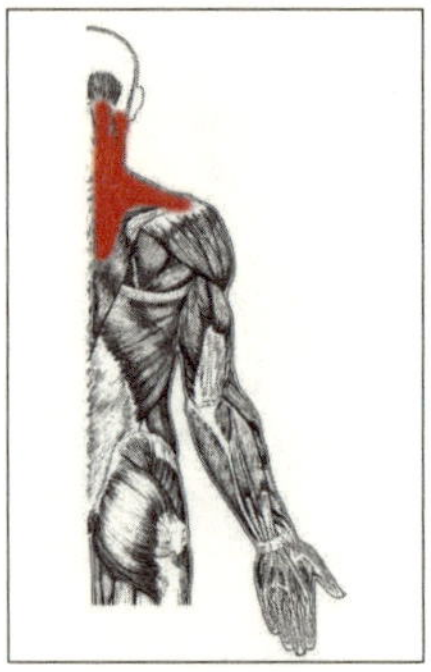

*Trapezius,*
S. 72

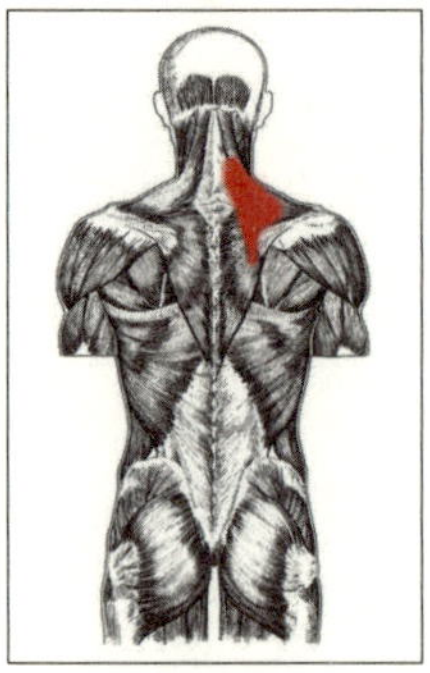

*Levator scapulae,*
S. 78

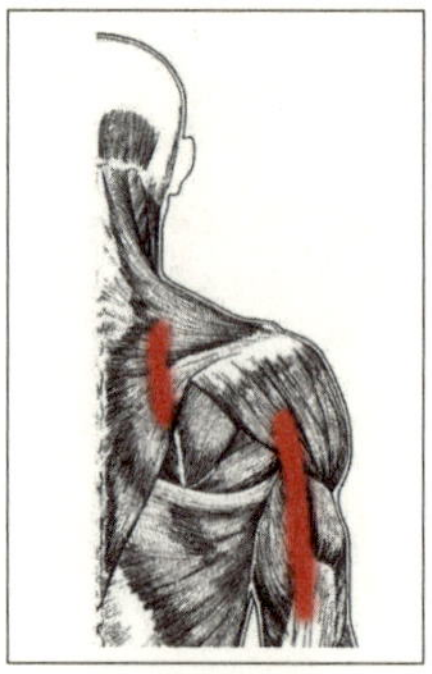

*Scaleni,*
S. 48

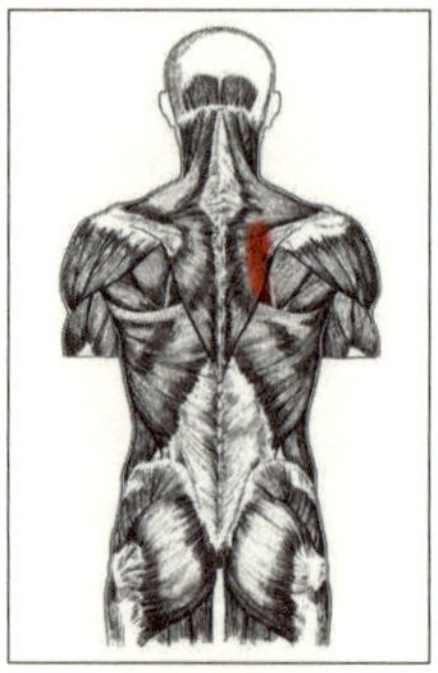

*Rhomboidei,*
S. 82

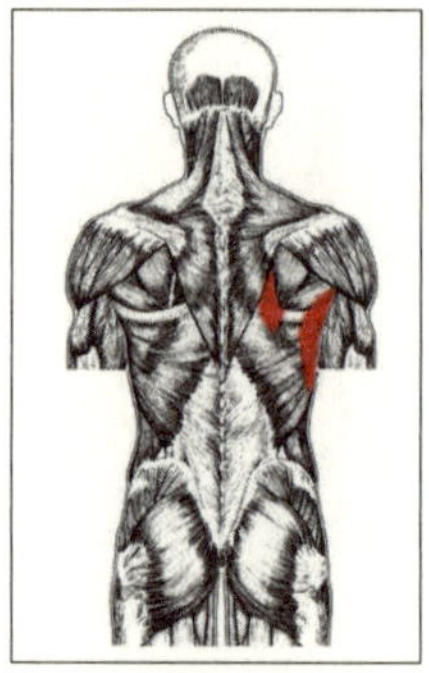

*Serratus anterior,*
S. 84

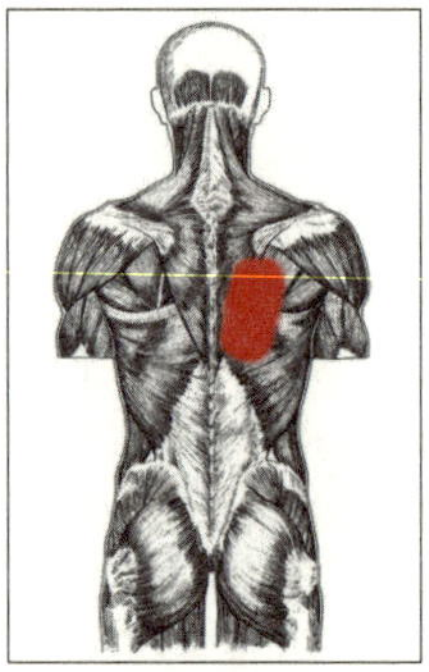

*Latissimus dorsi,*
S. 102

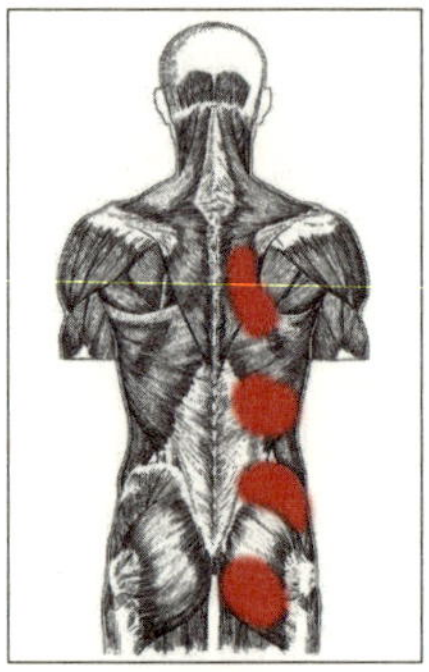

*Erector spinae,*
S. 148

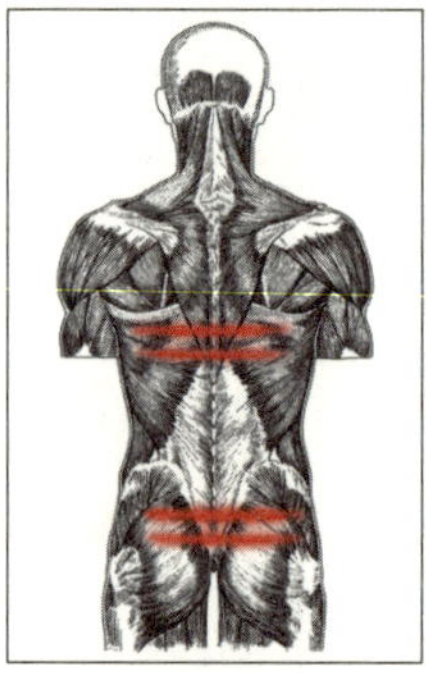

*Rectus abdominis,*
S. 162

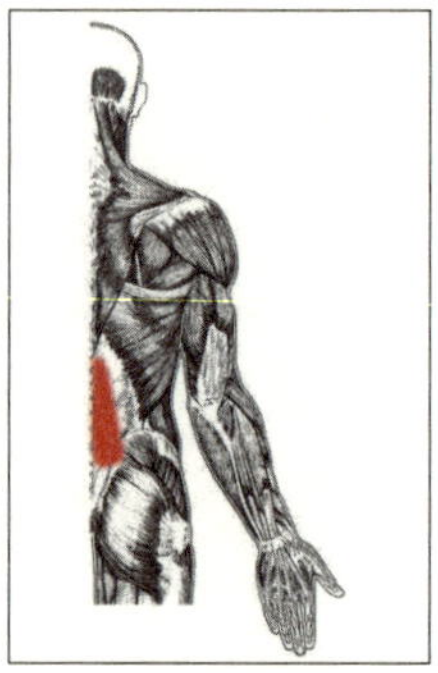

*Iliopsoas,*
S. 158

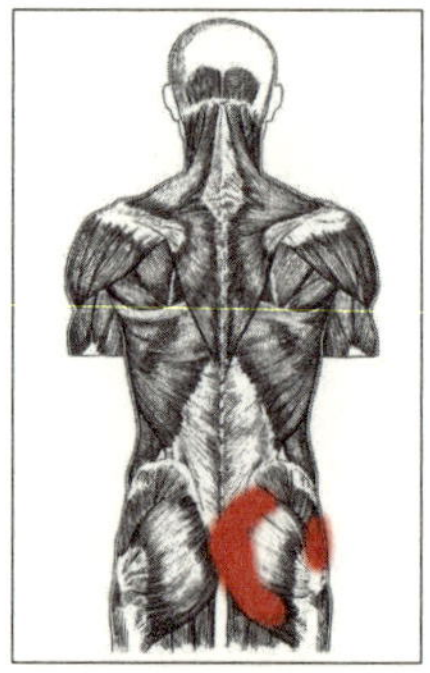

*Glutaeus maximus,*
S. 174

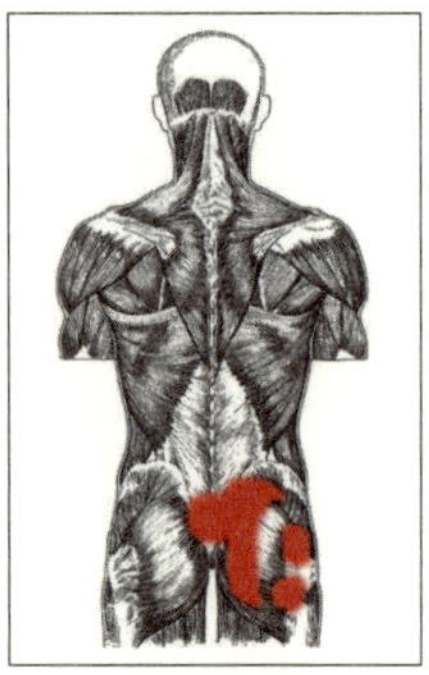

*Glutaeus medius,*
S. 178

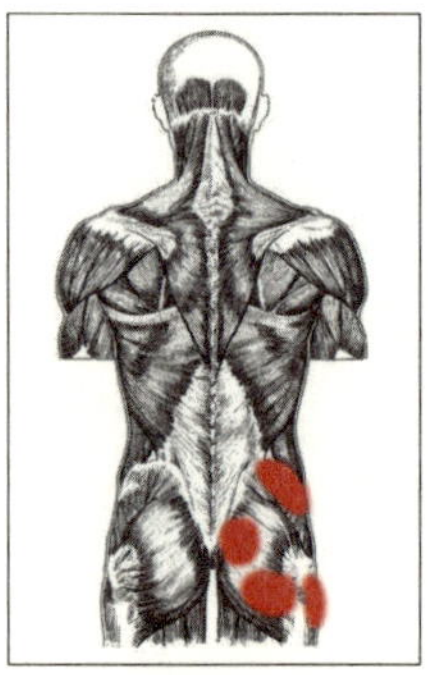

*Quadratus lumborum,*
S. 154

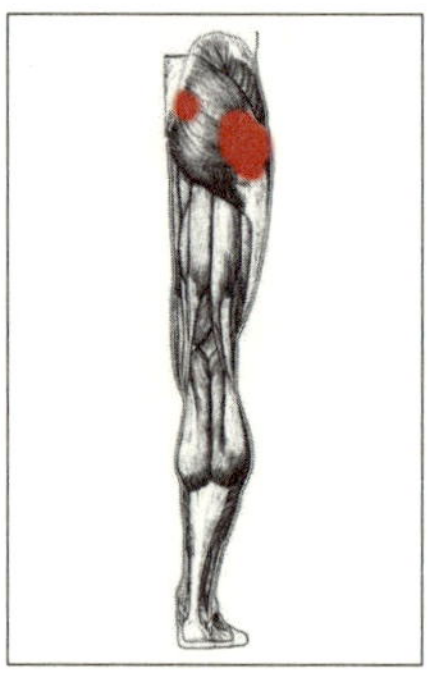

*Piriformis,*
S. 190

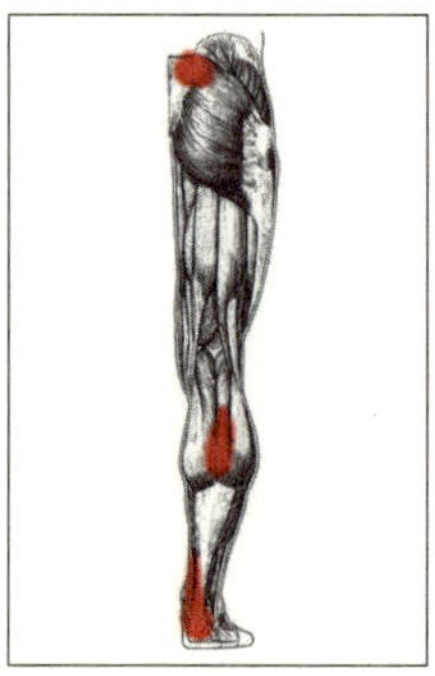

*Soleus,*
S. 222

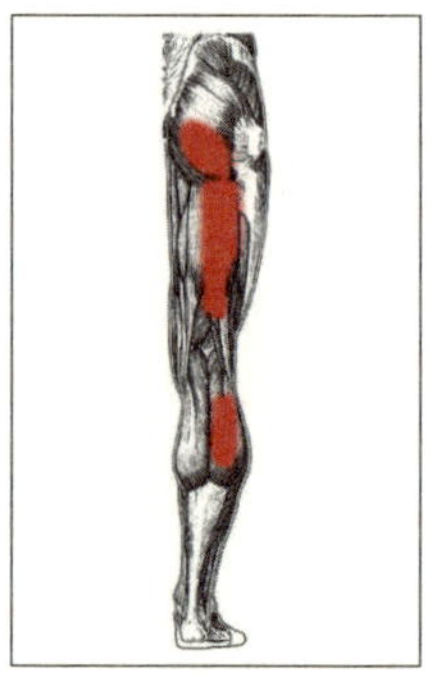

*Glutaeus minimus,*
S. 182

## SCHMERZEN AUF DER RÜCKSEITE VON OBER-SCHENKEL, UNTER-SCHENKEL UND FUSS

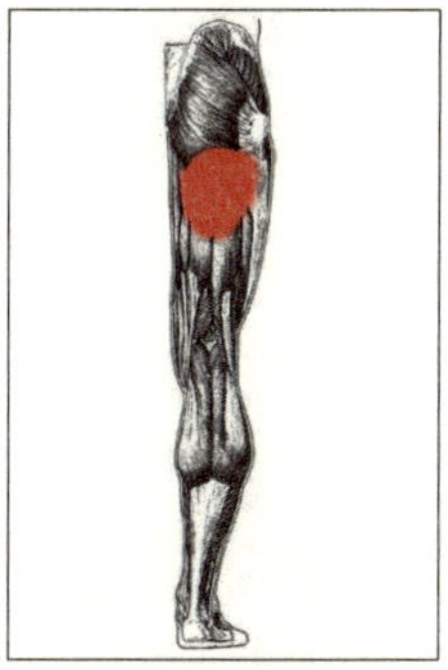

*Hamstrings (Semitendinosus u. Semimembranosus), S. 194*

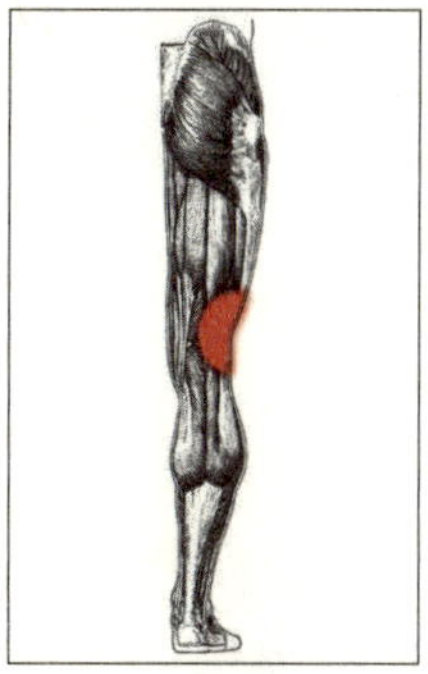

*Hamstrings (Bizeps femoris), S. 194*

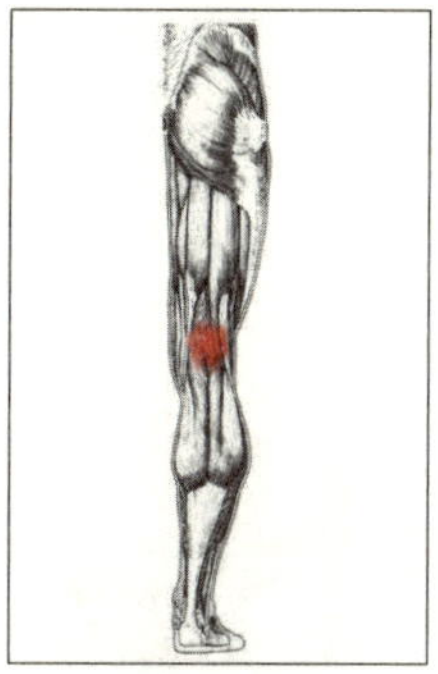

*Popliteus, S. 216*

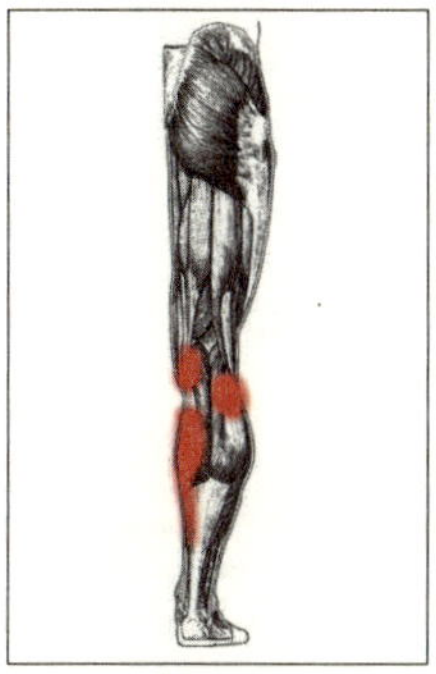

*Gastrocnemius, S. 218*

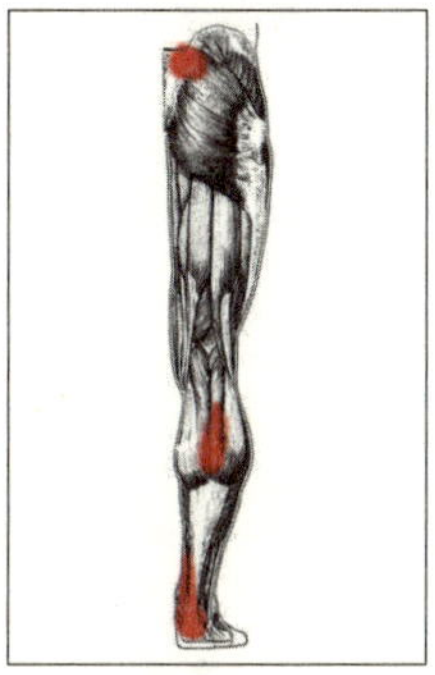

*Soleus, S. 222*

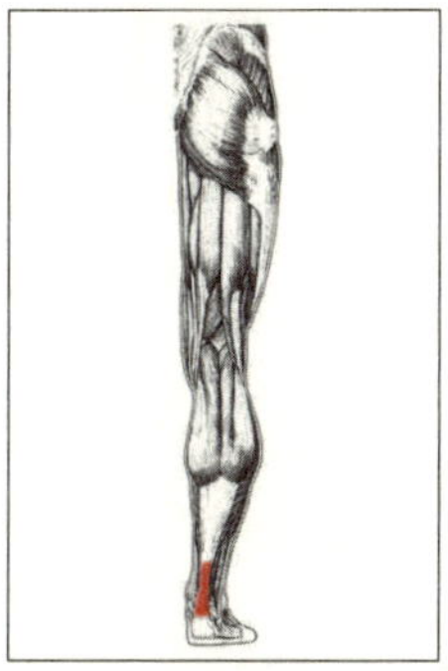

*Tibialis posterior, S. 226*

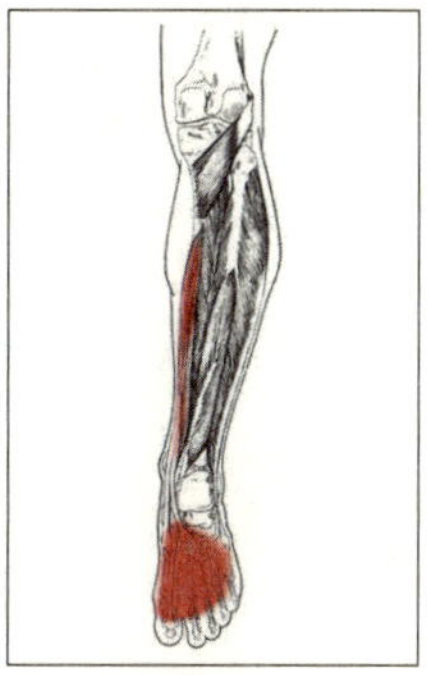

*Flexor digitorum longus, S. 242*

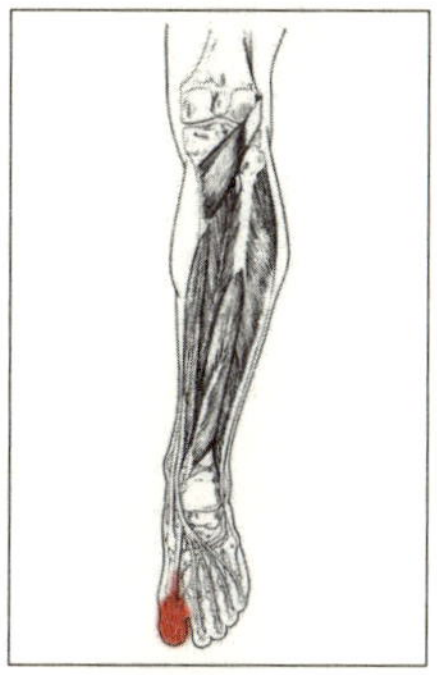

*Flexor hallucis longus, S. 242*

## SCHMERZEN, DIE SEITLICH AN HÜFTE, OBERSCHEN-KEL, UNTERSCHENKEL UND FUSS AUFTRETEN

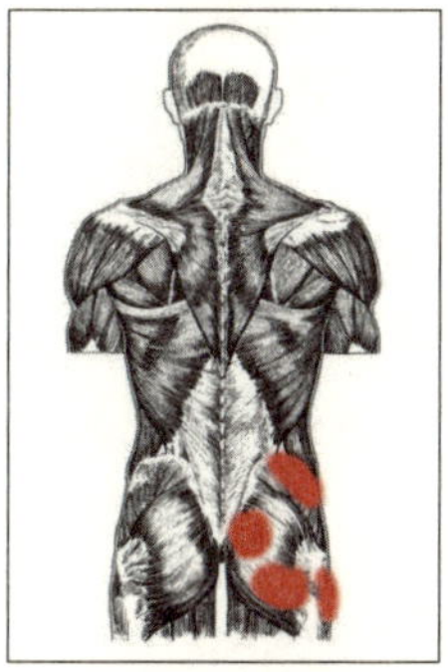

*Quadratus lumborum, S. 154*

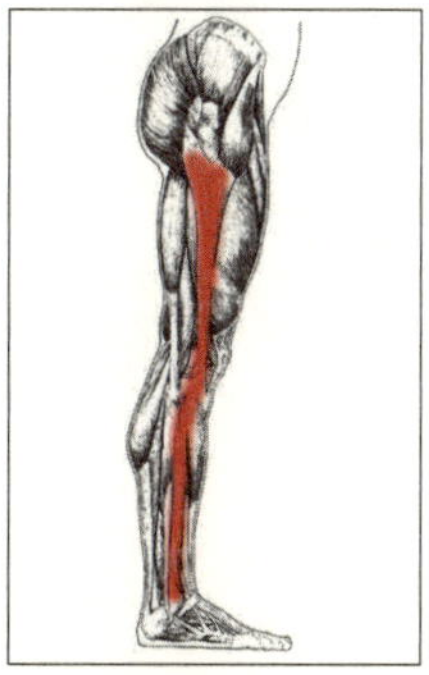

*Glutaeus minimus, S. 182*

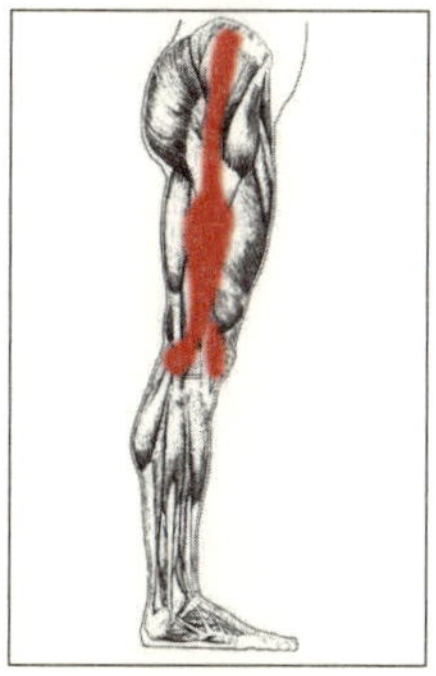

*Quadriceps (Vastus lateralis), S. 198*

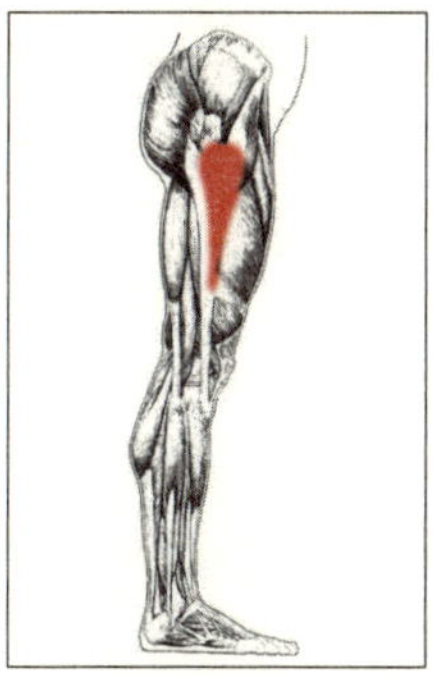

*Tensor fasciae latae, S. 186*

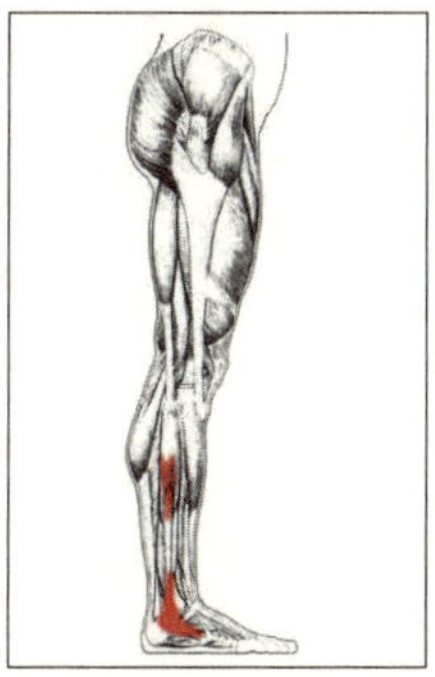

*Peroneus longus und brevis, S. 234*

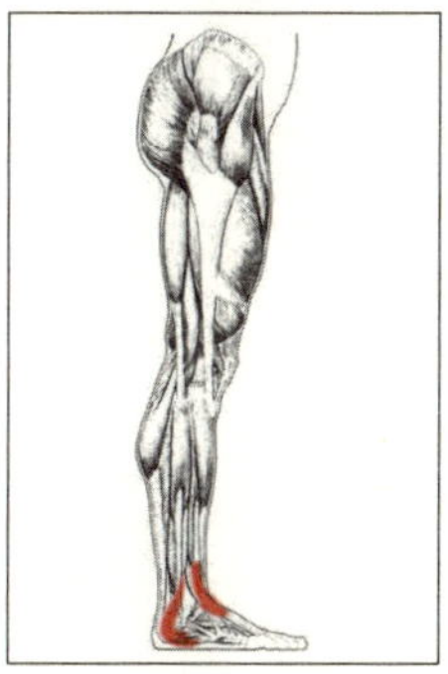

*Peroneus tertius, S. 234*

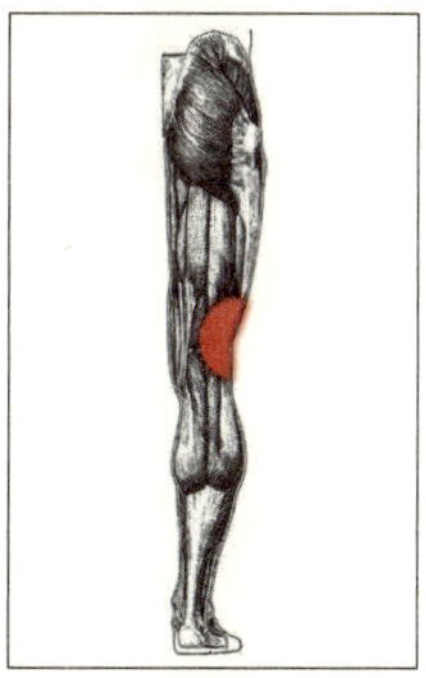

*Hamstrings (Bizeps femoris), S. 194*

# SCHMERZEN AUF DER VORDERSEITE VON RUMPF, SCHULTER, ARM UND HAND

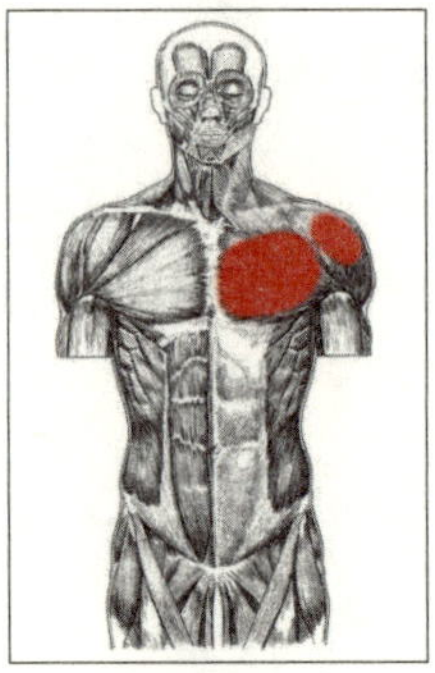

*Pectoralis major,*
*S. 94*

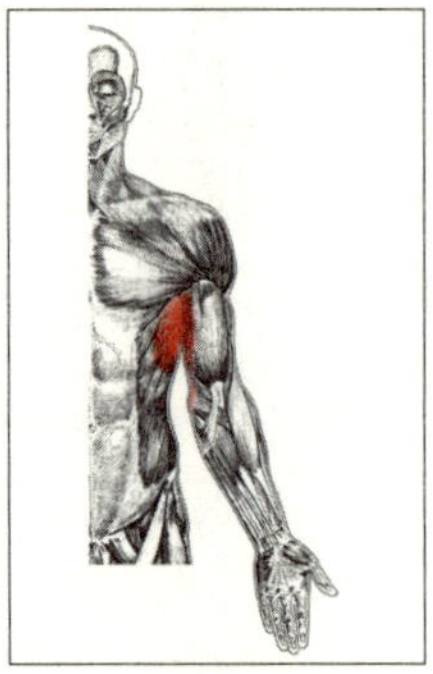

*Serratus anterior,*
*S. 84*

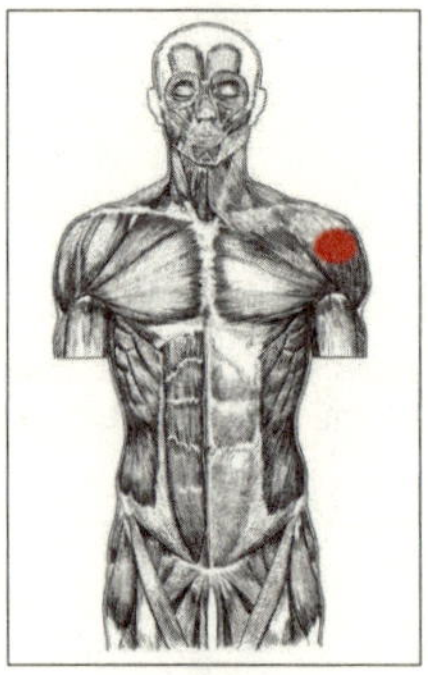

*Pectoralis minor,*
*S. 88*

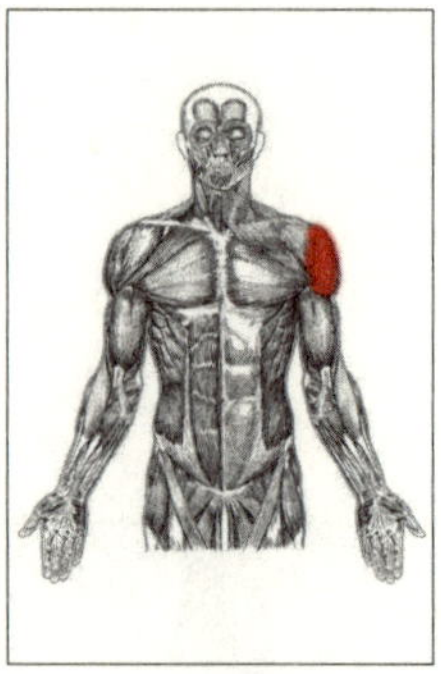

*Deltoideus,*
*S. 98*

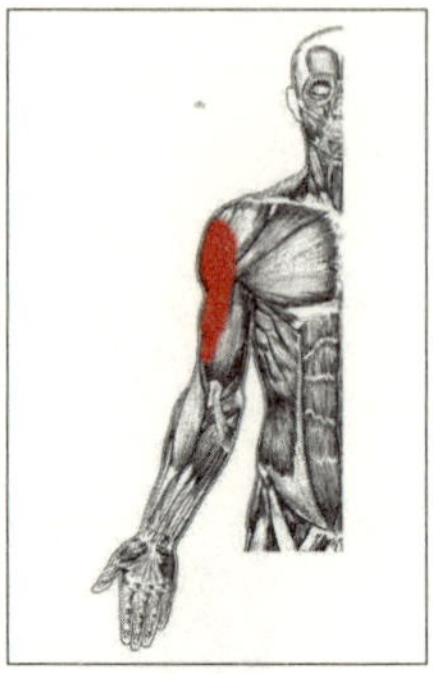

*Infraspinatus,*
*S. 114*

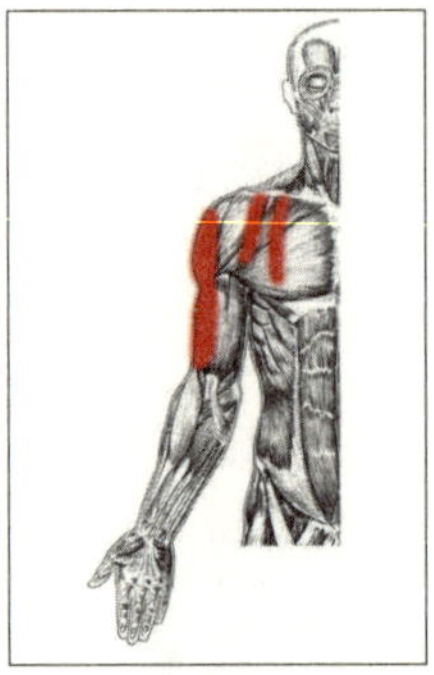

*Scaleni,*
*S. 48*

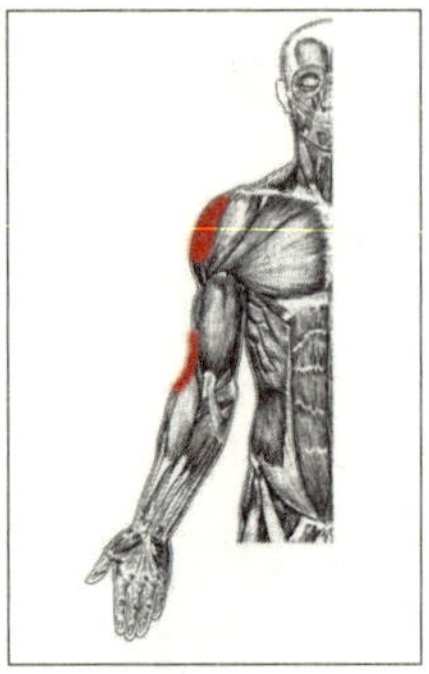

*Supraspinatus,*
*S. 110*

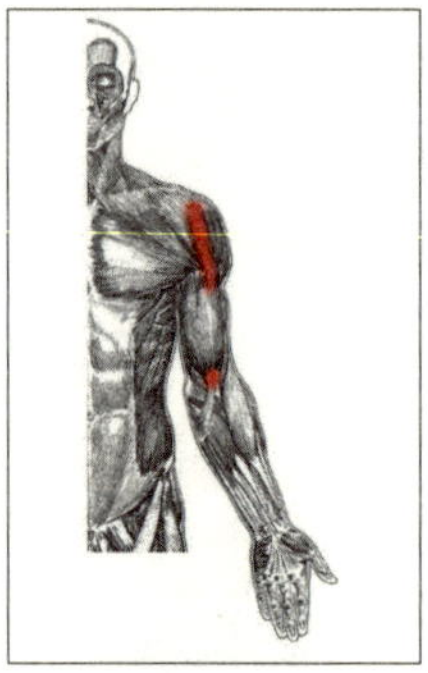

*Bizeps (Biceps brachii),*
*S. 126*

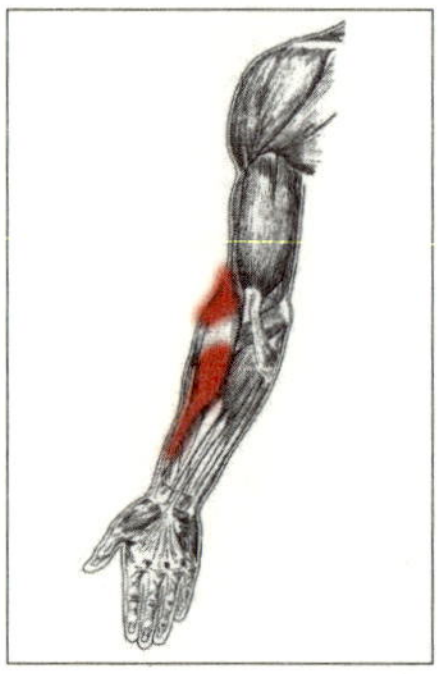

*Brachioradialis,*
*S. 134*

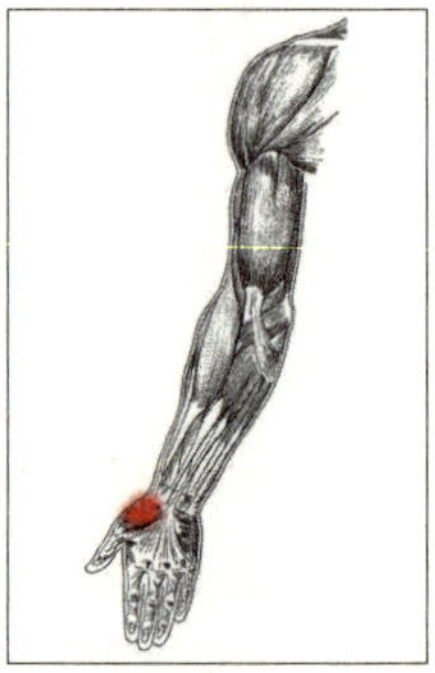

*Brachialis,*
*S. 132*

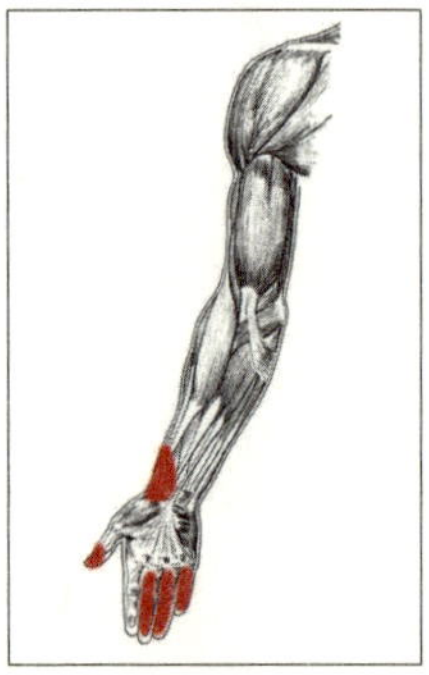

*Flexoren der Hand und der Finger, S. 142*

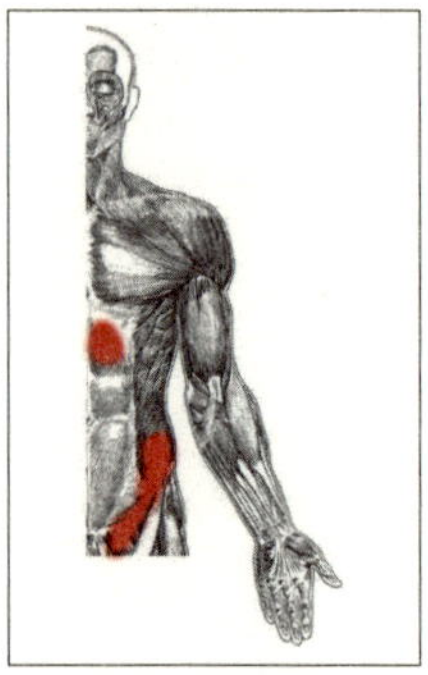

*Bauchmuskeln (Obliquii externi), S. 166*

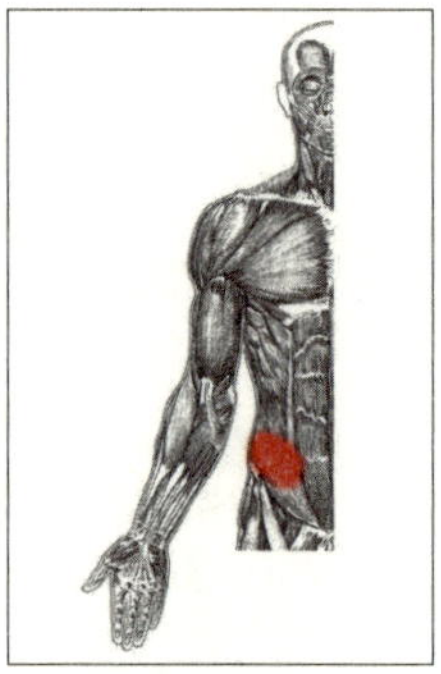

*Rectus abdominis,*
*S. 162*

# SCHMERZEN AUF DER VORDERSEITE VON OBERSCHENKEL, UNTERSCHENKEL UND FUSS

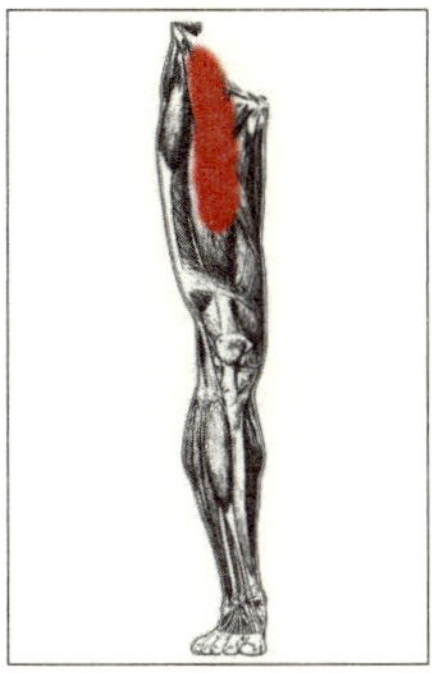

*Iliopsoas,*
*S. 158*

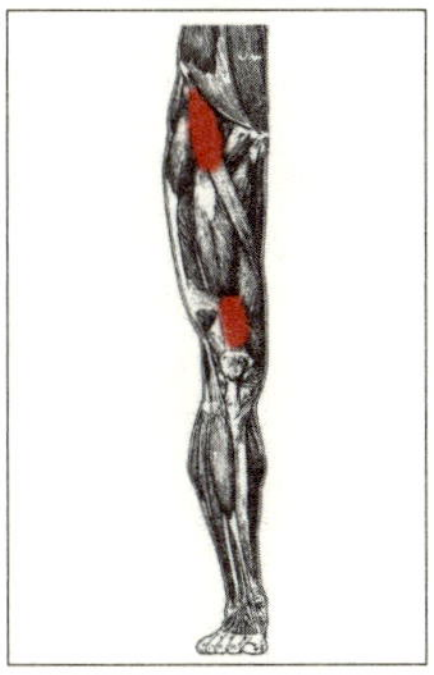

*Adductor longus und brevis,*
*S. 204*

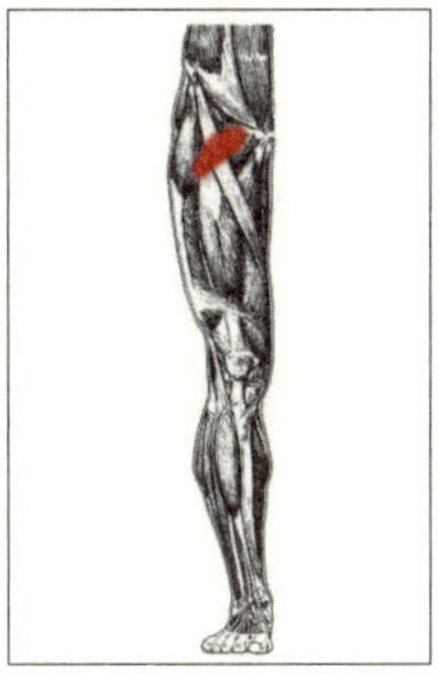

*Pectineus,*
*S. 208*

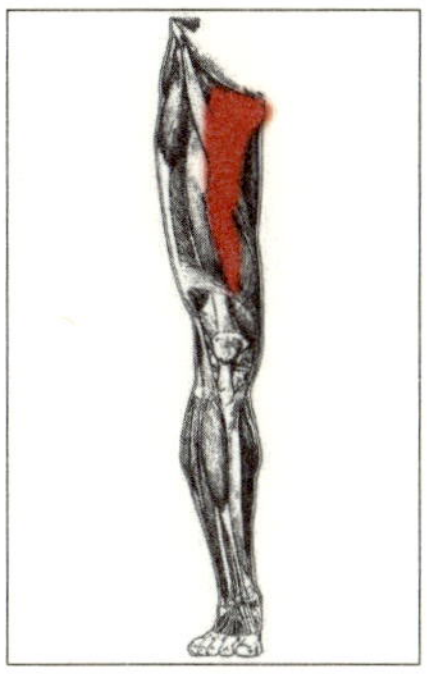

*Adductor magnus,*
*S. 204*

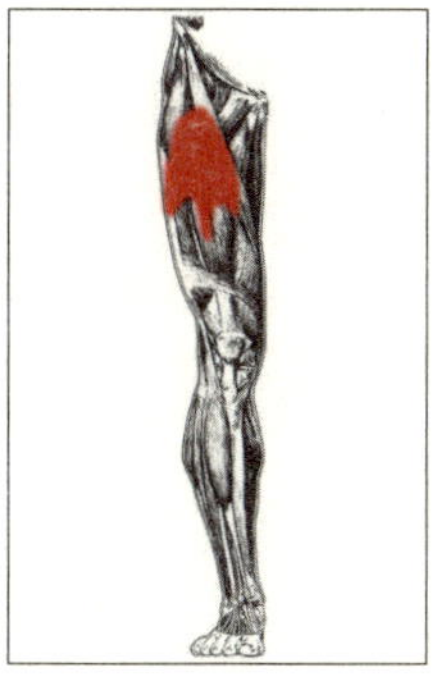

*Quadriceps*
*(Vastus intermedius), S. 198*

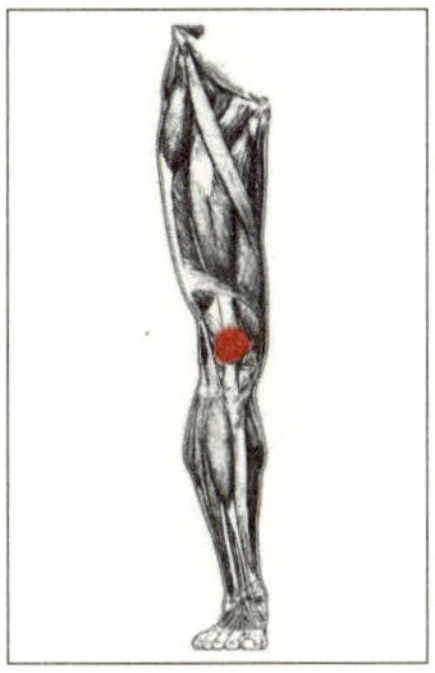

*Quadriceps (Rectus femoris),*
*S. 198*

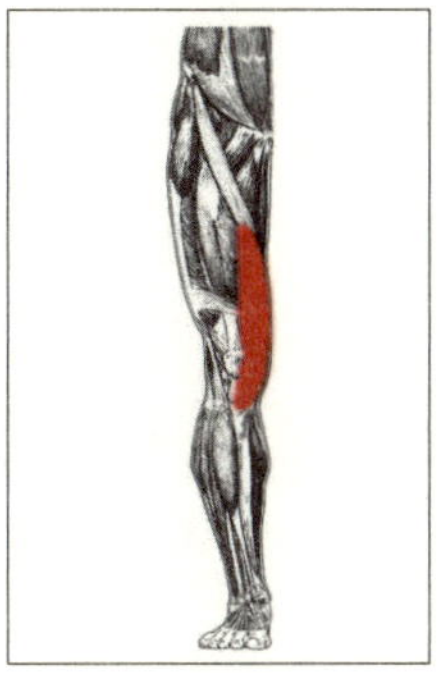

*Quadriceps (Vastus medialis),*
*S. 198*

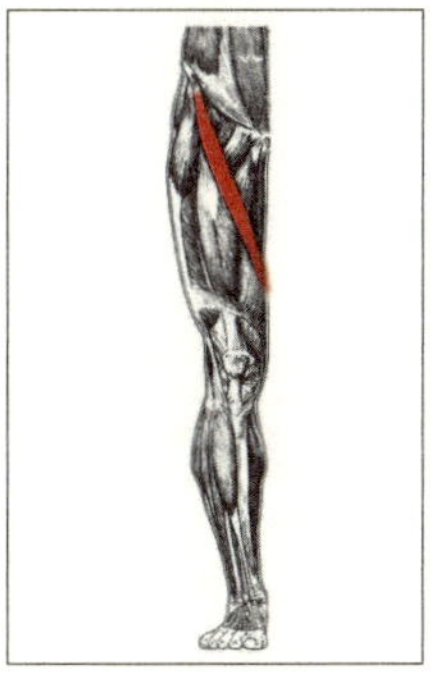

*Sartorius,*
*S. 214*

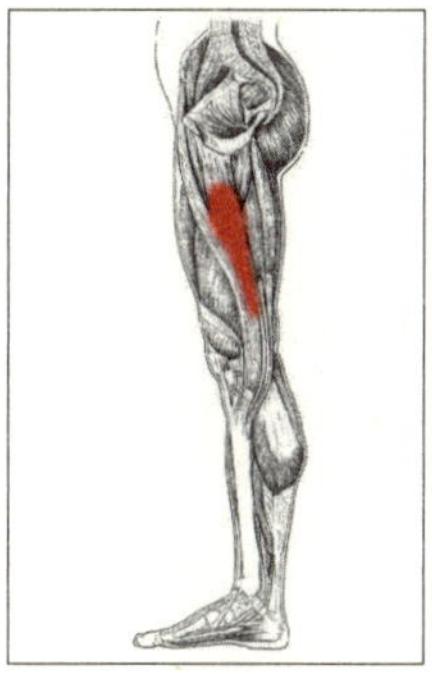

*Gracilis,*
*S. 212*

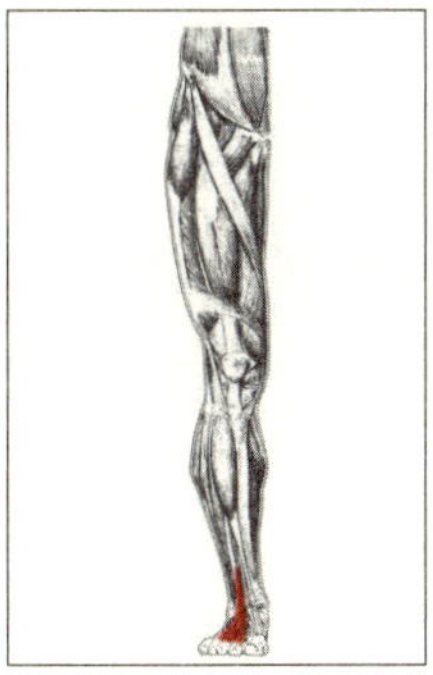

*Extensor digitorum longus,*
*S. 238*

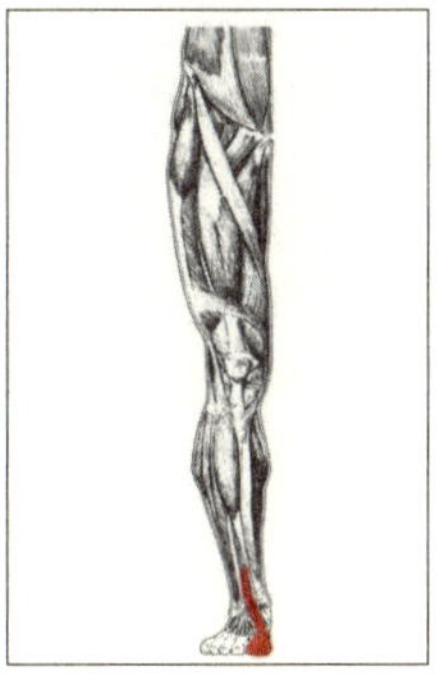

*Extensor hallucis longus,*
*S. 238*

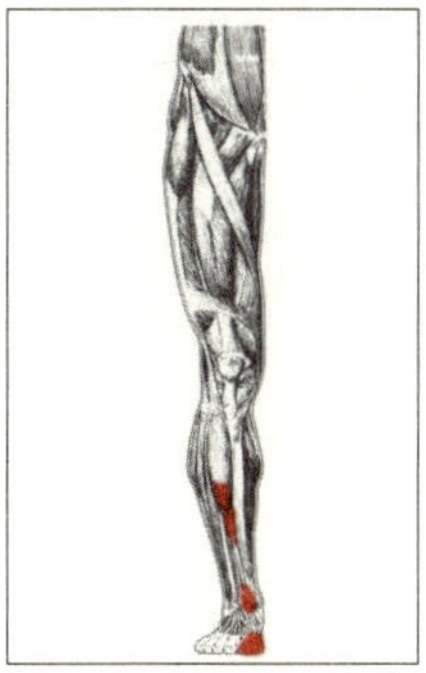

*Tibialis anterior,*
*S. 230*

# Index der Symptome

Triggerpunkte in vielen Muskeln produzieren nicht nur Schmerzen, sondern rufen auch andere Symptome hervor. Deshalb ist diese Symptomliste zur leichteren Orientierung beigefügt. Geordnet ist sie nach Körperregionen. Mit Hilfe dieser Symptomliste können Sie leicht die Muskeln auffinden, die bestimmte Symptome verursacht haben könnten. Der Behandler kann aufgrund dessen leicht die notwendigen Informationen für sein Vorgehen zusammenstellen, indem er die zu den Stichwörtern angegebenen Seiten im Hauptteil des Buches nachschlägt.

## KOPF, HALS, NACKEN UND GESICHT

## SCHULTER, ARM UND HAND

## BRUST, RUMPF UND BAUCH

## OBERSCHENKEL, UNTERSCHENKEL UND FUSS

## HÜFTEN, BECKEN UND GESÄSS

**Schmerzen**

# Literatur

Abbott, Edwin A. (2009). *Flächenland.* Neuenkirchen: RaBaKa-Publishing.,

Baldry, P. E. (1997). *Akupunktur, Triggerpunkte und muskuloskelettale Schmerzen.* Uelzen: Medizinisch-Literarische Verlags-Gesellschaft.

Bragdon, Claude (1939/1999). *A Primer of Higher Space.* London: Kessinger.

Calais-Germaine, Blandine (1993). *Anatomy of Movement.* Seattle: Eastland Press.

Chaitow, Leon (1978). *Schmerzbehandlung durch Akupunktur.* München: Pflaum.

Chaitow, Leon (2001). *Palpationstechniken und Diagnostik.* München: Urban und Fischer.

Denmei, Shudo (2003). *Einführung in die Meridiantherapie.* Uelzen: Medizinisch-Literarische Verlags-Gesellschaft.

DiGiovanna, Eileen & Schiowitz, Stanley (Hrsg.) (1991). *An Osteopathic Approach to Diagnosis and Treatment.* Philadelphia: Lippincott.

Dvorak, Jiri & Dvorak, Vaclav (1997). *Manuelle Medizin, Diagnostik (2 Bde).* Stuttgart: Georg Thieme Verlag.

— (2000). *Checklisten der aktuellen Medizin, Checkliste Manuelle Medizin.* Stuttgart: Georg Thieme Verlag.

Field, Derek (1994). *Anatomy, Palpation, and Surface Markings.* Oxford: Butterworth-Heinemann.

Goldfinger, Eliot (1991). *Human Anatomy for Artists.* New York: Oxford University Press.

Gunn, C. Chan (1989). *Treating Myofascial Pain: Intramuscular Stimulation for Myofascial Pain Syndromes of Neuropathic Origin.* Seattle: Multidisciplinary Pain Center, University of Washington Medical School.

Hammer, Warren (1991). *Functional Soft Tissue Examination and Treatment by Manual Methods (The Extremities).* Gaithersburg, Md.: Aspen.

Headley, B. J. (1990). »EMG and Myofascial Pain«, in *Clinical Management*, Bd. 10, Nr. 4. Juli-August.

Hoppenfeld, Stanley (1992). *Klinische Untersuchung der Wirbelsäule und der Extremitäten.* Stuttgart, Jena, New York : G. Fischer.

Jenkins, David B. (1991). *Hollinshead's Functional Anatomy of the Limbs and Back (6th edition).* Philadelphia: Saunders.

JwingMing, Dr. Yang (1987). *Tai Chi Theory and Martial Power.* Jamaica Plain, Ma.: YMAA Publication Center.

Kapit, Wynn & Lawrence Elson (2008). *Anatomie-Malatlas.* München, Boston [u. a.]: Pearson Studium.

Kendall, Florence, Elizabeth McCreary & Patricia Provance (2009). *Muskeln: Funktionen und Tests.* München: Elsevier, Urban & Fischer.

Lao Tsu. *Tao te Ching* (1994). Eine neue Bearbeitung von Gia-fu Feng und Jane English. München: Diederichs.

Maciocia, Giovanni (2008). *Grundlagen der chinesischen Medizin.* München: Urban & Fischer.

Magee, David J. (1992). *Orthopedic Physical Assessment.* Philadelphia: Saunders.

Mennell, John McMillan (1992). *The Musculoskeletal System.* Gaithersburg, Md.: Aspen.

Moore, Keith L. (1985). *Clinically Oriented Anatomy (2nd edition).* Baltimore: Williams and Wilkins.

Nielsen, Arya (2000). *Gua Sha: eine traditionelle Technik für die moderne Medizin.* Kötzting: Verlag für Ganzheitliche Medizin Wühr.

Pirog, John E. (1996). *The Practical Application of Meridian Style Acupuncture.* Berkeley: Pacific View.

Platzer, Werner (2009). *Taschenatlas Anatomie, Bd. 1, Bewegungsapparat.* Stuttgart: Thieme.

Richer, Paul (1971). *Artistic Anatomy.* New York: Watson-Guptil.

Schneider, Werner, Hans Spring & Thomas Tritschler (1989). *Beweglichkeit: Theorie und Praxis.* Stuttgart: Thieme.

Seem, Mark (1993). *A New American Acupuncture.* Boulder: Blue Poppy Press.

Sieg, Kay & Sandra Adams (1985). *Illustrated Essentials of Musculoskeletal Anatomy.* Gainsville, Fl.: Megabooks.

Tortora, Gerard & Bryan H. Derrickson (2008). *Anatomie und Physiologie.* Weinheim: Wiley-VCH-Verlag.

Travell, Janet & David Simons (1999/2002). *Handbuch der Muskel-Triggerpunkte, Bd. 1 & 2.* München, Jena: Urban und Fischer.

Upledger, John & Jon Vredevoogd (2009). *Lehrbuch der CranioSacralen Therapie.* Stuttgart: MVS Medizinverlage Stuttgart.

Wadsworth, Carolyn T. (1988). *Manual Examination and Treatment of the Spine and Extremities.* Baltimore: Williams and Wilkins..

*Essentials of Chinese Acupuncture.* Compiled by Beijing College of Traditional Chinese Medicine, Shanghai College of Traditional Chinese Medicine, Nanjing College of Traditional Chinese Medicine, and the Acupuncture Institute of Traditional Chinese Medicine. Beijing: Foreign Languages Press, 1980.

Academy of Traditional Chinese Medicine. *An Outline of Chinese Acupuncture.* Beijing: Foreign Languages Press, 1975.

# Glossar wichtiger Fachbegriffe

| | |
|---|---|
| **Abduktion** | Bewegung von der Mittellinie des Körpers nach außen |
| **Adduktion** | Bewegung zur Mittellinie des Körpers hin |
| **Deviation** | Abweichung |
| *Ulnardeviation* | Abspreizen der Finger bzw. Hand zur Außenseite der Hand (Ulnar) hin |
| **Eversion** | Anheben der Fußaußenkante |
| **Inversion** | Anheben der Fußinnenkante |
| **Extension** | Streckung |
| **Flexion** | Beugung |
| *Dorsalflexion* | Beugung des Fußes zum Fußrücken hin |
| *Plantarflexion* | Beugung des Fußes zur Fußsohle hin |
| **Lordose** | konvexe Krümmung der Wirbelsäule nach vorn |
| *Hyperlordose* | »Hohlkreuz« (Verstärkung der physiologischen Lordose) |
| **Pronation** | Einwärtsdrehung (Bsp. Fuß: Sohle zeigt nach außen) |
| **Subluxation** | unvollständige Ausrenkung eines Gelenks |
| **Supination** | Auswärtsdrehung (Bsp. Fuß: Sohle zeigt nach innen) |
| **anterior/ventral** | vorne liegend/zur Vorderfläche hin |
| **posterior/dorsal** | hinten liegend/zur Rückseite hin |
| **costal** | zur Rippe bzw. Rippen gehörend; sie betreffend |
| **distal** | vom Körperzentrum entfernt gelegen (rumpffern) |
| **dorsal** | an der Rückseite liegend |
| **lateral** | seitlich |
| **medial** | zur Mitte hin liegend |
| **proximal** | zum Körperzentrum hin gelegen (rumpfnah) |
| **radial** | zur Speiche hin |
| **ulnar** | zur Elle hin |
| **anterolateral** | vorne und seitlich |
| **anteromedial** | vorne und mittig |
| **posterolateral** | hinten und seitlich |
| **posteromedial** | hinten und mittig |
| **ipsilateral (auch homolateral)** | auf der gleichen Seite liegend |
| **kontralateral** | auf der Seite gegenüber liegend |